普通高等教育“十一五”国家级规划教材
全国高职高专医药院校规划教材

供中医、中西医结合类专业用

针 灸 学

第 2 版

主　　编　燕　平
副 主 编　王维峰　薛　聆
编　　委　(以姓氏笔画为序)
王海军　王维峰　庄子齐　侯玉铎
郭冠华　燕　平　薛　聆

科 学 出 版 社
北 京

内 容 简 介

本书是普通高等教育"十一五"国家级规划教材,也是全国高职高专医药院校规划教材(供中医、中西医结合类专业用)中的一种,主要论述针灸的操作与针灸治疗效果较明显的疾病的发生、发展、诊断、治疗。本书的编写突出了高等职业技术教育的特点,坚持体现"三基"(基本理论、基本知识、基本技能)教学,注重教学内容的科学性和实用性。

本书可供中医药院校高等职业技术教育中医、中西医结合类专业使用,也可作为临床医师及自学中医者的学习参考书。

图书在版编目(CIP)数据

针灸学/燕平主编.—2版.—北京:科学出版社,2011.3
普通高等教育"十一五"国家级规划教材·全国高职高专医药院校规划教材
ISBN 978-7-03-029948-2

Ⅰ.针…　Ⅱ.燕…　Ⅲ.针灸学-高等学校:技术学校-教材
Ⅳ.R245

中国版本图书馆CIP数据核字(2011)第003173号

责任编辑:郭海燕　杨　扬/责任校对:陈玉凤
责任印制:李　彤/封面设计:范璧合

科学出版社 出版
北京东黄城根北街16号
邮政编码:100717
http://www.sciencep.com
北京建宏印刷有限公司 印刷
科学出版社发行　各地新华书店经销
*
2004年8月第　一　版　开本:787×1092　1/16
2011年3月第　二　版　印张:14
2022年1月第十一次印刷　字数:330 000

定价:38.00元

(如有印装质量问题,我社负责调换)

编 写 说 明

《针灸学》是普通高等教育"十一五"国家级规划教材，也是全国高职高专医药院校规划教材（供中医、中西医结合类专业用）之一。本书根据国家颁布的有关针灸穴位标准化方案，汲取有关中医院校的针灸教学经验编撰而成，分基础和临床，共 12 章。第 1～2 章由燕平编写，第 3 章由庄子齐编写，第 4 章由王维峰编写，第 5～6 章由郭冠华编写，第 7～8 章由侯玉铎编写，第 9～10 章由王海军编写，第 11～12 章由薛聆编写。

本教材与其他教材不同之处：一是每章均标明了本章的学习目标，后附目标检测，便于学生自学和自测时用；二是本书力求语言通俗、学术严谨以及临证实用；三是力求通俗，便于学生能顺利地掌握针灸学的基本理论、基本知识和基本技能，并能较好地运用于临床；四是将经络、腧穴以及针具的起源和发展情况并入绪论针灸发展史中，加强了内容的完整性和连贯性；五是经脉各论中增加"联系脏腑器官"，便于加深理解经络脏腑之间的关系；六是腧穴中增加了"功效"的内容，便于加深对"腧穴主治"的理解和记忆；七是将腧穴的主治内容按疾病分类编写，便于学习。

在编写过程中，我们参考了全国统编五版、六版《针灸学》、《针灸治疗学》教材，并选取了其中的部分图表，在此加以说明。

本书出版以来，得到了同行的首肯，被一些院校选为教材，因此，在本次再版时，我们邀请广州中医药大学庄子齐教授参加了本次编写。

本套教材编写过程中遵循高等中医药院校教材建设的一般原则，坚持体现"三基"（基本理论、基本知识、基本技能）教学，同时突出高等职业技术教育的特点，注重教学内容的科学性和实用性。总体上具有以下几个特点：

1. 坚持"必须"、"够用"的原则，即在保持知识体系必要的完整性的前提下，突出了高职教育教材应简明实用的特点，在内容取舍上力求突出重点，化繁为简；在文字表述上力求深入浅出，通俗易懂，具有较强的科学性、可读性和实用性。

2. 坚持"贴近学生、贴近社会、贴近岗位"的原则，即教材内容突出技能，淡化说理，注重对学生实践动手能力的培养；在编写体例上增加了"学习目标"、"小结"、"目标检测"等内容，便于学生更好地掌握知识，具有较强的针对性和可操作性。

3. 坚持知识性、趣味性和创新性相结合的原则，在教材中设计了"链接"小模块，起到系统连接与辅助学习作用。"链接"表述的内涵较浅，它不仅是课程系统内部不同课程、专业、教育层次之间的连接组件，还是课程系统向外部延伸的小模块，它将帮助学生开阔视野，拓展思维，培养科学与人文精神结合的专业素质。

在编写过程中，我们力求贯彻普通高等教育“十一五”国家级规划教材以及全国高职高专医药院校规划教材（供中医、中西医结合类专业用）的编写原则，做到保持和发扬中医特色，全面反映本学科的基本知识、基础理论、基本规律和基本技能训练，力求做到既继承前人的学术经验，又要反映当代成熟的针灸科学技术的新成果、新成就，从而提高教材的系统性、先进性和科学性，突出高等职业技术教育的特点。由于我们水平有限，不足和错误之处一定不少，恳请读者提出宝贵意见，以便今后修订提高。

编 者

2010 年 9 月

目　　录

1 绪　　论

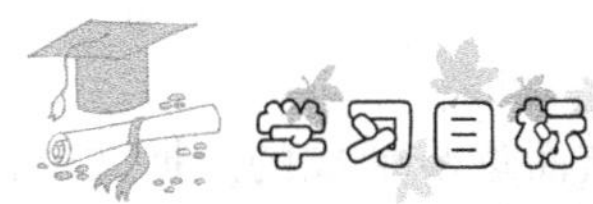

1. 熟悉《针灸甲乙经》、孙思邈对针灸学的贡献
2. 简述针灸学术的发展概况

1.1 针灸学定义

针灸学是以中医理论为指导,在继承和发扬古代针灸学术思想和宝贵实践经验的基础上,运用传统与现代科技手段来研究经络、腧穴、操作技能、治疗法则、作用机制及防治疾病的一门学科。

1.2 针灸学的主要内容和特点

针灸学的主要内容包括针灸学基础和针灸学临床两大部分。针灸疗法具有适应证广、疗效明显、操作方便、经济安全等优点,为人类的健康起了巨大的作用,并且越来越受到世界各国人民的重视,事实证明,针灸已成为世界医学界的共同财富。

目前,针灸治疗的疾病涉及内外妇儿临床各科,但在应用时,以疼痛性疾病、功能性疾病及神经内科的疾病为主。如中风、面瘫、三叉神经痛等。

链接

1.3 针灸的起源及发展概况

针灸学是中华民族的一项重大发明,历史悠久,它的形成与发展,经过了一个漫长的历史过程,是我国历代劳动人民和医学家长期与疾病斗争的经验总结。

1.3.1 针灸的起源

(1) 针具的起源——砭石

针灸医学起源于我国远古时代,古代原始社会的人类,由于居住在山洞,环境阴暗潮湿,加上与野兽搏斗,故多发生风湿和创伤痛,当身体某处产生病痛时,常自发地进行按压捶击,以至用尖锐的石器刺压,或刺破痈疡,排出脓血,使疼痛缓解,从而创用了以"砭石"为工具的医疗方法,这就是针刺的萌芽。随着人类智慧和社会生产工艺的不断发展,针具由石针、骨针逐渐发展成青铜针、铁针、金针、银针,直至现代的不锈钢针。

(2) 灸法的起源

灸的发明,是在火的发现和使用之后。当身体某处发生病痛时,受到火的烘烤或烧灼而感到舒适或缓解,经过长期的经验积累,产生了灸法,继而从各种树枝施灸发展到艾灸。灸法的发明与火的发现及寒冷的生活环境有着密切的联系。

此外,拔罐法亦起源于原始社会。初时是利用兽角做成的器具,借燃火的热力,排除其中空气,使其吸附在皮肤来治病,故古代称之为"角法"。

(3) 经络学说的形成

经络学说是我国劳动人民通过长期的医疗实践,不断观察总结而逐步形成的。据文献记载分析,经络学说的形成,可能通过以下途径:

1)"针感"等传导的观察:针刺时会产生酸、麻、重、胀等感应,称为"针感",这种"针感"常沿着一定路线向远部传导。古代医家经过长期观察,逐步了解到人体各部有复杂而又有规律的联系通路,从而提出经络分布的轮廓。

2)腧穴疗效的总结:通过长期的针灸实践,发现主治范围相似的腧穴往往有规律地排列在一条路线上,如分布于上肢外侧前缘的腧穴都能治疗头面病证,分布于上肢内侧前缘的腧穴,虽与上述腧穴距离很近,但却以治疗喉、胸、肺病证为主。古代医家把作用相似的穴位归纳分类,逐步形成经络的连线。

3)体表病理现象的推理:在临床实践中,有时发现某一脏器发生病变,在体表某些部位可有压痛、结节、皮疹、色泽改变等现象,而这些现象往往有一定的规律。对体表部位病理现象的观察分析也是发现经络系统的途径之一。

4)解剖、生理知识的启发:古代医家通过解剖,在一定程度上认识了内脏的位置、形态及某些生理功能。观察到人体分布着许多管状和条索状结构,并与四肢联系,观察到某些脉管内血液流动的现象等等,这些观察对认识经络有一定的启发。

以上几点表明,发现经络的途径是多方面的,各种认识又可相互启发,相互佐证,相互补充,从而使人们对经络的认识逐步完善。从现存的医学文献资料来看,经络学说在2000多年前已基本形成。

(4) 腧穴的起源

腧穴是人们在长期的医疗实践中陆续发现的。远在新石器时代,我们的祖先就已经使用砭石来砥刺放血,割刺脓疡;或用热熨、按摩、叩击体表;或在体表某一部位用火烤、烧焫等方法来减轻和消除伤痛。久之,逐渐意识到人体的某些特殊部位具有治疗疾病的作用。早在战国时期已形成了穴的概念。起初,只是在病痛的局部作为刺灸的部位,即"以痛为输"。当时,既没有固定的部位,也无所谓穴名。后来,随着医疗经验的积累,才把某些特殊的"按之快然"、"祛病迅捷"的部位称为"砭灸处"。这就是发现腧穴的最初过程。

1.3.2 针灸学术发展概况

(1) 针灸学术的奠基时期

这个时期包括夏、商、周、春秋战国时代,大约从公元前21世纪~公元前3世纪。在这一时期,随着社会经济制度的发展,针具不断改进,医疗范围不断扩大,医疗经验也随之增多,从而促进了针灸学的飞跃发展,针灸理论也得以升华。据《左传》记载,春秋战国时期的医缓、医和均擅长于针灸。先秦名医扁鹊(秦越人)在给虢太子治尸厥时,让其弟子子阳取外三阳五会而使太子复苏,又令弟子子豹药熨两胁下,而见太子坐起……证明在先秦时期针砭、火灸、热熨等均已广泛用于各种疾病的治疗,为临床实践的总结和提高以及医学理论的形成和发展起了重大的作用。1973 年长沙马王堆三号汉墓出土的医学帛书中,有两种经脉学专著,即《足臂十一脉灸经》和《阴阳十一脉灸经》,反映了经络理论的早期面貌。战国时代开始逐渐成书的《内经》,包括《灵枢》和《素问》两部分,以阴阳、五行,脏腑、经络、气血等为基本理论,以针灸为主要医疗技术,用整体观念,发展变化的观点,论述了人体的生理、病理、诊断要领和防治原则,为祖国医学理论体系奠定了基础。其中《灵枢》中记载针灸最多,对经络、病候、腧穴、刺法、灸法、治则等针灸基本理论,均作了相当详细的论述。因此《黄帝内经》是古代中医学也是古代针灸学最初的一次大总结,在针灸的发展史上起了奠基作用。此外,在这个时期,还出现了《难经》,以问答的形式解释《黄帝内经》中的疑难问题,补充了《内经》关于奇经八脉的论述,提出了八会穴,对五输穴按五行学说作了详细的解释,并对俞募穴、原穴均有所阐发。

(2) 针灸学术的发展时期

这个时期相当于秦、汉、魏、晋、唐时代(公元前 221 ~ 公元 959)。中国历史到秦汉之后,随着国家的统一,经济的发展,文化的发达,给医学的发展创造了条件,针灸学术得到进一步的总结整理和推广,针灸学术体系随之形成,出现了许多针灸学家,针灸得到广泛的应用和深入的发展,并且开始向国外传播。如我国病历记载的创始者淳于意给甾川王治“蹶上为重,头痛身热”时,“刺足阴阳脉,左右各三所”(《史记》)。创立六经辨证的张仲景,在其著作《伤寒论》中,不仅在方药方面给后人留下光辉的典范,而且在针灸学术上也有许多卓越的见解和贡献。仅《伤寒论・太阳篇》涉及针灸内容就有 20 多条,主张针药结合,辨证施治。擅长外科的华佗亦精于针灸,创立了著名的“华佗夹脊穴”。

两晋时期,著名的针灸学家皇甫谧深入钻研《灵枢》、《素问》、《明堂孔穴针灸治要》,并结合秦汉以来针灸学的成就和他本人的临床经验,撰成《针灸甲乙经》(公元 283 年)一书。全书共有 12 卷 128 篇,收集 349 个腧穴,以头、面、胸、腹、背的次序记述穴位。全书按照脏腑、气血、经络、腧穴、脉诊、刺灸法、临床各科病证的针灸治疗的顺序编写而成。这是继《黄帝内经》之后,针灸医学上的又一次大总结,是一部最早的体系比较完整的针灸专书。该书于公元 6 世纪传到日本、朝鲜等国,为针灸走向世界起到了率先作用。晋代以炼丹闻名的葛洪在其《肘后备急方》中,所录针灸医方 109 条,其中 99 条为灸方,从而使灸法得到了进一步的发展。其妻鲍姑,亦擅长用灸,是我国历史上不可多得的女灸疗家。此外,还有名医秦承祖、陶弘景等,都对针灸有所研究。

隋、唐时期是我国封建社会的经济、文化繁荣时期,中医药亦迅速发展,出现了许多著名医家。唐初孙思邈著有《备急千金要方》,书中绘制了彩色“明堂三人图”,是历史上最早的彩色经络腧穴图(佚),还创用了阿是穴和指寸法。此后王焘著《外台秘要》大量收集名家治法经验,对灸法的推广和运用有着重要贡献。随着针灸学术的发展和应用,到唐代针灸已成为一门专科,开始有了“针师”、“灸师”。在唐“太医署”中,设有针灸专科,其中“针博士一人,针助教一人,针师十人,针工二十人,针生二十人。针博士掌教针生以经脉孔穴,使识浮沉滑涩之候,又以九针为补泻之法”。这一制度也促进了针灸的发展。

(3) 针灸学术的隆盛时期

这一时期相当于宋、元、明时代(公元 960 ~ 公元 1643)。这一时期,建立了更为完整的针灸教学机构,设针科、灸科,《素问》、《难经》、《针灸甲乙经》为学员所必修。同时,由于印刷术和铸术的发展,也促进了针灸学的发展。北宋著名针灸学家王惟一重新考订明堂经穴,于 1026 年著成《铜人腧穴针灸图经》,并刻于石碑供人们参抄拓印,次年,两具针灸铜人模型铸成,外刻经络腧穴,内置脏腑,作为针灸教学的直观教具和考试针灸医生之用,是我国最早的针灸模型,对经络腧穴理论知识的统一和发展起到了促进作用。南宋针灸学家王执中,于 1220 年著成《针灸资生经》,该书既重视理论,又重视实践,书中附有医案,是第一个提倡针灸医案的医学家,并重视灸术和压痛点对诊断和治疗疾病的作用。元代滑伯仁于 1341 年著成《十四经发挥》将十二经脉与任、督二脉合称为十四经脉，对后人研究经脉很有裨益。这一时期由于金元四大家学说的形成，其对针灸医学也各有见地，再如子午流注针法兴起，使针灸理论更趋系统。

明代著名针灸学家杨继洲，在家传《卫生针灸玄机秘要》的基础上，对针灸文献进行广泛的收集和整理，于公元1601年著成《针灸大成》，是继《内经》、《针灸甲乙经》之后对针灸学的又一次总结，广为流传，影响极大，直至今天仍是学习和研究针灸的重要参考书。此外，尚有徐凤撰的《针灸大全》，评述了针灸手法。汪机的《针灸问对》，针对针灸学术领域的主要内容设有80多条问答，对学习者很有启发，再如陈会的《神应经》，高武的《针灸聚英》等，均对针灸学的发展起了一定的作用。

由宋至明，针灸学术无论在经络、腧穴、刺法、灸法和临床应用上都有了全面的发展，出现了许多著名的针灸学家，编著了许多针灸著作，对后世影响极大，针灸已发展到相当水平，所以说这个时期是针灸学术的隆盛时期。

（4）针灸学术的衰落时期

这一时期由清至近代（公元1644～公元1948）。清代医者重药而轻针，针灸逐渐转入低潮，好的针灸著作较少，比较有名的有吴谦等人著《医宗金鉴·刺灸心法要诀》（公元1742），以歌诀和插图为主，很切合实用。李学川撰《针灸逢源》（公元1817），强调辨证取穴，针药并重。清代医者轻视针灸与上层阶级有密切的关系，他们借口针灸“脱衣露体，有伤大雅”以鄙视针灸。继而，公元1822年，清王朝竟以“针刺火灸，究非奉君主之宜”为理由，命令太医院针灸科永远停止。鸦片战争后，针灸更加受到摧残。民国时期，国民政府曾下令废止中医，许多针灸医生为保存和发展针灸学术这一祖国医学文化的瑰宝，成立了针灸学社，编印针灸书刊，开展针灸函授教育等，近代著名针灸学家承淡安先生为振兴针灸学术做出了很大贡献。

（5）针灸学术的复兴和发展

中国共产党成立以来，一贯重视祖国的文化遗产，因此对祖国医学大力提倡。早在长征时期，针灸就已被广泛采用。1944年毛泽东主席提出了中西医结合的方针之后，针灸在根据地和军队中进一步得到推广应用，1945年在延安的白求恩国际和平医院开设了针灸门诊，开创了针灸正式进入综合性医院的先河。中华人民共和国成立以来，十分重视继承发扬祖国医学遗产，制定了中医政策，并采取了一系列措施发展中医事业，针灸医学得到了前所未有的普及和提高。20世纪50年代初，率先成立了卫生部直属的针灸实验所，研究和推广针灸疗法。随之，全国各地相继成立了针灸的研究、医疗、教学机构，从此以后《针灸学》成了中医院校学生的必修课，绝大多数中医院校开设了针灸专业，针灸人才辈出。50多年来我国在继承的基础上翻印、点校、注释了一大批古代针灸书籍，结合现代医家的临床经验和科研成就，出版了大量的针灸学术专著和论文，还成立了中国针灸学会，学术交流十分活跃，并在针刺镇痛的基础上创立了“针刺麻醉”。针灸的研究工作也不单纯停留在文献整理上，还对其治病的临床疗效进行了系统观察，并结合现代生理学、解剖学、组织学、生化学、免疫学、分子生物学及声、光、电、磁等边缘学科中的新技术对经络理论、针刺镇痛的机制、穴位特异性及刺法灸法的调整功能等，进行了实验研究。临床实践证实了针灸对内、外、妇、儿、骨伤、五官等科多种病证有较好的疗效。

1.4 针灸学术的国外传播

针灸在很早以前就传向国外。六世纪中叶就传到朝鲜、日本等国。公元562年吴人知聪携《明堂图》、《针灸甲乙经》等书东渡日本，日本也多次派人来我国学医。公元639年朝鲜设针博士教授。公元702年日本颁布大律令，仿唐朝的医学制度设置针灸专业。随着中外文化的交流，针灸也传到东南亚和印度。大约在17世纪，针灸传到欧洲。

新中国成立以来,扩大了我国针灸学术对国际的影响,加快了对外传播。20世纪50年代苏联和东欧国家派人来我国学习针灸,20世纪60年代朝鲜、越南等国多次派人来我国留学,学习中医和针灸。1971年我国公布了针刺麻醉的成就之后,引起了国外医学界的强烈反响。我国卫生部受世界卫生组织的委托,从1975年起,在北京、上海、南京举办了国际针灸学习班、培养了大批国外针灸人才。至目前为止,已有120多个国家和地区开展了针灸医疗、科研和教育,联合国卫生组织还向世界各国推荐针灸治疗43种疾病。1987年11月经世界卫生组织的支持,在我国北京召开了世界针灸学会联合会(简称"世界针联")的成立大会暨第一届世界针灸学术大会,继之于1990年12月在法国巴黎召开了世界针联第二届会员大会暨第二届世界针灸学术大会,1993年11月在日本京都召开了世界针联第三届会员大会暨第三届世界针灸学术大会。我国学者连任一至三届世界针联主席、秘书长、司库,并将总部设在北京,由此肯定了我国的针灸医学在世界上的地位。

1.5 学习针灸的方法

针灸学是一门理论性和操作性都较强的学科,故学习针灸时要注意以下方法:

1)掌握基本理论:由于中医的基本理论贯穿于整个针灸学中,而且直接指导着针灸治疗的辨证立法、配穴处方和针刺补泻手法,从而影响临床诊疗效果,所以掌握中医基本理论是学好针灸的前提。

2)掌握经络学说:经络学说在针灸的辨证和治疗中极为重要,正如古人云:"不知经络,张口动手便错"。学习针灸时要牢记经络的循行路线、分布区域、联系的脏腑器官以及经络的主治病候等;同时还应避免"只要记住穴位就可学好针灸"的错误观点。

3)掌握穴位:由于穴位是针、灸的直接施术部位,穴位取得准确与否直接影响针灸的疗效;另外,不同的腧穴有不同的适应证,对于同一疾病,选取不同的穴位很可能产生不同的效果。因此,要学好针灸学就必须掌握穴位的位置、取法以及腧穴的适应证。

4)练习操作手法:这是针灸治疗中的关键一环,应该做到:进针不痛或微痛、针能得气、补泻手法熟练。

5)临床实习:这是学好针灸的最后一个环节,只有通过临床实践,才能真正使所学理论与具体的疾病联系起来。

目 标 检 测

一、名词解释

1. 针灸学 2. 砭石 3. 灸焫

二、填空题

1. 针灸学具有____(1)____、____(2)____、____(3)____、____(4)____等优点。

2. 针灸医学起源于我国______时代。

3. 我国最早的原始针具是______。

4. 拔罐法起源于____(1)____社会,早期是用____(2)____做成的饮具来治病的,故又称为____(3)____。

5. 北宋著名针灸医家王惟一重新考订明堂经穴,1026年撰成______,并刻于石碑上。

6. 《针灸甲乙经》确定穴位____(1)____个,《针灸逢源》确定穴位____(2)____个。

7. 《针灸资生经》作者____(1)____,《针灸大全》作者____(2)____,《针灸问对》作者____(3)____,

《神应经》作者____(4)____,《针灸聚英》作者____(5)____。

三、单项选择题

1. 现代临床上所用的针具是

A. 金针　　B. 银针　　C. 砭石　　D. 骨针　　E. 不锈钢针

2.《针经》一般是指

A.《帛书》　　B.《灵枢》　　C.《素问》　　D.《针灸甲乙经》　　E.《针灸大成》

3. 现存最早的一部针灸学专著是

A.《内经》　　B.《难经》　　C.《针灸甲乙经》　　D.《针灸大成》　　E.《针灸大全》

4. 我国第一个设计铸造针灸铜人的医家是

A. 皇甫谧　　B. 王执中　　C. 窦汉卿　　D. 滑伯仁　　E. 王惟一

5. 明代医家杨继洲汇集历代诸家学说和实践经验总结而成

A.《难经》　　B.《针灸甲乙经》　　C.《铜人腧穴针灸图经》

D.《明堂孔穴针灸治要》　　E.《针灸大成》

四、简答题

1.《针灸甲乙经》对针灸学的贡献有哪些?

2. 简述孙思邈对针灸学的贡献。

2 经络总论

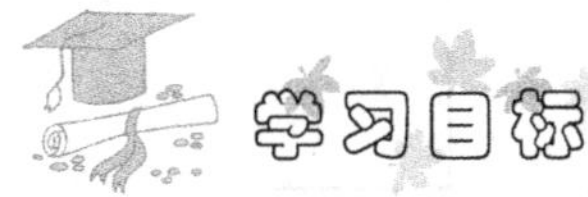

1. 理解并掌握经络及经络学的概念
2. 熟悉经络系统的组成内容
3. 理解并掌握十二经脉的循行分布、交接规律及流注概况
4. 简述奇经八脉、十五络脉、十二经别、十二经筋、十二皮部的含义、循行、功能
5. 简述经络的生理功能

2.1 经络的概念

经络是经脉和络脉的总称，是指人体运行气血、联系脏腑、沟通内外、贯穿上下的通路。经脉与络脉不同，“经”同“径”，有路径的含义，是直行的主干，内连脏腑，主循行于里；“络”，有网络的含义，为经脉分出的小支，较经脉细，纵横交错，遍布全身。《灵枢·脉度》：“经脉为里，支而横者为络，络之别者为孙。”

经络学说是研究人体经络系统的循行分布、生理功能、病理变化及其与脏腑相互关系的一门学说。经络学说在中医理论中占有很重要的地位，在人体生理、病理、诊断以及治疗等方面均有重要意义，对中医临床各科也均有指导作用，正如《灵枢·经别》所说：“夫十二经脉者，人之所以生，病之所以成，人之所以治，病之所以起，学之所始，工之所止也。”

2.2 经络系统的组成

经络系统由经脉和络脉组成。其中经脉包括十二经脉、奇经八脉和附属于十二经脉的十二经别、十二经筋、十二皮部。络脉包括十五络脉和难以计数的浮络、孙络等。其基本内容列图2-1如下。

2.2.1 十二经脉

1）定义：十二经脉即手三阴经（肺、心包、心）、手三阳经（大肠、三焦、小肠）、足三阳经（胃、胆、膀胱）、足三阴经（脾、肝、肾）的总称。由于他们是经络系统的主体，故又称为“正经”。

2）命名：十二经脉的名称是古人根据阴阳消长所衍化的三阴三阳，结合其循行于上肢或下肢的特点，以及其与脏腑相属络的关系而确定。如将隶属于肺，循行于上肢内侧的经脉称为手太阴肺经，将隶属于大肠，循行于上肢外侧的经脉称为手阳明大肠经。据此原则，其他十条经脉分别称为足阳明胃经、足太阴脾经、手少阴心经、手太阳小肠经、足太阳膀胱经、足少阴肾经、手厥阴心包经、手少阳三焦经、足少阳胆经、足厥阴肝经。

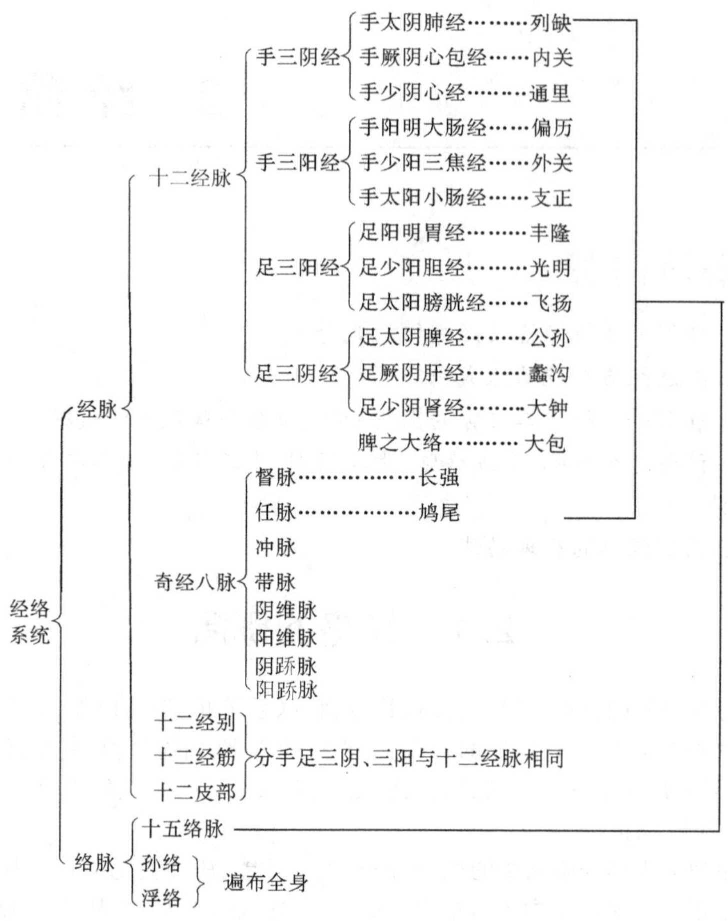

图 2-1 经络系统

3）体表分布规律：十二经脉在体表左右对称地分布于人体的头面、躯干与四肢，纵贯全身。凡属六脏的经脉称为阴经，分布于四肢内侧和胸腹，上肢内侧为手三阴经，下肢内侧为足三阴经；凡属六腑的经脉称为阳经，分布于四肢外侧和头面、躯干，上肢外侧为手三阳经，下肢外侧为足三阳经。按立正姿势，拇指向前小指在后的体位，将上下肢的内外侧均分为前中后三个区线，十二经脉在四肢的排列是：手足阳经为阳明在前、少阳在中、太阳在后，手足阴经为太阴在前，厥阴在中，少阴在后。其中足三阴经在小腿下半部及足背，其排列是厥阴在前，太阴在中，少阴在后，至内踝上 8 寸处，足厥阴肝经与足太阴脾经交叉后，其排列顺序为太阴在前，厥阴在中，少阴在后。

4）表里络属关系：十二经脉在体内与脏腑相连属，其中阴经属脏主里，阳经属腑主表，脏与腑之间有表里关系，每一条经脉都与相表里的脏腑有属与络的关系，这种阴阳表里脏腑相配合的关系形成了十二经脉的表里属络关系。如手太阴肺经属肺络大肠，与手阳明大肠经相表里；手阳明大肠经属大肠络肺，与手太阴肺经相表里。互为表里的经脉在生理上密切联系，病理上相互影响，治疗上相互为用。

5）十二经脉与脏腑器官的联络：十二经脉除了与体内的五（六）脏六腑相属络外，还与其经脉循行分布部位的组织器官有着密切的联络（表 2-1）。

表 2-1 十二经脉与脏腑器官联络表

经脉名称	属络的脏腑	联络的器官
手太阴肺经	属肺,络大肠,还循胃口	喉咙
手阳明大肠经	属大肠,络肺	入下齿中,挟口、鼻
足阳明胃经	属胃,络脾	起于鼻,入上齿,环口挟唇,循喉咙
足太阴脾经	属脾,络胃,流注心中	挟咽,连舌本,散舌下
手少阴心经	属心,络小肠,上肺	挟咽,系目系
手太阳小肠经	属小肠,络心,抵胃	循咽,至目内、外眦,入耳中,抵鼻
足太阳膀胱经	属膀胱,络肾	起于目内眦,至耳上角,入络脑
足少阴肾经	属肾,络膀胱,上贯肝 入肺中,络心	循喉咙,挟舌本
手厥阴心包经	属心包,络三焦	
手少阳三焦经	属三焦,络心包	系耳后,出耳上角,入耳中,至目锐眦
足少阳胆经	属胆,络肝	起于目锐眦,下耳后,入耳中,出耳前
足厥阴肝经	属肝,络胆,挟胃,注肺	过阴器,连目系,环唇内

6）十二经脉的循行走向与交接规律:循行走向是:手三阴经从胸走手,手三阳经从手走头,足三阳经从头走足,足三阴经从足走腹胸。交接规律是:相表里的阴经与阳经在手足末端交接,同名阳经在头面部交接,相互衔接的阴经在胸部交接(图 2-2)。

7）十二经脉的循环流注:十二经脉从肺经开始,通过手足阴阳经的连接而逐经传递,到肝经后再传至肺经,构成了一个周而复始、如环无端的传注系统,气血通过经脉而周流全身,使人体各部脏腑器官、四肢百骸不断得到营养物质而维持正常的功能活动。十二经脉的流注顺序见图 2-2。

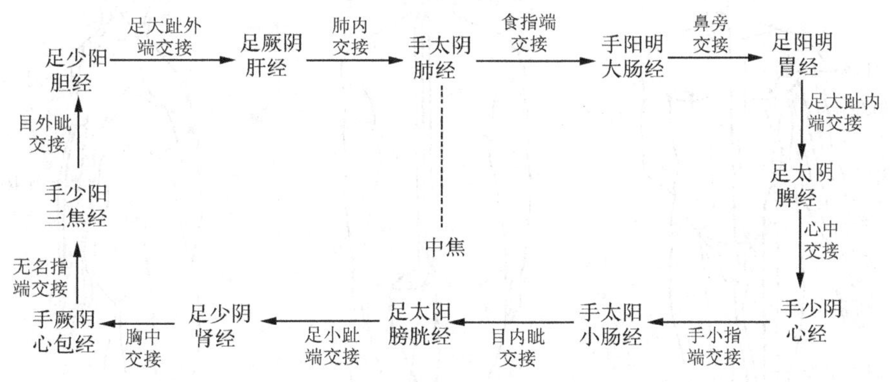

图 2-2 十二经脉衔接、流注表

2.2.2 奇经八脉

1）概念:奇经八脉即别道奇行的经脉,计有督脉、任脉、冲脉、带脉、阴维脉、阳维脉、阴跻脉、阳跻脉 8 条,故称奇经八脉。

2）循行：奇经八脉的循行与十二正经有所不同，它既不直接隶属于十二脏腑，也无阴阳表里配偶关系，且无循环流注和交接规律，但有的经脉与奇恒之腑（脑、髓、骨、脉、胆、女子胞）有密切联系，故称奇经。

八脉中的督、任、冲脉皆起于胞中，同出会阴后别道而行，称为“一源三歧”。其具体循行分布见表2-2。

表2-2 奇经八脉循行分布和功能

脉 名	循行分布概况	功 能
任脉	腹、胸、颏下正中，总任六阴经	调节全身阴经经气，故称“阴脉之海”
督脉	腰、背、头面正中，总督六阳经	调节全身阳经经气，故称“阳脉之海”
带脉	起于胁下，环腰一周，状如束带	约束纵行躯干的诸条经脉
冲脉	与足少阴经相并上行，环绕口唇，且与任、督、足阳明等有联系	涵蓄十二经气血，故称“十二经之海”或“血海”
阴维脉	小腿内侧，并足太阴、厥阴上行至咽喉合于任脉	调节六阴经经气
阳维脉	足跗外侧，并足少阳经上行，至项后会合于督脉	调节六阳经经气
阴跻脉	足跟内侧，伴足少阴等经上行，至目内眦与阳跻脉会合	调节肢体运动，司眼睑开合
阳跻脉	足跟外侧，伴足太阳等经上行，至目内眦与阴跻脉会合	调节肢体运动，司眼睑开合

3）功能：奇经八脉纵横交错地循行分布于十二经脉之间，主要功能体现在两个方面：其一，沟通了十二经脉之间的联系。奇经八脉将部位相近、功能相似的经脉联系起来，起到统摄有关经脉气血、协调阴阳的作用。如督脉与六阳经皆有联系，具有总督一身诸阳的作用，称为“阳脉之海”；任脉与六阴经皆有联系，具有总任一身诸阴的作用，称为“阴脉之海”；冲脉与任脉、督脉、

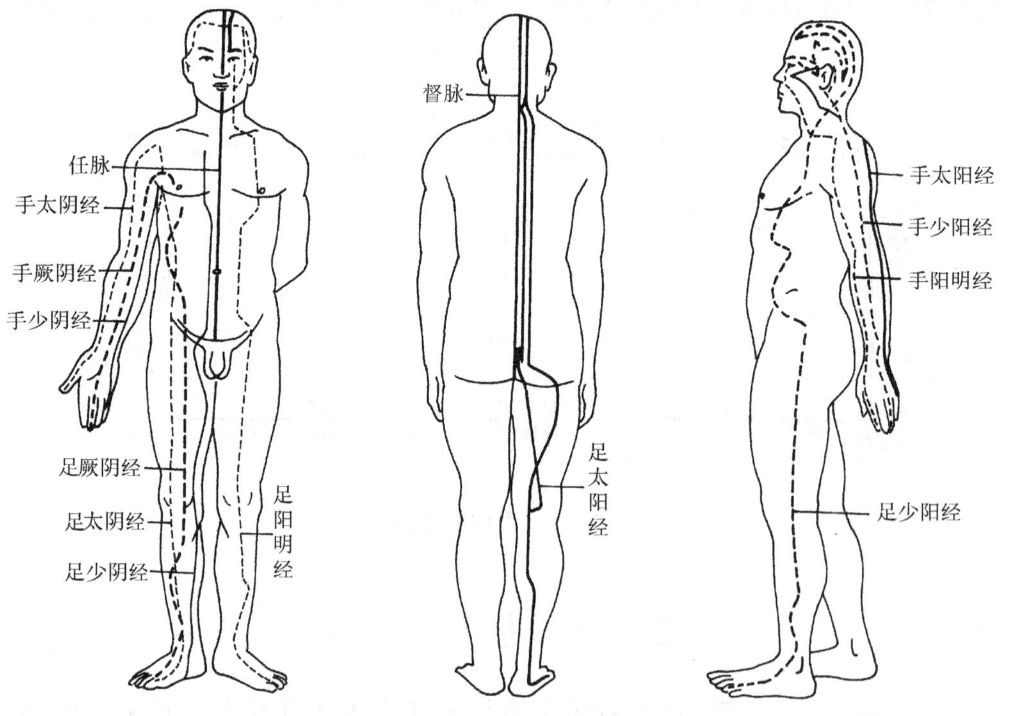

图2-3 十四经循行分布示意图

足少阴肾经、足阳明胃经等有联系，具有涵蓄十二经气血的作用，称为“十二经之海”，又称“血海”。其二，对十二经脉气血有蓄积和渗灌的调节作用。奇经八脉犹如湖泊水库，而十二经脉犹如江河之水，当十二经脉及其脏腑气血旺盛时，奇经八脉能加以蓄积，当人体功能活动需要时，奇经八脉又能渗灌供应。其具体功能见表2-2。

八脉中，冲、带、跻、维六脉腧穴，皆寄附于十二经脉和任、督二脉中，惟督、任二脉各有其所属的腧穴，故与十二经脉相提并论，合称“十四经”。十四经均具有一定的循行路线、主治和所属腧穴，是经络系统中的主要部分，其循行分布见图2-3。

2.2.3 十五络脉

1）概念：十二经脉和任、督二脉各自别出一络，加上脾之大络，共计15条，称为十五络脉。其名称分别以其从经脉分出处的腧穴来命名。其名称见表2-3。

脾胃为后天之本，气血化生之源，故脾胃二经多置一络。十四经各自别出一络加脾胃大络称十六大络，而胃之大络，名曰虚里，位左胁下，其动应衣，为心尖搏动处，非穴处，故针灸学上常称十五络脉。

链接

表2-3 十五络脉名称、循行、病候表

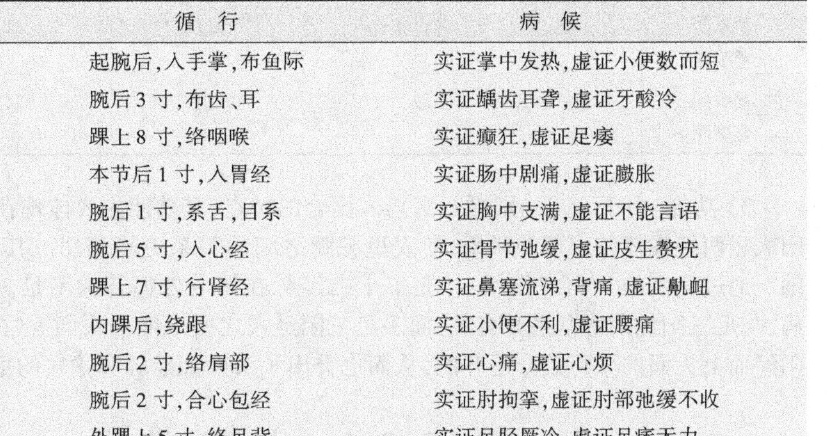

	名称	循行	病候
手太阴络	列缺	起腕后，入手掌，布鱼际	实证掌中发热，虚证小便数而短
手阳明络	偏历	腕后3寸，布齿、耳	实证龋齿耳聋，虚证牙酸冷
足阳明络	丰隆	踝上8寸，络咽喉	实证癫狂，虚证足痿
足太阴络	公孙	本节后1寸，入胃经	实证肠中剧痛，虚证臌胀
手少阴络	通里	腕后1寸，系舌，目系	实证胸中支满，虚证不能言语
手太阳络	支正	腕后5寸，入心经	实证骨节弛缓，虚证皮生赘疣
足太阳络	飞扬	踝上7寸，行肾经	实证鼻塞流涕，背痛，虚证鼽衄
足少阴络	大钟	内踝后，绕跟	实证小便不利，虚证腰痛
手厥阴络	内关	腕后2寸，络肩部	实证心痛，虚证心烦
手少阳络	外关	腕后2寸，合心包经	实证肘拘挛，虚证肘部弛缓不收
足少阳络	光明	外踝上5寸，络足背	实证足胫厥冷，虚证足痿无力
足厥阴络	蠡沟	内踝5寸至睾丸，结阴茎	实证阴茎挺长，虚证阴部暴痒
督络	长强	依脊上行，布头，别膀胱经	实证脊强，虚证头重，高摇之
任络	鸠尾	起剑突，布腹中	实证腹部皮肤疼痛，虚证腹皮痒
脾之大络	大包	渊腋下3寸，布胸胁	实证全身疼痛，虚证周身骨松弛无力

2）循行：十二经脉的别络均从本经四肢肘膝关节的络穴分出走向其相表里的经脉，即阴经别络于阳经，阳经别络于阴经，任脉的别络从鸠尾分出后散布于腹部，督脉的别络从长强分出后散布于头，左右别走足太阳经，脾之大络从大包分出后散布于胸胁。

此外，还有从十五络脉分出的细小的称为“孙络”的分支，以及浮行于浅表部位的“浮络”，它们难以计数，遍布全身。

3）功能：四肢部的十二经别络，加强了十二经中表里两经之间的联系，补充了十二经脉循行的不足；躯干部的任络、督络和脾之大络，分别沟通了腹、背和全身的经气；孙络细小密布，从而输布气血以濡养全身组织。

2.2.4 十 二 经 别

1）概念：十二经别是十二正经离、入、出、合的别行部分，是正经别行深入体腔的支脉。由于是从十二经脉分出，也分手足三阴三阳。

2）循行：十二经别多从四肢肘膝关节以上的正经别出（离），深入体腔，并与相属络的脏腑相联系（入），于头项部浅出于体表（出），阳经经别合于本经经脉，阴经经别合于相表里的阳经经脉（合），由此，将十二经别汇合成六组，称为“六合”，见表2-4。

表2-4 十二经别离入出合表

经别	六合	离	入	出	合
手太阴 手阳明	六合	各自正经	肺大肠	缺盆	手阳明
足阳明 足太阴	五合	髀	脾胃	鼻頞	足阳明
手少阴 手太阳	四合	腋	心小肠	目内眦	手太阳
足太阳 足少阴	三合	腘	肾膀胱	项	足太阳
手厥阴 手少阳	二合	各自正经	心包三焦	耳后	手少阳
足少阳 足厥阴	一合	下肢	肝胆	目	足少阳

3）功能：由于十二经别循行有离入出合的特点，其功能主要体现在两方面。其一，加强了阴阳表里两经在体腔深部的联系，使表里脏腑之间的关系更趋密切。其二，扩大了经穴的主治范围。通过经别的“六合”作用，补充了十二经脉在体内外循行的不足。如足三阳经穴可治心神病，与足三阳经别皆联系心有关，而手足三阴经穴之所以能治头面五官疾病，也与阴经经别合于阳经而上头面的循行是分不开的，从而也突出了头面部经脉和腧穴的重要性。

2.2.5 十 二 经 筋

1）概念：十二经筋是十二经脉之气濡养筋肉骨节的体系，是附属于十二经脉的筋膜系统，故也分手足三阴三阳。

2）循行分布：十二经筋皆起始于四肢末端，结聚于骨骼关节部，而走向头面躯干。其分布与十二经脉的体表通路基本一致，行于体表，不入内脏；其有刚筋、柔筋之分，刚（阳）筋分布于项背和四肢外侧，以手足阳经经筋为主，柔（阴）筋分布于胸腹和四肢内侧，以手足阴经经筋为主；足三阳经筋起于足趾，循股外上行结于頄（面），足三阴经筋起于足趾，循股内上行结于阴器（腹），手三阳经筋起于手指，循臑外上行结于角（头），手三阴经筋起于手指，循臑内上行结于贲（胸）。

3）功能：经筋具有约束骨骼，屈伸关节，维持人体正常运动功能的作用。

2.2.6 十二皮部

1）概念：十二皮部是十二经脉功能活动反映于体表的部位，也是络脉之气散布之所在。

2）分布：十二皮部的分布区域是以十二经脉的体表分布范围为依据，也就是十二经脉在皮肤上的分属部分，故《素问·皮部论》指出："欲知皮部，以经脉为纪者，诸经皆然。"

3）功能：由于十二皮部居于人体最外层，又与经络气血相通，故是机体的卫外屏障。

2.3 经络的生理功能、病理变化与经络学说的临床运用

2.3.1 经络的生理功能

（1）联络脏腑、沟通肢窍

《灵枢·海论》指出："夫十二经脉者，内属于府藏，外络于肢节。"人体的五脏六腑、四肢百骸、五官九窍，皮肉筋骨等组织器官，之所以保持相对的协调与统一，完成正常的生理活动，是依靠经络系统的联络沟通而实现的。经络中的经脉、经别与奇经八脉、十五络脉，纵横交错、入里出表、通上达下，联系了人体各脏腑组织；经筋、皮部联系了肢体筋肉皮肤，加之细小的浮络和孙络，形成了一个统一的整体。

（2）运行气血、濡养周身

《灵枢·本藏》指出："经脉者，所以行气血而营阴阳，濡筋骨，利关节者也。"气血是人体生命活动的物质基础。全身各组织器官只有得到气血的濡润才能完成正常的生理功能。经络是人体气血运行的通路，能将其营养物质输布到全身各组织脏器，从而完成和调于五脏，洒陈于六腑的生理功能。

（3）抗御外邪、保卫机体

由于经络能"行气血而营阴阳"，营气行于脉中，卫气行于脉外，使营卫之气密布周身。外邪侵犯人体由表及里，先从皮毛开始，卫气充实于络脉，络脉散布于全身、密布于皮部，当外邪侵犯机体时，卫气首当其冲发挥其抗御外邪、保卫机体的屏障作用。

2.3.2 经络的病理变化

（1）经络病候

当经络的生理功能失调时，即会产生一些病理变化，称经络病候。十二经脉的经络病候往往在其所循行的部位出现病理变化。实证由病邪壅阻或气血不畅而致，多见沿经脉所过处发生的肿痛，即"血伤为肿"、"不通则痛"，如手阳明经病的齿痛、上肢外侧前肿痛；虚证多为经气虚陷、气血不足而成，往往局部会出现不仁、不用等痿废现象，即气血不能荣于经脉所致，如手阳明经病的痿废、大指次指不用等。

（2）传注病邪、反映病候

由于经络有"内属于府藏，外络于肢节"的生理功能，当机体处在正虚邪实的情况下，经络则是病邪传注的途径。如《素问·缪刺论》说："夫邪客于形也，必先舍于皮毛，留而不去，入舍于孙脉，留而不去，入舍于络脉，留而不去，入舍于经脉，内连五脏，散于肠胃。"指出外邪侵犯人体时，可以借经络通路由浅入深、由表及里传变。如风寒之邪侵犯肌表，初见恶寒、发热、头身疼痛，继而犯肺出现咳嗽、胸闷、气促等。由于体内脏腑通过经络相互联系，故而经络又成为脏腑病变互

循经性皮肤病是一种十分引人注目的经络现象，常以沿经脉而走行的荨麻疹、湿疹、扁平苔藓、神经性皮炎等为特征。临床治疗常用交叉取穴法而取效。如病变发生在左侧足少阴肾经，可取右侧手少阴心经相应腧穴。

链 接

相影响的途径。如肝脉挟胃上行，若肝气失于疏泄，则胃气不和而出现嗳气、吞酸、呃逆、呕吐等；肾脉从肾上贯肝，肾阴亏损致肝阳上亢则出现烦躁易怒、头痛、失眠、潮热盗汗等。此外，当内脏发生病变时亦可通过经络由里达表，从而在其相应的体表部位出现不同的症状和体征，故在病理情况下，经络又是病理变化的反映系统，如肝病胁痛、目赤肿痛，肾病腰痛、耳聋，心火上炎致口舌生疮等。

2.3.3 经络学说的临床应用

（1）说明病理变化

由于经络是人体通内达外的一个通道，在生理功能失调时，其又是病邪传注的途径，具有反映病候的特点，故在临床某些疾病的病理过程中，常常在经络循行通路上出现明显的压痛，或结节、条索状等反应物，以及相应的部位皮肤色泽、形态、温度、电阻等的变化。通过望色、循经触摸反应物和按压等，可推断疾病的病理变化。

（2）指导辨证归经

由于经络有一定的循行部位及所属络的脏腑，故根据体表相关部位发生的病理变化，可推断疾病所在的经脉。如头痛一证，病在前额者多与阳明经有关，痛在两侧者多与少阳经有关，痛在后项者多与太阳经有关，痛在巅顶者多与督脉、足厥阴经有关。临床上亦可根据所出现的证候，结合其所联系的脏腑，进行辨证归经。如咳嗽、鼻流清涕、胸闷，或胸外上方、上肢内侧前缘疼痛等，与手太阴肺经有关；脘腹胀满、胁肋疼痛、食欲不振、嗳气吞酸等，则与足阳明胃经和足厥阴肝经有关。

（3）指导针灸治疗

针灸治病是通过针刺和艾灸等刺激体表腧穴，以疏通经气，调节人体脏腑气血功能，从而达到治疗疾病的目的。通常根据经脉循行和主治特点进行循经取穴，《四总穴歌》所载："肚腹三里留，腰背委中求，头项寻列缺，面口合谷收。"就是循经取穴的体现。由于经络、脏腑与皮部有密切联系，故经络、脏腑的疾患可以用皮肤针叩刺皮部或皮内埋针进行治疗，如胃脘痛可用皮肤针叩刺中脘、胃俞穴，也可在该穴皮内埋针；经络瘀滞、气血痹阻，可以刺其络脉出血进行治疗，如目赤肿痛刺太阳穴出血，而软组织挫伤在其损伤局部刺络拔罐等；经筋疾患，多因疾病在筋膜肌肉，表现为拘挛、强直、弛缓，可以"以痛为输"，取其局部痛点或穴位进行针灸治疗。

目 标 检 测

一、名词解释

1. 经络 2. 奇经八脉 3. 十二经别 4. 十四经 5. 十五络脉

二、填空题

1. 经络是___(1)___脉和___(2)___脉的总称。

2. 十二经脉的流注是从___(1)___经开始到___(2)___经为止，再由___(3)___经逐经相传。

3. 奇经八脉中的督脉、任脉、冲脉皆起于___(1)___，同出于___(2)___，称为___(3)___。

4. 十五络脉是指___(1)___和___(2)___、___(3)___二脉各自别出一络，加上___(4)___之大络，共15条。

5. 十二皮部是十二经脉功能活动反映于____(1)____的部位,也是____(2)____之气散布之所在。

三、单项选择题

1. 十二经脉的命名主要是结合了哪几方面内容

A. 阴阳　五行　脏腑　　B. 五行　手足　阴阳　　C. 手足　阴阳　五行

D. 脏腑　手足　阴阳　　E. 脏腑　手足　五行

2. 足太阴经交出足厥阴经之前是在内踝上几寸

A. 5寸　B. 6寸　C. 7寸　D. 8寸　E. 9寸

3. 十二经脉中阴经与阳经的交接部位是

A. 四肢末端　B. 胸部　C. 头项部　D. 头面部　E. 下肢部

4. "血海"指的是

A. 阴跷脉　B. 阴维脉　C. 冲脉　D. 带脉　E. 任脉

5. 在经络系统中具有"离、入、出、合"特点的是

A. 奇经八脉　B. 十五络　C. 十二经别　D. 十二经筋　E. 十二皮部

四、多项选择题

1. 经脉包括

A. 十二经脉　B. 奇经八脉　C. 十二经别　D. 十二经筋　E. 十二皮部

2. 以下各项属于十二经脉的表里属络关系的是

A. 手太阴肺经与手阳明大肠经　B. 足阳明胃经与足太阴脾经

C. 手少阴心经与手太阳小肠经　D. 足太阳膀胱经与足少阴肾经

E. 手厥阴心包经与足厥阴肝经

3. 下列经脉排列中按照十二经脉的循行流注次序的是

A. 胆、肝、肺　B. 大肠、胃、脾　C. 心、小肠、肾　D. 肾、心包、三焦　E. 三焦、胆、肝

4. 正确的十二经脉循行走向是

A. 手三阴经从胸走手　B. 手三阳经从手走足

C. 足三阳经从头走足　D. 足三阴经从足走胸腹

E. 足三阴经从足走头

五、简答题

1. 简述十二经脉的体表分布规律。

2. 简述经络的生理功能。

3. 奇经八脉与十二正经有哪些不同?

3 腧穴总论

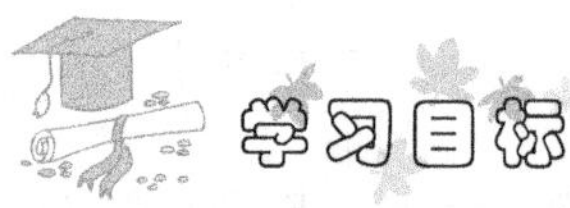

1. 理解并掌握腧穴的概念、发展及其分类
2. 着重掌握特定穴的分类和特点
3. 全面理解腧穴的三大治疗作用
4. 牢记常用骨度分寸
5. 熟悉腧穴的定位方法

腧穴是人体脏腑经络之气输注于体表的特殊部位。“腧”与“输”义同，有转输、输注的含义；“穴”即孔隙的意思。腧穴在《内经》中又称作“节”、“会”、“气穴”、“气府”、“骨空”等，俗称“穴位”。在针灸学中，腧穴有三种不同的写法，其所代表的含义也不同。“腧穴”是一切穴位的总称；“输穴”专指五输穴，是特定穴中的一种；“俞穴”专指背俞穴，也是特定穴中的一种。腧穴一般分布于经脉上，而经脉又分别隶属于一定的脏腑，故腧穴-经脉-脏腑之间形成了既相互联系，又相互影响的密不可分的关系。

3.1 腧穴的发展、分类与命名

3.1.1 腧穴的发展

腧穴是人们在长期的医疗实践中发现并逐渐积累起来的，它的发展经历了由无到有、由少到多、由散在到系统的过程。

远古时代，我们的祖先当其身体的某一部位或脏器发生疾病时，在病痛局部砭刺、叩击、按摩、针刺、火灸，发现可减轻或消除病痛，这种“以痛为输”的取穴方法即为腧穴的最初阶段，即无定名、无定位阶段。

随着医疗实践经验的不断积累，对腧穴的认识也逐渐加深，对较多腧穴明确了一定的部位和主治病证，结合腧穴的特性，为了临床的方便而给腧穴以一定的名称，这是腧穴的第二阶段，即定名、定位阶段。

随着对腧穴临床应用的深入研究，古代医学家把腧穴的主治作用加以分类，并与经络相联系，认识到腧穴不是一个孤立的点，而是与经络脏腑相通。在对其加以总结、分析后，使其分别归属于各经，这是腧穴的第三阶段，即定名、定位、归经阶段。

腧穴的归经，在《内经》一书中已奠定了基础，论及穴名160个，至晋代皇甫谧的《针灸甲乙经》记载穴名349个，并对全身经穴采用头身分部、四肢分经的排列顺序论述腧穴的定位、主治等，北宋王惟一的《铜人腧穴针灸图经》，详载经穴354个，明代医学家杨继洲的《针灸大成》载经穴359个，至清代李学川的《针灸逢源》定经穴名361个。

3.1.2 腧穴的分类

人体腧穴很多,大体上可归纳为十四经穴、奇穴、阿是穴3类。

1) 十四经穴:简称“经穴”,是指归属于十四经脉系统的腧穴,本类腧穴有固定的名称、固定的位置和归经,且有主治本经病证的共同作用,是腧穴的主要部分,共有361个。

2) 奇穴:又称“经外奇穴”,是指既有一定的名称,又有明确的位置,但尚未列入或不便列入十四经系统的腧穴(包括近代发现认可的新穴)。这类腧穴的主治范围比较单纯,多数对某些病证有特殊疗效,如四缝治小儿疳积、定喘治哮喘等。

唐代医学家孙思邈的《备急千金要方》载“有阿是之法,言人有病痛,即令捏其上,若果当其处,不问孔穴,即得便快或痛处,即云阿是,灸刺皆验,故曰阿是穴也。”阿是穴无一定数目。

链 接

3) 阿是穴:又称“天应穴”、“不定穴”、“压痛点”等,这类腧穴既无固定名称,亦无固定位置,而是以压痛点或其他反应点作为针灸施术部位。“阿是”之称,始见于唐代孙思邈的《千金方》中。

3.1.3 腧穴的命名

腧穴的名称均有一定的含义,《千金翼方》指出:“凡诸孔穴,名不徒设,皆有深意。”它是历代医家根据其所在部位、主治和作用,结合自然界现象和医学理论等,采用取类比像的方法而定的。了解腧穴命名的方法和含义,有助于熟悉、记忆腧穴的部位和治疗作用。腧穴的命名方法有下列几种:

1) 根据所在部位命名:即根据腧穴所在的人体解剖部位而命名,如腕旁的腕骨,乳下的乳根,面部颧骨下的颧髎,第7颈椎棘突下的大椎等。

2) 根据治疗作用命名:即根据腧穴对某种病证的特殊治疗作用命名,如治目疾的睛明、光明,治水肿的水分、水道,治面瘫的牵正等。

“文化大革命期间”,曾经有一针灸新名词——新穴,对针灸的推广和应用起过一定的作用,因其数目太多,大多已不用,有的成为奇穴,如:安眠、胆囊等。

链 接

3) 利用天体地貌命名:即根据自然界的天体名称如日、月、星、辰等和地貌名称如山、陵、丘、墟、溪、谷、沟、泽、池、泉、海、渎等,结合腧穴所在部位的形态或气血流注的情况而命名。如日月、上星、太乙、承山、大陵、商丘、丘墟、太溪、合谷、水沟、曲泽、曲池、涌泉、小海、四渎等。

4) 参照动植物命名:即根据动植物的名称,以形容腧穴的局部形象而命名,如伏兔、鱼际、犊鼻、鹤顶、攒竹、口禾髎等。

5) 借助建筑物命名:即根据建筑物来形容某些腧穴所在部位的形态或作用特点而命名,如天井、印堂、巨阙、脑户、膺窗、库房、地仓、气户、梁门等。

腧穴诊断以定位诊断和定性诊断相结合。定位诊断常用背俞穴、募穴、原穴、下合穴等,根据其异常反映出现的穴位属哪个脏腑而定位;定性诊断是以反映物的特点而辨别疾病的属性。有一个新大郄穴,位于大腿后面殷门穴的外下方0.5寸,曾作为癌症的定性穴。

链 接

6）结合中医学理论命名：即根据腧穴部位或治疗作用，结合阴阳、脏腑、经络、气血等中医学理论命名，如阳陵泉、阴陵泉、心俞、肝俞、三阴交、三阳络、百会、气海、血海、神堂、魄户等。

3.2 腧穴在诊断上的应用

腧穴是脏腑经气汇聚之所，当人体各组织脏器和经络功能失调时，可在相应的腧穴有所反应。因此，通过对某些腧穴的检测可以协助诊断疾病。

（1）扪穴检查诊断疾病

《灵枢·九针十二原》记载："五脏有疾也，应出十二原，而十二原各有所出，明知其原，睹其应，而知五脏之害矣。"说明人体脏腑有疾时常在十二经脉相应的原穴上出现一些病理反应。反之，按压某些相应的特定穴位，出现明显压痛时则可有助于诊断疾病。如肠道疾病患者，可在募穴天枢出现压痛；肝病患者可在背俞穴肝俞出现压痛，即所谓的"诊募察俞"，又如急性阑尾炎患者，往往在足三里下 1～2 寸或大肠下合穴上巨虚找到压痛。此外，还可以在其相应的腧穴进行循按、触摸以探其阳性反应，如局部硬结、隆起、凹陷、条索状、圆状反应物等，以推断何经何脏发生了疾病，从而协助临床诊断。

（2）检测穴位诊断疾病

近代研究表明：脏腑发生的病理变化可以通过经络反应于体表相关的部位或穴位，故人们由简单的按压、触摸而发展到仪器的检测。如采用电测定法探测体表原穴、募穴等相应的特定穴和耳穴的阻抗值变化，以及对十二经井穴进行知热感度测定等，以判断人体的经络气血失衡状况和相关脏腑经脉的病情变化，从而为诊断疾病提供参考。

3.3 腧穴的治疗作用

腧穴不仅是气血输注的部位，当人体生理功能失调时，又是邪气所客之处，在防治疾病时，又是针灸的刺激点。通过针刺、艾灸等对腧穴的刺激以通其经脉、调其气血，使阴阳平衡、脏腑和调，从而达到扶正祛邪的目的。在治疗上的作用主要有以下 3 个方面。

（1）近治作用

这是一切腧穴主治作用所具有的共同特点，它们均可治疗所在部位局部及邻近组织、器官的病证，如眼区及其周围的睛明、承泣、攒竹、瞳子髎等穴位均能治疗眼疾；胃脘部及其周围的中脘、建里、梁门等穴位均能治疗胃痛；膝关节及其周围的鹤顶、膝眼、梁丘、阳陵泉等穴位均能治疗膝关节疼痛等。

（2）远治作用

这是十四经腧穴主治作用的基本规律，在十四经所属腧穴中，尤其是十二经脉在四肢肘膝关节以下的腧穴，不仅能治疗局部病证，而且还能治疗本经循行所过的远隔部位的脏腑、组织器官病证。如合谷穴不仅能治疗手部的局部病证，还能治疗本经经脉所过的颈部和头面部病证。由于经脉的表里属络关系及其分布特点，腧穴在远治作用中除能治本经病变以外，还能治相表里经脉的疾患。如手太阴肺经的列缺穴，不仅治本经的咳嗽、胸闷、还能治疗与其相表里的手阳明大肠经的头痛、项强。

（3）特殊作用

临床实践证明，针灸腧穴所发挥的作用机制与用药不完全一致。它的特点在于针灸某些腧穴，对机体的不同状态有着双向的良性调整作用。如腹泻时针天枢穴可止泻，便秘时针天枢穴可以通便。胃扩张时针刺足三里可使原来弛缓状态的胃运动增强，胃痉挛时针刺足三里又可使原来亢进的胃运动减弱。此外,腧穴的治疗作用还具有相对的特异性,如大椎穴退热、至阴穴矫正胎位、胆囊穴治疗胆绞痛等。

十四经穴的主治作用,归纳起来是:本经腧穴能治疗本经病,表里经腧穴能治互为表里的经脉、脏腑病,经穴还能治局部病。各经腧穴的主治既有其特殊性,又有共同性。兹将各经腧穴的分经主治异同列于表3-1。

腧穴的主治作用与腧穴的部位密切相关,一般来说,同一部位或区域的腧穴,其主治作用多相同或相近,反之则主治作用不同或差异较大,兹将各部位腧穴的主治范围归纳列表如下(见表3-2～表3-10)。

表3-1 十四经腧穴主治异同表

经名		本经主治特点	二经相同	三经相同
1. 手三阴经	手太阴经	肺、喉病		
	手厥阴经	心、胃病	神志病	胸部病
	手少阴经	心病		
2. 手三阳经	手阳明经	前头、鼻、口、齿病		
	手少阳经	侧头、胁肋病	目病、耳病	咽喉病、热病
	手太阳经	后头、肩胛病、神志病		
3. 足三阳经	足阳明经	前头、口齿、咽喉病、胃肠病		
	足少阳经	侧头、耳病、胁肋病		眼病、神志病、热病
	足太阳经	后头、背腰病(背俞并治脏腑病)		
4. 足三阴经	足太阴经	脾胃病		
	足厥阴经	肝病		前阴病、妇科病
	足少阴经	肾病、肺病、咽喉病		
5. 任督二脉	任脉	回阳、固脱、有强壮作用	妇科病、二阴病、神志病、脏腑病	
	督脉	中风、昏迷、热病、头面病		

表3-2 头面颈项部

分部	主治
前头	前头、头面五官病
侧头区	侧头、耳、眼、齿病
后头区	后头、神志、鼻、眼病
项区	神志、咽喉、眼、头项病
颈区	舌、咽喉、气管、食管、颈部病

表3-3 胸腹部

分部	主治
胸膺部	胸、肺、心病
上腹部	肝、胆、脾、胃病
下腹部	前阴、妇科、肾、膀胱病

表3-4 肩背腰尻部

分部	主治
肩背部	局部、头项、肺、心病
背腰部	肝、胆、脾、胃病
腰尻部	肾、膀胱、肠、后阴、经带病

表3-5 侧胸腹部

分部	主治
胸胁部	肝、胆病,局部病
侧腹部	脾、胃病,经带病

表 3-6 上肢内侧部

分部	主治
上臂内侧部	肘臂内侧病
前臂内侧部	胸、肺、心、咽喉、胃、神志病
手掌面	神志病、热病、昏迷、急救

表 3-7 上肢外侧部

分部	主治
上臂外侧部	肩、臂、肘外侧病
前臂外侧部	头、眼、鼻、口、齿、咽喉、胁肋、肩胛、神志、热病
手背面	咽喉病、热病、急救

表 3-8 下肢内侧部

分部	主治
大腿内侧	经带、小溲、前阴病
小腿内侧	经带、脾胃、前阴、小溲病
足内侧	经带、脾胃、肝、前阴、肾、肺、咽喉病

表 3-9 下肢外侧部

分部	主治
大腿外侧	腰尻、膝股关节病
大腿外侧	胸胁、颈项、眼、侧头部病
足外侧	侧头、眼、耳、胁肋、发热病

表 3-10 下肢后面部

分部	主治
大腿后面	臀股部病
小腿后面	腰背、后阴病
跟后、足外侧	头、项、背腰、眼、神志、发热病

3.4 特 定 穴

3.4.1 概 述

在十四经穴中，有一部分腧穴被称为“特定穴”，它们除具有经穴的共同主治特点外，还有其特殊的性能和治疗作用，故又有特别的称号，其对针灸临床治疗有着重要意义。

特定穴是指十四经中具有特殊性能和治疗作用，并有特定称号的腧穴。根据其不同的分布特点、含义和治疗作用，分为“五输穴”、“原穴、络穴”、“郄穴”、“下合穴”、“俞穴、募穴”、“八会穴”、“八脉交会穴”和“交会穴”等。

3.4.2 特定穴的分类和特点

1）五输穴：是指十二经脉分布在肘、膝关节以下的井、荥、输、经、合穴，简称“五输”。古人把经气在人体四肢运行的过程比做自然界的水流由小到大、由浅入深，结合标本根结理论，将“井、荥、输、经、合”5 个特定穴的顺序从四肢末端向肘膝方向排列，“井”穴分布在指、趾末端，为经气所出，像水的源头；“荥”穴分布于掌指或跖趾关节之前，像刚出的泉水微流；“输”穴分布于掌指或跖趾关节之后，喻作水流由小到大，由浅入深，经气渐盛；“经”穴多位于前臂、胫部，如水流变大畅通无阻，经气盛行；“合”穴多位于肘膝关节附近，如江河水流汇入湖海，经气充盛，入合于脏腑。所以，《灵枢·九针十二原》指出：“所出为井，所溜为荥，所注为输，所行为经，所入为合。”由于五输穴又与五行相配，故又有“五行输”之称。

2）原穴、络穴：脏腑原气输注、经过和留止的部位，称为原穴，又称“十二原”。“原”即本原、原气之意，是人体生命活动的原动力，为十二经之根本。阴经之原穴又为五输穴中的输穴，所谓“阴经之输并于原”（《类经图翼》），就是“阴经以输为原。”阳经脉气盛长，于输穴之后另有原穴。十二经原穴多分布于腕踝部附近。

“络”有联络和散布的意思。十二经的络脉表里相通，各有 1 个络穴，位于四肢肘膝关节以下，加上任脉络穴鸠尾位于腹部，督脉络穴长强位于尾骶，脾之大络大包穴位于胸胁，合称“十五络穴”。

3）郄穴：“郄”有空隙之意，郄穴是各经经气深聚的部位。十二经脉和奇经八脉中的阴跻脉、阳跻脉、阴维脉、阳维脉各有 1 个郄穴，共 16 个郄穴，多分布于四肢肘膝关节以下。

4）下合穴：六腑之气下合于足三阳经的 6 个腧穴，称为下合穴，又称六腑下合穴。胃、胆、膀胱的下合穴在其本经，而大肠、小肠的下合穴同在胃经，三焦的下合穴在膀胱经。

5）俞穴、募穴：俞穴是脏腑之气输注于背腰部的腧穴，又称“背俞穴”。五脏六腑各有 1 个背俞穴，位于背腰部足太阳膀胱经第 1 侧线上，其位置大体与相关脏腑所在部位的上下排列相接近。募穴是脏腑之气汇聚于胸腹部的腧穴，又称“腹募穴”。五脏六腑各有 1 个募穴，其位置也与其相关脏腑所处部位相接近。募穴在身前，俞穴在身后，前后均与脏腑相应。

6）八会穴：指脏、腑、气、血、筋、脉、骨、髓之气所聚会的 8 个腧穴。各穴分散在躯干部和四肢部，与 8 种组织、脏器有着密切关系，主治其有关病证。

7）八脉交会穴：指十二经脉与奇经八脉脉气相通的 8 个腧穴，称八脉交会穴。这些穴位都位于腕踝部的上下。李梴《医学入门》“周身三百六十穴统于手足六十六穴，六十六穴又统于八穴。”强调了八脉交会穴的重要作用。

8）交会穴：指两经或数经相交会的腧穴，多分布于头面、躯干部，可治疗相交会经脉的病证。

3.5 腧穴的定位方法

针灸临床中，治疗效果与取穴是否准确有着密切的关系，为了定准穴位，必须掌握好定位方法，常用定位方法有以下四种：

3.5.1 体表解剖标志定位法

体表解剖标志定位法，是以人体解剖学的各种体表标志为依据来确定腧穴位置的方法，俗称自然标志定位法。可分为固定的标志和活动的标志两种。

1）固定的标志：指各部位由骨节和肌肉所形成的突起、凹陷、五官轮廓、发际、指（趾）甲、乳头、肚脐等。如腓骨小头前下方凹陷处定阳陵泉，足内踝尖上 3 寸胫骨内侧缘后方定三阴交，眉头定攒竹，脐中旁开 2 寸定天枢等。

2）活动的标志：指各部的关节、肌肉、肌腱、皮肤随着活动而出现的空隙、凹陷、皱纹、尖端等，即需要采取相应的活动姿势才会出现的标志，如在耳屏与下颌关节之间微张口呈凹陷处取听宫；下颌角前上方约一横指当咀嚼时咬肌隆起，按之凹陷处取颊车等。

3.5.2 “骨度”折量定位法

“骨度”折量定位法，是以体表骨节为主要标志折量全身各部的长度和宽度，定出分寸用于为了准确掌握骨度分寸法，初学者可以拿一条适当长度的松紧带，将其均匀地分为十九份，然后，根据各骨节的不同分寸使用。

链 接

腧穴定位的方法，又称"骨度分寸定位法"。即以《灵枢·骨度》篇规定的人体各部的分寸为基础，结合历代学者创用的折量分寸（将设定的两骨节点或皮肤横纹之间的长度折量作为一定的等份，每1等份即为1寸）作为定位的依据。不论男女、老少、高矮、胖瘦，均可按这一标准在其自身测量。常用的"骨度"折量寸见表3-11和图3-1。

表3-11 常用"骨度"折量寸表

部位	起止点	折量寸	度量法	说　明
头面部	前发际正中至后发际正中	12	直寸	用于确定头部经穴的纵向距离
	眉间（印堂）至前发际正中	3	直寸	
	第7颈椎棘突下（大椎）至后发际正中	3	直寸	
	眉间（印堂）至后发际正中第7颈椎棘突下（大椎）	18	直寸	
	前两额发角（头维）之间	9	横寸	用于确定头前部经穴的横向距离
	耳后两乳突（完骨）之间	9	横寸	用于确定头后部经穴的横向距离
胸腹胁部	胸骨上窝（天突）至胸剑联合中点（歧骨）	9	直寸	用于确定胸部任脉经穴的纵向距离
	胸剑联合中点（歧骨）至脐中	8	直寸	用于确定上腹部经穴的纵向距离
	脐中至耻骨联合上缘（曲骨）	5	直寸	用于确定下腹部经穴的纵向距离
	两乳头之间	8	横寸	用于确定胸腹部经穴的横向距离
	腋窝顶点至第11肋游离端（章门）	12	直寸	用于确定胁肋部经穴的纵向距离
背腰部	肩胛骨内缘（近脊柱侧点）至后正中线	3	横寸	用于确定背腰部经穴的横向距离
	肩峰端至后正中线	8	横寸	用于确定肩背部经穴的横向距离
上肢部	腋前、后纹头至肘横纹（平肘尖）	9	直寸	用于确定上臂部经穴的纵向距离
	肘横纹（平肘尖）至腕掌（背）侧横纹	12	直寸	用于确定前臂部经穴的纵向距离
下肢部	耻骨联合上缘至股骨内上髁上缘	18	直寸	用于确定下肢内侧足三阴经穴的纵向距离
	胫骨内侧髁下方至内踝尖	13	直寸	
	股骨大转子至腘横纹	19	直寸	用于确定下肢外后侧足三阳经穴的纵向距离（臀沟至腘横纹相当14寸）
	腘横纹至外踝尖	16	直寸	用于确定下肢外后侧足三阳经穴的纵向距离

3.5.3 指寸定位法

指寸定位法，是指依据患者本人手指所规定的分寸来量取腧穴的定位方法，又称"手指同身寸取穴法"，常用有以下3种。

1）中指同身寸：以患者中指中节屈曲时桡侧两端纹头（拇、中指屈曲成环形）之间的距离作为1寸（图3-2）。

2）拇指同身寸：以患者拇指的指间关节的宽度作为1寸（图3-2）。

3）横指同身寸：又称"一夫"法。令患者将食

应用指寸法要注意：①须用患者的手指；②不可连续使用。但在临床应用时，医生常用自己的手指代替患者的手，此时，当根据具体情况，做适当增减。

链 接

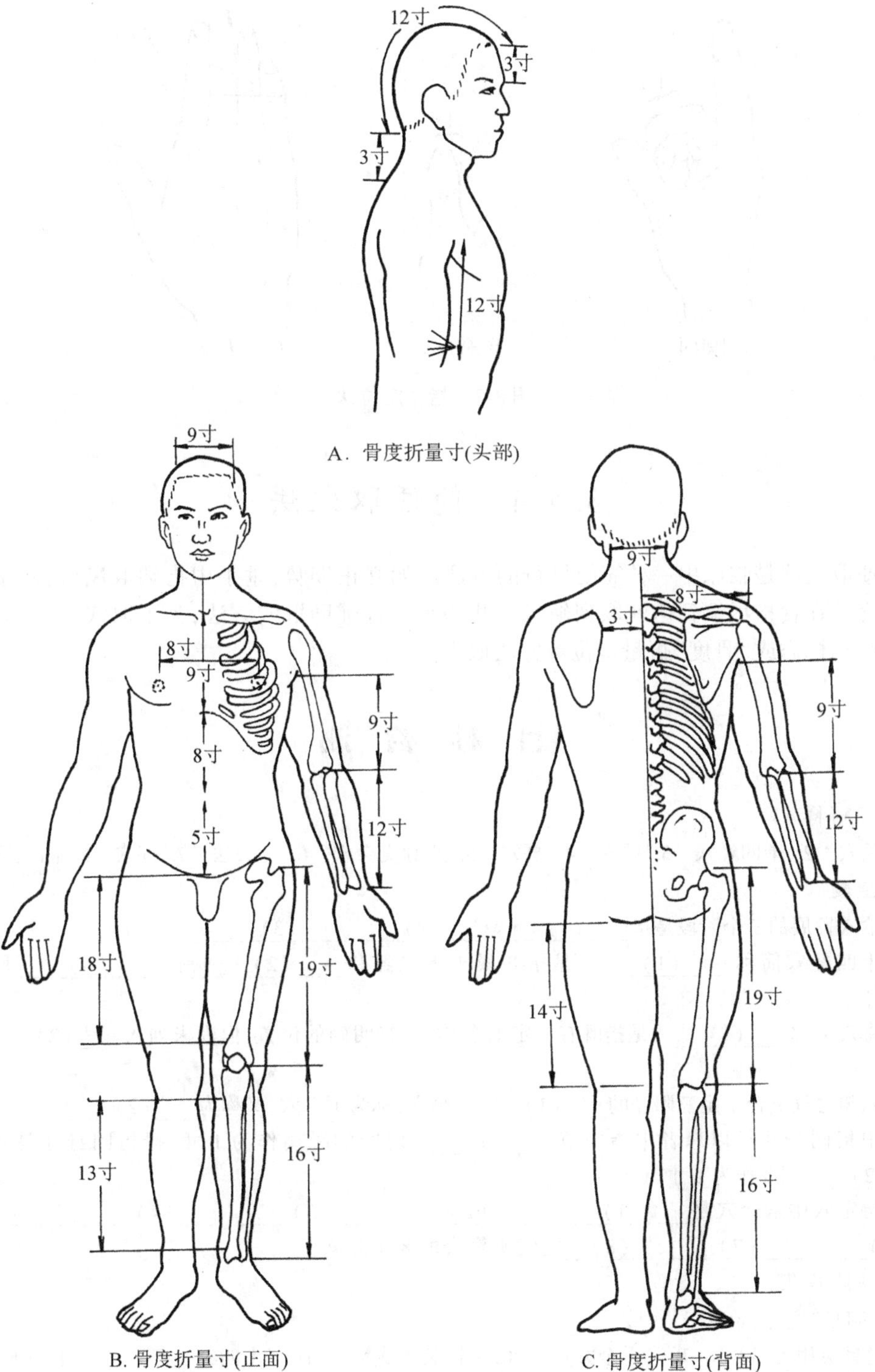

图 3-1　常用的骨度折量寸

指、中指、无名指和小指并拢,以中指中节横纹为标准,其四指的宽度作为 3 寸(图 3-2)。

指寸取穴法不能连续使用。

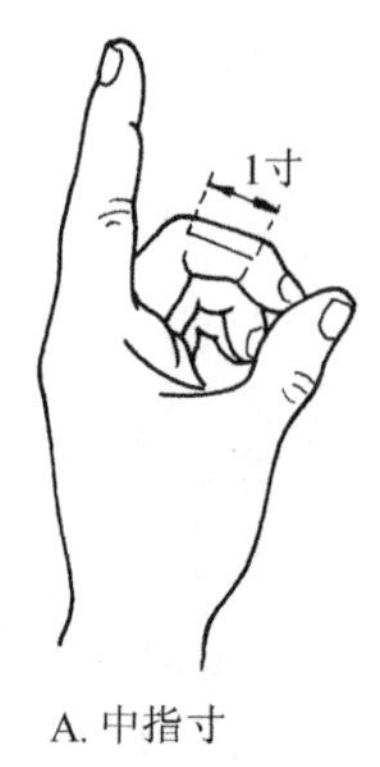

A. 中指寸

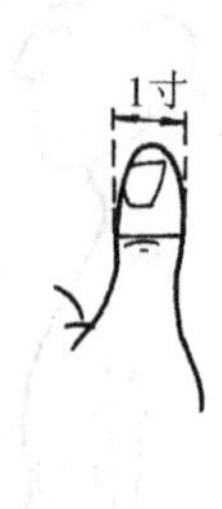

B. 拇指寸

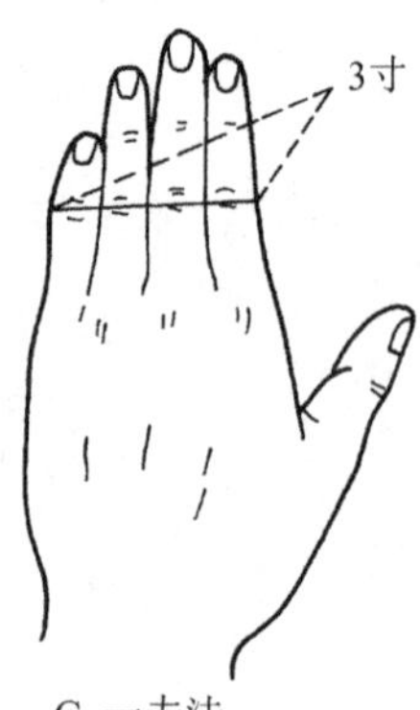

C. 一夫法

图 3-2　指寸定位法

3.5.4　简便取穴法

简便取穴法是临床中一种简便易行的方法。如立正姿势,垂手中指端取风市;两手虎口自然平直交叉在食指尽端到达处取列缺等。此法是一种辅助取穴方法,为了取穴的准确,最好结合体表解剖标志或“骨度”折量定位等方法取穴。

目 标 检 测

一、名词解释

1. 腧穴　2. 十四经穴　3. 原穴　4. 募穴　5. 八脉交会穴　6. 一夫法　7. 郄穴　8. 固定标志

二、填空题

1. 腧穴发展的三个阶段是指＿＿(1)＿＿、＿＿(2)＿＿、＿＿(3)＿＿。

2. 十四经穴简称＿＿(1)＿＿,是指归属于十二经和＿＿(2)＿＿脉、＿＿(3)＿＿脉循行线上的腧穴。

3. 奇穴又称＿＿(1)＿＿,是指既有一定的名称,又有明确的位置,但尚未列入＿＿(2)＿＿系统的腧穴。

4. 六腑之气下合于足三阳经的＿＿(1)＿＿个腧穴,称为下合穴,又称为＿＿(2)＿＿。

5. 中指同身寸是以患者中指中节＿＿(1)＿＿之间的距离作为 1 寸,拇指同身寸是指患者拇指＿＿(2)＿＿宽度作为 1 寸。

6. 特定穴中八会穴是＿＿(1)＿＿、＿＿(2)＿＿、＿＿(3)＿＿、＿＿(4)＿＿、＿＿(5)＿＿、＿＿(6)＿＿、＿＿(7)＿＿、＿＿(8)＿＿之气所聚会的 8 个腧穴。

三、单项选择题

1. “阿是”之称,始见于

A.《针灸甲乙经》　B.《千金方》　C.《针灸大成》　D.《十四经发挥》　E.《医宗金鉴》

2. 手三阴经腧穴主治疾病相同的是

A. 胸部病　B. 神志病　C. 心病　D. 胃病　E. 颈部疾病

3. 十四经穴主治作用的基本规律是

A. 近治作用　B. 特殊作用　C. 远治作用　D. 双向良性调整作用　E. 其他作用

4. 特定穴中郄穴多分布于四肢

A. 四肢末端　　B. 掌指或跖趾关节附近
C. 腕、踝小腿关节以上　　D. 腕、踝小腿关节以下
E. 肘、膝关节以下

5. 根据骨度分寸规定,肘横纹至腕掌侧横纹的长度应是
A. 8寸　　B. 9寸　　C. 12寸　　D. 15寸　　E. 18寸

四、多项选择题

1. 腧穴大体上归纳为
A. 十四经穴　　B. 奇穴　　C. 阿是穴　　D. 络穴　　E. 特定穴

2. 足三阳经腧穴的主治病证相同的是
A. 神志病　　B. 耳病　　C. 眼病　　D. 热病　　E. 肩部疾病

3. 足三阴经腧穴主治病证相同的是
A. 腹病　　B. 神志病　　C. 前阴病　　D. 妇科病　　E. 热病

4. 根据常用骨度分寸法,下列哪几项之间相距均为9寸
A. 耳后两完骨之间　　B. 前两额发角之间
C. 两乳头之间　　D. 腋前后横纹至肘横纹
E. 天突到歧骨之间

五、简答题

1. 简述腧穴的治疗作用。
2. 腧穴中特定穴有哪些?在分布上各有什么特点?
3. 常用的腧穴定位方法有几种?
4. 腧穴分为哪几类?各有什么特点?

4　经络腧穴各论

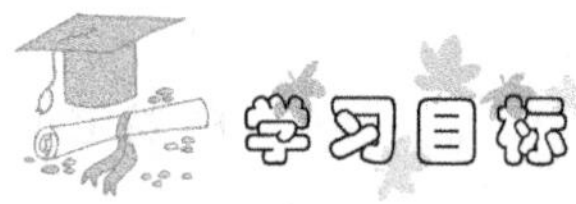

1. 全文背诵十二经脉的循行分布
2. 掌握十四经重点腧穴的定位、主治、刺灸法及注意事项
3. 熟悉常用经外奇穴的定位、主治及刺灸法
4. 了解十四经一般腧穴的定位

经脉主要包括十二经脉和奇经八脉。每一条经脉都有一定的循行路线，十四经的循行分布与该经腧穴的主治有着内在的联系。掌握了经脉的循环分布，就能更好地了解腧穴的主治作用，特别是肘、膝关节以下腧穴的循经远治作用。十二经脉和奇经八脉中的任脉、督脉，各有所属的腧穴。腧穴是针灸治疗疾病的特定部位，只有掌握了它的定位、主治和操作，才能为针灸临床打下扎实的基础。

4.1　手太阴肺经

4.1.1　经　　脉

4.1.1.1　经脉循行

手太阴肺经（Shǒutàiyīn Fèijīng；Lung Meridian of Hand-Taiyin，LU.）起于中焦，向下联络大肠，回绕过来沿着胃的上口，通过横膈，属于肺脏，从“肺系”（肺与喉咙相联系的部位）横行出来（中府），向下沿上臂内侧，行于手少阴经和手厥阴经的前面，下行到肘窝中，沿着前臂内侧前缘，进入寸口，经过鱼际，沿着鱼际的边缘，出拇指内侧端（少商）（图4-1）。

手腕后方的支脉：从列缺处分出，一直走向食指内侧端（商阳），与手阳明大肠经相接（图4-1）。

本经联系的脏腑器官：肺、大肠、胃、喉咙。

4.1.1.2　主治要点

1）脏腑病证：咳嗽、咳血、气喘、短气、伤风等证。

2）经脉病证：胸部胀满、咽喉肿痛、缺盆及手臂内侧前缘痛、肩背寒冷、疼痛等证。

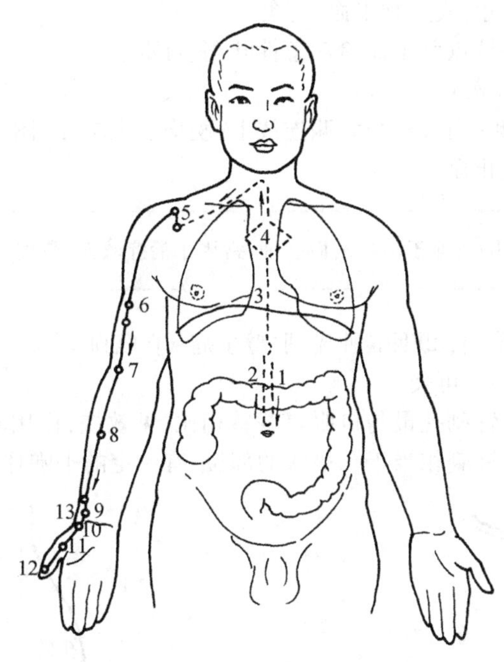

图 4-1 手太阴肺经循行示意图

1. 起于中焦，下络大肠；2. 还循胃口；3. 上膈；4. 属肺；5. 从肺系横出腋下；6. 下循臑内，行少阴，心主之前；7. 下肘中；8. 循臂内上骨下廉；9. 入寸口；10. 上鱼；11. 循鱼际；12. 出大指之端；13. 其支者，从腕后直出次指内廉，出其端

图例——本经有穴通路 ……本经无穴通路

○ 本经腧穴 △ 他经腧穴

4.1.2 腧 穴

本经共有 11 穴，起穴中府，止穴少商，常用穴如下：

LU1 中府 Zhōngfǔ（肺募穴）

定位 在胸前壁的外上方，云门下 1 寸，平第 1 肋间隙，距前正中线 6 寸（图 4-2）。

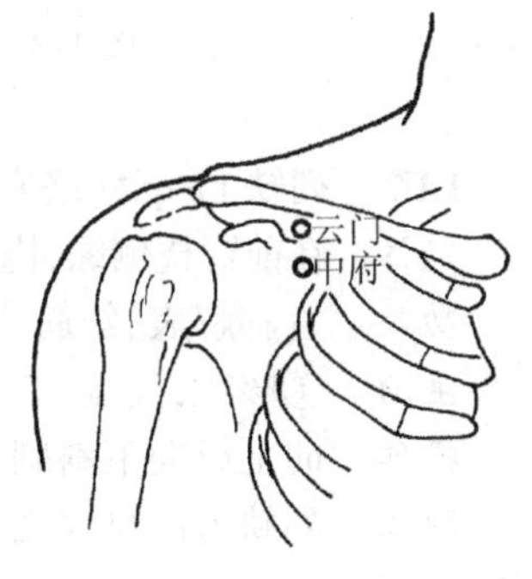

图 4-2

功效 清宣上焦，调理肺气。

主治 ①咳喘，胸闷，胸痛；②肩背痛。

操作 向外斜刺 0.5 ~0.8 寸，可灸。本穴不可向内深刺，以免伤及肺脏。

附注 患肺病时，此处可出现压痛反应。

LU5 尺泽 Chǐzé（合穴）

定位 在肘横纹中，肱二头肌腱桡侧凹陷处（图 4-3）。

功效 清热泻肺，降逆止咳。

尺泽为手太阴肺经的子穴，可泻肺之实证，尤其用于治疗肺热证效果较好。

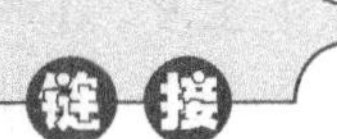

主治 ①咳喘，咳血，胸满，潮热；②咽痛，肘臂痛；③腹痛吐泻，小儿惊风。

操作　直刺0.8～1.2寸，或点刺出血，可灸。

附注　配委中，用三棱针点刺出血治疗急性吐泻、丹毒。

LU6　孔最 Kǒngzuì（郄穴）

定位　在前臂掌面桡侧，当尺泽与太渊连线上，腕横纹上7寸（图4-4）。

功效　宣肺平喘，清热止血。

孔最是手太阴肺经的郄穴，偏于治疗出血病证，常用于治疗咳血、鼻衄。

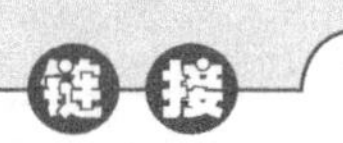

主治　①咳喘，胸闷，胸痛；②咽喉肿痛，肘臂挛痛；③ 咳血，痔疾，鼻衄。

操作　直刺0.5～1.2寸，可灸。

附注　临床研究表明：针刺孔最与口服氨茶碱相比，见效快，作用时间长，不良反应小，且无禁忌。豚鼠平喘实验表明，针刺相当于孔最穴的部位，有一定的平喘作用。

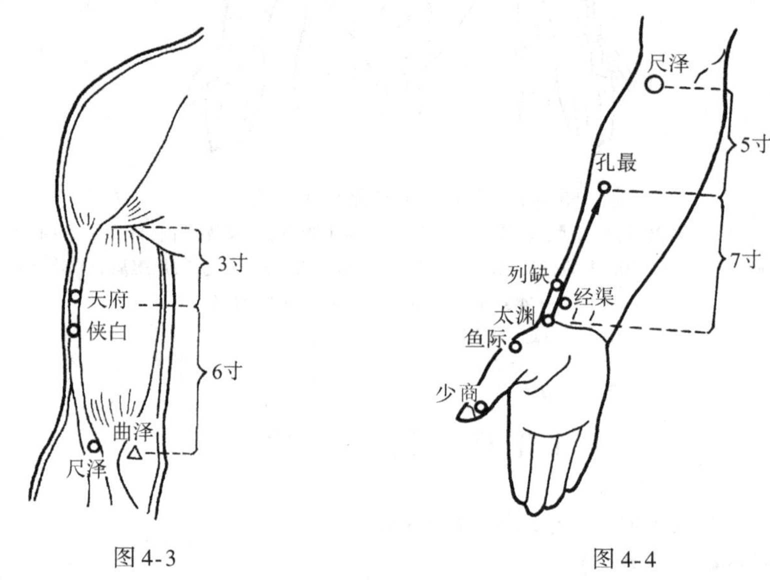

图4-3　　　　图4-4

LU7　列缺 Lièquē（络穴；八脉交会穴，通于任脉）

定位　在前臂桡侧缘，桡骨茎突上方，腕横纹上1.5寸。当肱桡肌与拇长展肌腱之间（图4-4）。

功效　宣肺解表，舒筋通络。

主治　①咳嗽，气喘；②上肢不遂；③口眼㖞斜，偏头痛，颈椎病，牙痛。

操作　向上或向下斜刺0.3～0.8寸，可灸。

附注　列缺为四总穴之一，长于治疗偏、正头痛，颈项强痛，口眼㖞斜。配照海治肾阴虚之咽喉干痛。

LU9　太渊 Tàiyuān（输穴；原穴；八会穴之脉会）

定位　在腕掌侧横纹桡侧，桡动脉的桡侧凹陷中（图4-4）。

功效　益气通脉，止咳平喘。

主治　①咳喘，胸闷，胸痛；②腕臂痛；③无脉症。

操作　避开桡动脉，直刺0.3～0.5寸，可灸。

LU10　鱼际 Yújì（荥穴）

定位　在手拇指本节（第1掌指关节）后凹陷处，约当第1掌骨中点桡侧，赤白肉际处（图4-4）。

功效　清热利咽，泻肺平喘。

主治　①咳嗽，咳血；②咽痛，失音，掌中热。

操作　直刺0.5～1寸；可灸。

附注　实验研究通过针刺豚鼠的"鱼际"穴，发现肺脏环磷酸腺苷（cAMP）与环磷酸鸟苷（cGMP）的比值和cAMP的含量均较针刺非穴点和对照组显著提高，提示了鱼际穴与肺功能有密切关系。

LU11　少商 Shàoshāng（井穴）

定位　在拇指末节桡侧，距指甲角0.1寸（指寸）（图4-4）。

功效　清热利咽，醒神开窍。

主治　①中风昏迷，中暑呕吐，小儿惊风，癫狂；②咽喉肿痛；③鼻衄。

操作　直刺0.1寸，或向腕平刺0.2～0.3寸，或用三棱针点刺出血；可灸。

手太阴肺经腧穴共计11个（图4-5），其主治提要详见表4-1。

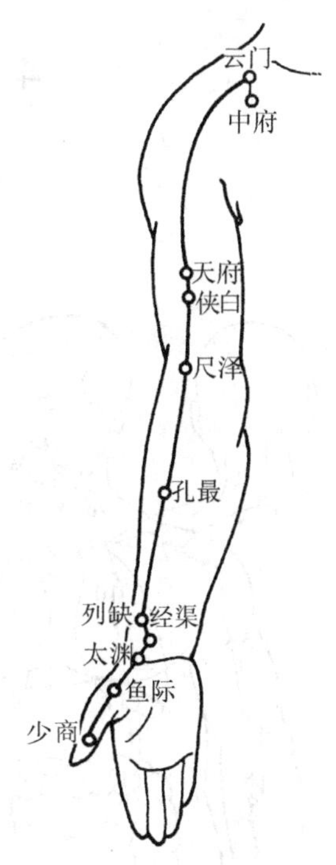

图4-5　手太阴肺经腧穴总图

表4-1　手太阴肺经腧穴主治提要表

穴名	定　位	主　治
	胸部	**胸肺部疾病**
中府	胸前壁外上方，前正中线旁开6寸，平第一肋间隙处	咳嗽，气喘，胸痛
云门	胸前壁外上方，肩胛骨喙突上方，锁骨下窝凹陷处，前正中线旁开6寸	咳嗽，气喘，胸痛
	手臂部	**喉、咽、胸、肺疾病**
天府	臂内侧面，肱二头肌桡侧缘，腋前纹头下3寸处	气喘，鼻衄
侠白	臂内侧面，肱二头肌桡侧缘，腋前纹头下4寸，或肘横纹上5寸处	咳嗽
尺泽	肘横纹中，肱二头肌腱桡侧缘凹陷处	咳嗽，气喘，咯血，潮热，小儿惊风吐泻，肘臂挛痛
孔最	尺泽与太渊穴连线上，腕横纹上7寸处	咳嗽，气喘，咳血，胸痛
列缺	桡骨茎突上方，腕横纹上1.5寸	咳嗽，气喘，头痛，项强
经渠	前臂掌面桡侧，桡骨茎突与桡动脉之间凹陷处，腕横纹上1寸	咳嗽，咽喉肿痛
太渊	腕掌侧横纹桡侧端，桡动脉的桡侧凹陷中	咳嗽，气喘，咽喉肿痛，无脉症
鱼际	第一掌骨中点，赤白肉际处	咳嗽，咽喉肿痛，发热
少商	拇指桡侧指甲角旁约0.1寸处	咽喉肿痛，发热，昏迷，癫狂

本经特定穴：中府（肺募穴）、尺泽（合穴）、孔最（郄穴）、列缺（络穴、八脉交会穴——通于任脉）、经渠（经穴）、太渊（输穴、原穴、八会穴——脉会）、鱼际（荥穴）、少商（井穴）

4.2 手阳明大肠经

4.2.1 经 脉

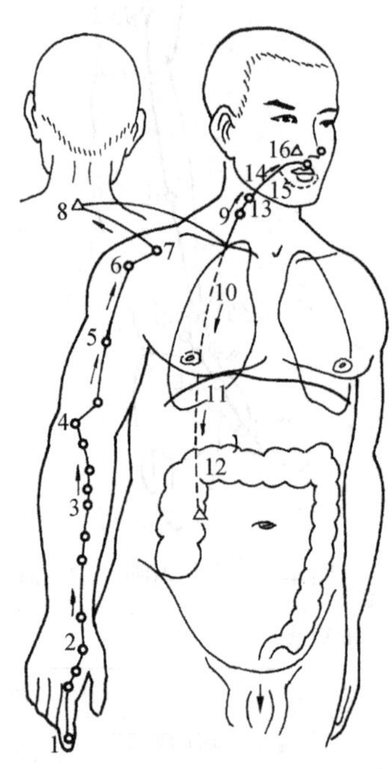

图 4-6 手阳明大肠经循行示意图

1. 起于大指次指之端;2. 循指上廉出合谷两骨间,上入两筋之中;3. 循臂上廉;4. 入肘外廉;5. 上臑外前廉;6. 上肩;7. 出髃骨之前廉;8. 上出于柱骨之会上;9. 下入缺盆;10. 络肺;11. 下膈;12. 属大肠;13. 其支者,从缺盆上颈;14. 贯颊;15. 入下齿中;16. 还出挟口,交人中,左之右,右之左,上挟鼻孔

4.2.1.1 经脉循行

手阳明大肠经(Shǒuyángmíng Dàchángjīng; Large Intestine Meridian of Hand-Yangming,LI.)起于食指末端(商阳),沿着食指内(桡)侧向上,通过第1、第2掌骨之间(合谷),向上进入两筋(拇长伸肌腱与拇短伸肌腱)之间的凹陷处,沿前臂前方,至肘部外侧,再沿上臂外侧前缘,上走肩峰端(肩髃),沿肩峰前缘,向上出于颈椎"手足三阳经聚会处"(大椎,属督脉),再向下进入缺盆(锁骨上窝部),联络肺脏,通过横膈,属于大肠。

缺盆部支脉:上走颈部,通过面颊,进入下齿龈,回绕至上唇,交叉于人中,左脉向右,右脉向左,上夹鼻孔两侧(迎香),与足阳明胃经相接(图4-6)。

本经联系脏腑器官:大肠、肺、齿、口、鼻。

4.2.1.2 主治要点

1)经脉病证:咽喉肿痛、齿痛、鼻流清涕或出血和本经循行肢体部位疼痛、热肿或寒冷等证。

2)脏腑病证:腹痛、肠鸣、泄泻、便秘、痢疾等证。

3)其他:热病。

4.2.2 腧 穴

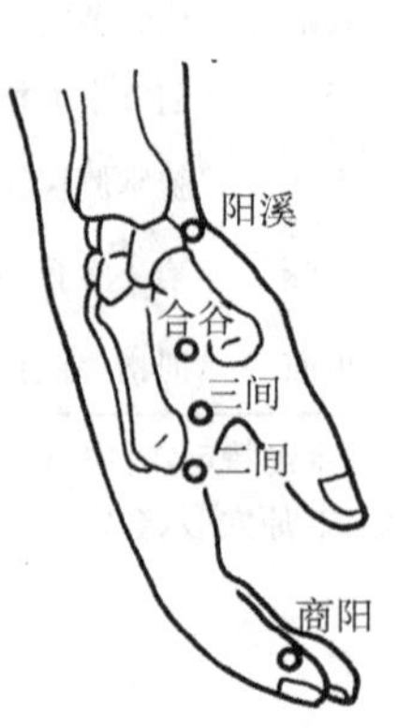

图 4-7

本经共有20穴,起穴商阳,止穴迎香,常用穴如下:

LI1 商阳 Shāngyáng(井穴)

定位 在手食指末节桡侧,距指甲角0.1寸(指寸)(图4-7)。

功效 开窍泄热,清利咽喉。

主治 ①中风昏迷;②咽喉肿痛,耳聋耳鸣,齿痛,青盲。

操作 浅刺0.1寸,或点刺出血。

附注 实验研究发现在脑缺血家兔的"十二井穴"放血,可使脑血流图波幅升高,影响脑血流循环。

LI4 合谷 Hégǔ(原穴)

定位 在手背,第1、第2掌骨间,当第2掌骨桡侧的中点处(图4-7)。

功效 解表散热,活血调肠,镇痛通络。

主治 ①头痛,齿痛,目赤肿痛,咽喉肿痛,失音,口眼㖞斜,痄腮,鼻衄,耳鸣耳聋;②发热恶寒,无汗或多汗;③瘾疹,痤疮;④腹痛,吐泻;⑤半身不遂,肩臂疼痛;⑥经闭,滞产;⑦小儿惊风,牙关紧闭;⑧戒烟戒毒。

合谷为临床上常用腧穴,与不同的腧穴相配伍起到的治疗作用也不同,配三阴交治疗妇科病;配太冲("开四关")镇肝息风,治疗小儿惊厥;配复溜治疗汗证等。

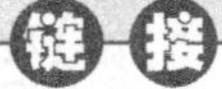

操作 直刺0.5~1寸,可灸。

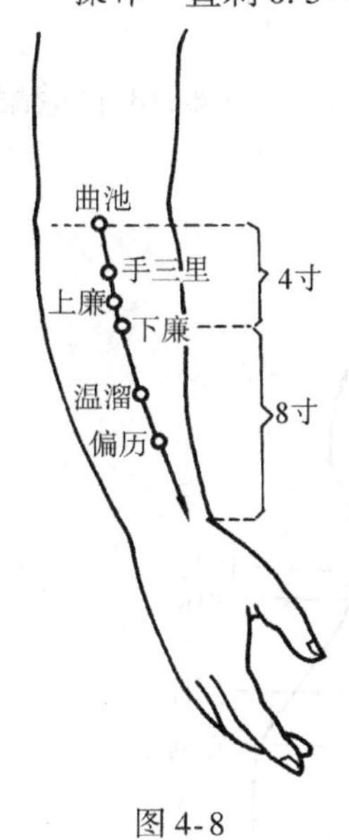

图4-8

LI5 阳溪 Yángxī(经穴)

定位 在腕背横纹桡侧,手拇指向上翘起时,当拇短伸肌腱和拇长伸肌腱之间的凹陷中(图4-7)。

功效 清热散风,消肿止痛。

主治 ①头痛,耳聋耳鸣,咽喉肿痛,齿痛;②腕臂痛。

操作 直刺0.5~0.8寸,可灸。

LI10 手三里 Shǒusānlǐ

定位 在前臂背面桡侧,当阳溪与曲池穴连线上,肘横纹下2寸(图4-8)。

功效 通经活络,调理肠胃。

主治 ①上肢瘫痪麻木,肘臂疼痛;②腹痛,泄泻,腹胀;③齿痛,失音。

操作 直刺0.8~1.2寸,可灸。

LI11 曲池 Qǔchí(合穴)

定位 在肘横纹外侧端,屈肘时当尺泽与肱骨外上髁连线中点(图4-8)。

功效 疏风清热,调和营卫。

主治 ①上肢不遂,肩臂疼痛;②热病,风疹,痤疮;③咽喉肿痛,齿痛,目赤肿痛;④腹痛,吐泻,痢疾;⑤高血压,癫狂。

操作 直刺1~1.5寸,可灸。

LI14 臂臑 Bìnào

定位 在臂外侧,三角肌止点处,当曲池与肩髃连线上,曲池上7寸处(图4-9)。

功效 散结通络,清热明目。

主治 肩臂疼痛、颈项拘挛。

操作 直刺或向上斜刺0.8~1.5寸,可灸。

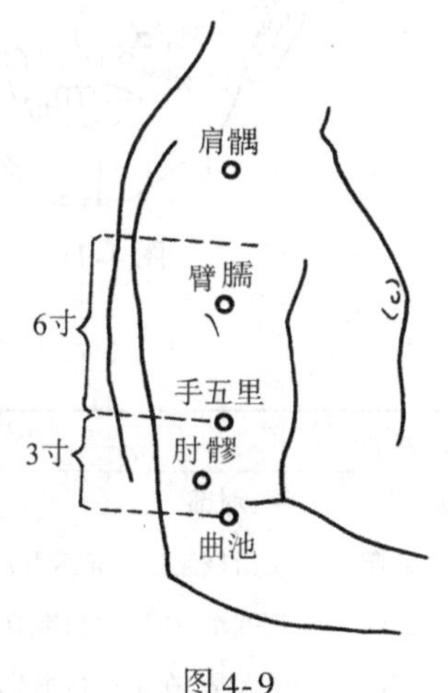

图4-9

LI15 肩髃 Jiānyú

定位 在肩部,三角肌上,臂外展或向前平伸时,当肩峰前下方凹陷处(图4-9)。

功效 通利关节,疏散风热。

主治 ①肩臂疼痛,肩周炎;②半身不遂。

操作 直刺或向下斜刺0.8~1.5寸,可灸。

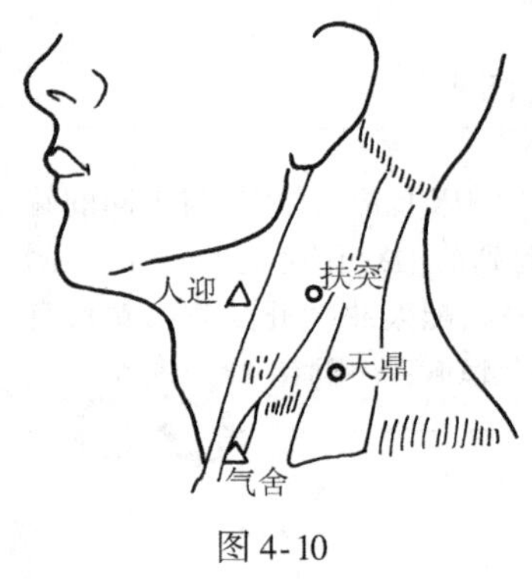

图 4-10

LI18　扶突 Fútū

定位　在颈外侧部，喉结旁，当胸锁乳突肌的前后缘之间（图 4-10）。

功效　宣肺利咽，理气化痰。

主治　①瘰疬，瘿气；②咽喉肿痛，暴喑；③咳嗽，气喘。

操作　直刺 0.5～0.8 寸，可灸。

附注　本穴为颈部手术针刺麻醉的常用穴。

LI20　迎香 Yíngxiāng

定位　在鼻翼外缘中点旁，当鼻唇沟中（图 4-11）。

功效　通利鼻窍，疏散风邪。

主治　①鼻塞鼻衄，鼻流清涕；②口㖞，面瘫；③胆道蛔虫证。

操作　直刺或向上斜刺 0.2～0.5 寸，不宜灸。

手阳明大肠经腧穴共计 20 个（图 4-12），其主治提要详见表 4-2。

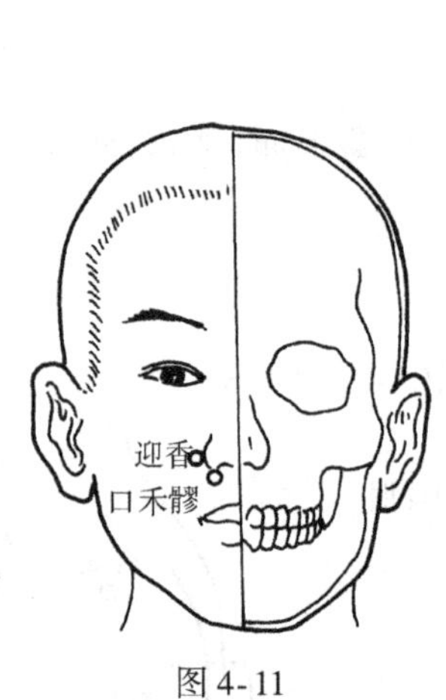

图 4-11

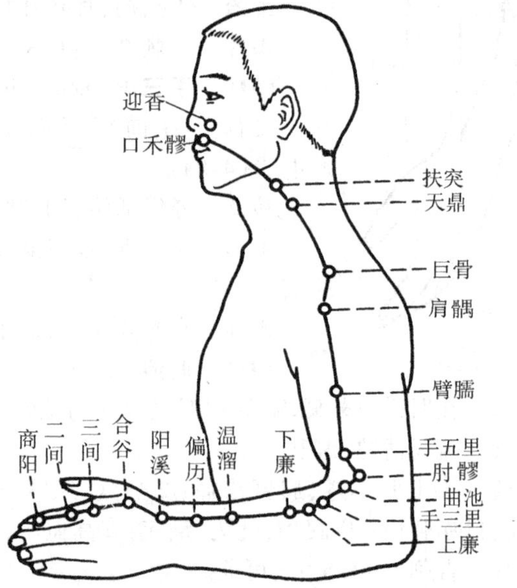

图 4-12　手阳明大肠经腧穴总图

表 4-2　手阳明大肠经腧穴主治提要表

穴名	定　位	主　治
	手、肘部	**头面、目、耳、鼻、口、齿疾病和热病**
商阳	食指桡侧指甲角旁开约 0.1 寸	齿痛、耳聋、咽喉肿痛、热病、昏迷
二间	微握拳，在手食指本节（第 2 掌指关节）前，桡侧凹陷处	目昏、鼻衄、齿痛
三间	微握拳，在手食指本节（第 2 掌指关节）后，桡侧凹陷处	齿痛、咽喉肿痛
合谷	手背，第一、第二掌骨之间，约平第二掌骨中点处	头痛，目赤肿痛、鼻衄、齿痛、牙关紧闭、口眼㖞斜、耳聋、痄腮、热病、多汗

续表

穴名	定 位	主 治
阳溪	腕背横纹桡侧端,拇短伸肌腱与拇长伸肌腱位之间的凹陷中	头痛、目赤、齿痛、手腕痛
偏历	前臂背面桡侧,当阳溪与曲池穴连线上,腕横纹上3寸	鼻衄、水肿,手臂酸痛
温溜	前臂背面桡侧,当阳溪与曲池穴连线上,腕横纹上5寸	头痛、面肿、咽喉肿痛、腹痛
下廉	前臂背面桡侧,当阳溪与曲池穴连线上,肘横纹下4寸	肘臂痛,腹痛
上廉	前臂背面桡侧,当阳溪与曲池穴连线上,肘横纹下3寸	上肢不遂,肠鸣,腹痛
手三里	前臂背面桡侧,阳溪穴与曲池穴连线上,曲池穴下2寸处	齿痛、颊肿,上肢不遂,腹痛,腹泻
曲池	肘横纹外侧端,屈肘时当尺泽与肱骨外上髁连线的中点	热病,腹痛吐泻,风疹,齿痛,半身不遂,手臂肿痛
	上臂、肩部	**局部疾患为主**
肘髎	臂外侧,屈肘,曲池上方1寸,当肱骨边缘处	肘臂痛
手五里	臂外侧,当曲池与肩髃连线上,曲池上3寸处	肘臂痛
臂臑	臂外侧,三角肌止点处,当曲池与肩髃连线上,曲池上7寸处	肩臂痛、目疾
肩髃	肩部,三角肌上,臂外展或向前平伸时,当肩峰前下方凹陷处	肘臂痛、上肢不遂
巨骨	肩上部,当锁骨肩峰端与肩胛冈之间凹陷处	肩臂痛
	颈部	**咽喉疾病**
天鼎	颈外侧部,胸锁乳突肌后缘,当喉结旁,扶突穴与缺盆连线中点	暴喑、咽喉肿痛
扶突	颈外侧部,喉结旁,当胸锁乳突肌的前后缘之间	暴喑、咽喉肿痛
	面部	**鼻疾**
口禾髎	上唇部,鼻孔外缘直下,平水沟穴	鼻塞、鼻衄、口㖞
迎香	鼻翼外缘中点旁,当鼻唇沟中	鼻渊、鼻塞、鼻衄、口㖞

本经特定穴:商阳(井穴)、二间(荥穴)、三间(输穴)、合谷(原穴)、阳溪(经穴)、偏历(络穴)、温溜(郄穴)、曲池(合穴)

4.3 足阳明胃经

4.3.1 经 脉

4.3.1.1 经脉循行

足阳明胃经(Zúyángmíng Wèijīng;Stomach Meridian of Foot-Yangming,ST.)起于鼻翼两侧(迎香),上行到鼻根部,与旁侧足太阳经交会,向下沿着鼻的外侧(承泣),进入上齿龈内,回出环绕口唇,向下交会于颏唇沟承浆(任脉)处,再向后沿着口腮后下方,出于下颌大迎处,沿着下颌角颊车,上行耳前,经过上关(足少阳经),沿着发际,到达前额(神庭)。

面部支脉:从大迎前下走人迎,沿着喉咙,进入缺盆部,向下通过横膈,属于胃,联络脾脏。

缺盆部直行支脉：经乳头，向下挟脐旁，进入少腹两侧气冲。

胃下口部支脉：沿着腹里向下到气冲会合，再由此下行至髀关，直抵伏兔部，下至膝盖，沿着胫骨外侧前缘，下经足跗，进入第2足趾外侧端（厉兑）。

胫部支脉：从膝下3寸（足三里）处分出，进入足中趾外侧端。

足跗部支脉：从跗上（冲阳）分出，进入足大趾内侧端（隐白），与足太阴脾经相接（图4-13）。

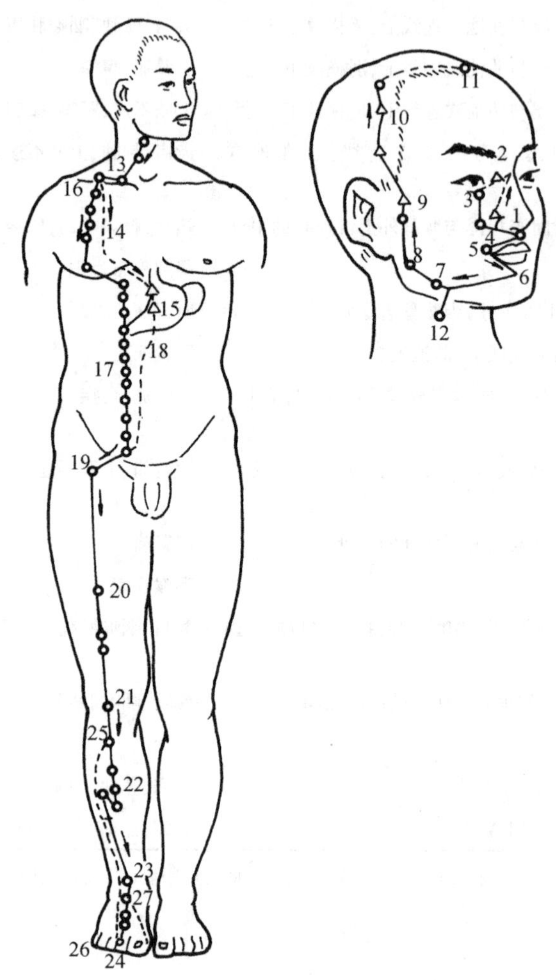

图4-13 足阳明胃经循行示意图

1. 起于鼻，交頞中；2. 旁纳太阳之脉；3. 下循鼻外；4. 入上齿中；5. 还出挟口环唇；6. 下交承浆；7. 却循颐后下廉出大迎；8. 循颊车；9. 上耳前，过客主人；10. 循发际；11. 至额颅；12. 其支者，从大迎前，下人迎，循喉咙；13. 入缺盆；14. 下膈；15. 属胃络脾；16. 其直者，从缺盆下乳内廉；17. 下挟脐，入气街中；18. 其支者，起于胃口，下循腹里，下至气街中而合；19. 以下髀关；20. 抵伏兔；21. 下膝膑中；22. 下循胫外廉；23. 下足跗；24. 入中指（按：指应作趾，以下足经均同）内间（按：应作次指外间）；25. 其支者，下廉三寸而别；26. 下入中指外间；27. 其支者，别跗上，入大指间，出其端

本经联系脏腑器官：胃、脾、鼻、齿、口、唇、喉咙。

4.3.1.2 主治要点

1）经脉病证：头痛、目赤肿痛、口眼㖞斜、鼻衄、齿痛、咽喉肿痛及本经循行部位痿痹等证。

2）脏腑病证：胃痛、呕吐、消谷善饥、口渴、肠鸣腹胀等证。

3）其他：热病、神志病。

4.3.2 腧　　穴

本经共有45穴，起穴承泣，止穴厉兑，常用穴如下：

ST1　承泣 Chéngqì

定位　在面部瞳孔直下，当眼球与眶下缘之间（图4-14）。

功效　祛风明目，通络止痉。

主治　①目赤肿痛，迎风流泪，眼睑瞤动；②面瘫，面肌痉挛。

操作　紧靠眶下缘直刺0.3~0.7寸，不宜灸。针刺时，应缓慢进针，不宜提插，以防刺破血管，引起眶内出血。

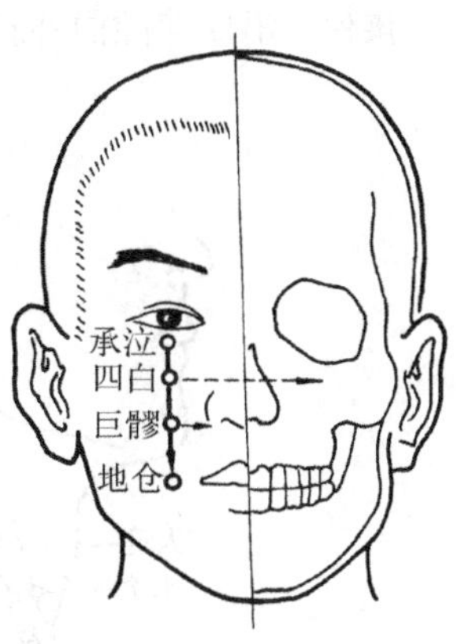

图4-14

ST2　四白 Sìbái

定位　在面部瞳孔直下，当眶下孔凹陷处（图4-14）。

功效　祛风明目，清热通络。

主治　①目赤痛痒，迎风流泪，眼睑瞤动，目翳；②口眼㖞斜，头面疼痛。

操作　直刺0.2~0.4寸，不宜灸。

ST4　地仓 Dìcāng

定位　在面部口角外侧，上直对瞳孔（图4-14）。

功效　祛风散邪，通经活络。

主治　①口眼㖞斜，口角流涎；②齿痛。

操作　向颊车方向平刺0.5~1.5寸，可灸。

ST6　颊车 Jiáchē

定位　在面颊部，下颌角前上方约一横指（中指），当咀嚼时咬肌隆起，按之凹陷处（图4-15）。

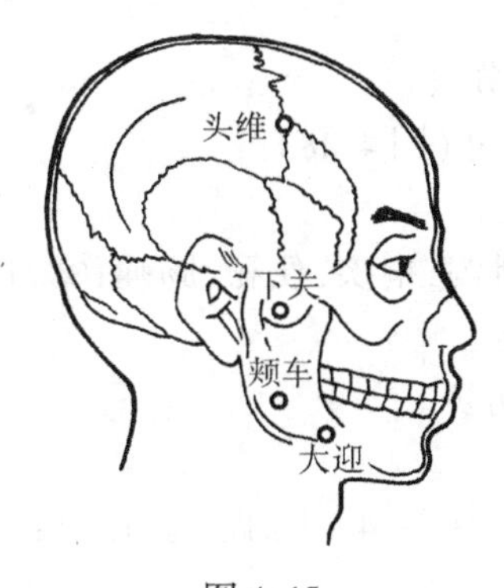

图4-15

功效　开关通络，消肿止痛。

主治　①口眼㖞斜；②颊肿，齿痛；③牙关紧闭，面肌痉挛。

操作　直刺0.3~0.5寸，或向地仓斜刺1~1.5寸，可灸。

ST7　下关 Xiàguān

定位　在面部耳前方，当颧弓与下颌切迹所形成的凹陷中（图4-15）。

功效　通关利窍，理气止痛。

主治　①牙关不利，牙痛；②面瘫，面痛；③耳鸣耳聋。

操作　直刺0.5~1.2寸，可灸。

ST8　头维 Tóuwéi

定位　在头侧部，当额角发际上0.5寸，头正中线旁4.5寸（图4-15）。

功效　清头明目。

主治　①偏正头痛；②目赤肿痛，迎风流泪，视物不明。

操作　向后平刺0.5~1寸，不宜灸。

ST9　人迎 Rényíng

定位　在颈部喉结旁，当胸锁乳突肌的前缘，颈总动脉搏动处（图4-16）。

功效　通脉理气，散结平喘。

主治　①咽喉肿痛，瘰疬，瘿气；②高血压，头痛；③饮食难下，胸满气喘。

操作　避开颈总动脉直刺0.2～0.4寸，不宜灸。

ST18　乳根 Rŭgēn

定位　在胸部，当乳头直下，乳房根部，第5肋间隙，距前正中线4寸(图4-17)。

功效　宣肺利气，通乳化瘀。

主治　乳痈、乳汁少。

操作　沿肋间隙向外斜刺0.5～0.8寸，直刺0.4寸，可灸。

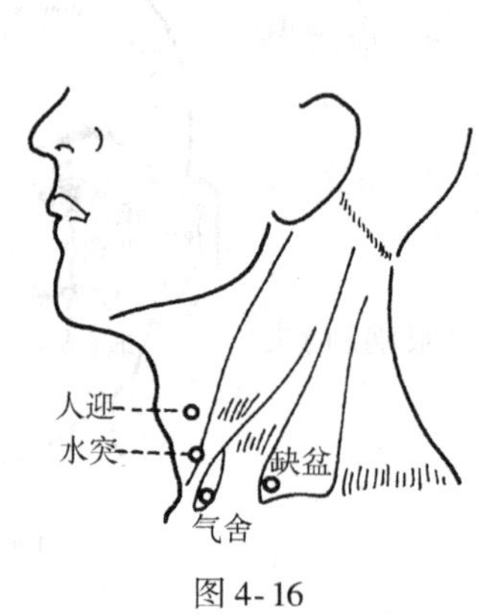

图4-16

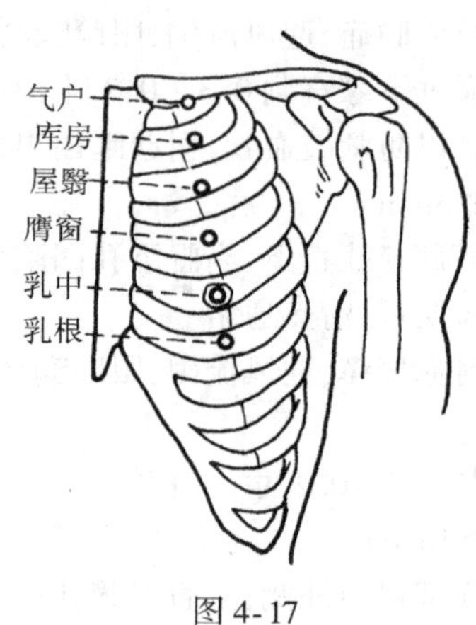

图4-17

ST21　梁门 Liángmén

定位　在上腹部，当脐中上4寸，距前正中线2寸(图4-18)。

梁门有消食导滞的作用，可用来治疗饮食停滞引起的各类疾病。

链接

功效　消积导滞，健脾和胃。

主治　胃痛、呕吐、腹胀、食欲不振、大便溏薄。

操作　直刺0.5～0.8寸，可灸。

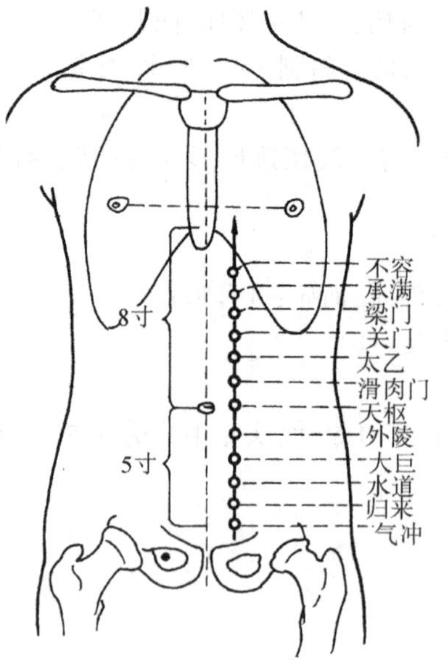

图4-18

ST25　天枢 Tiānshū(大肠募穴)

定位　在腹中部，距脐中2寸(图4-18)。

功效　和胃调肠，理气活血。

主治　①腹痛腹胀，肠鸣泄泻，痢疾，便秘，肠痈；②月经不调，痛经，崩漏；③减肥。

操作　直刺0.8～1.2寸，可灸。

ST29　归来 Guīlái

定位　在下腹部，当脐中下4寸，距前正中线2寸(图4-18)。

功效　温经散寒，益气固脱。

主治　①少腹痛，阴挺，痛经，闭经，带下；②茎中痛，疝气；③小便不利。

操作　直刺0.8～1.2，可灸。

ST32　伏兔 Fútù

定位　在大腿前面，当髂前上棘与髌底外侧端的连线上，髌底上6寸(图4-19)。

功效 散寒除湿,通经活络。

主治 腿痛、下肢不遂、脚气。

操作 直刺1~2寸,可灸。

ST34 梁丘 Liángqiū(郄穴)

定位 屈膝,在大腿前面,当髂前上棘与髌底外侧端的连线上,髂底上2寸(图4-19)。

功效 和胃止痛,舒筋活络。

主治 ①胃痛;②膝关节肿胀,屈伸不利;③乳痈。

操作 直刺1~1.5寸,可灸。

ST35 犊鼻 Dúbí

定位 屈膝,在膝部髌骨与髌韧带外侧凹陷中(图4-20)。

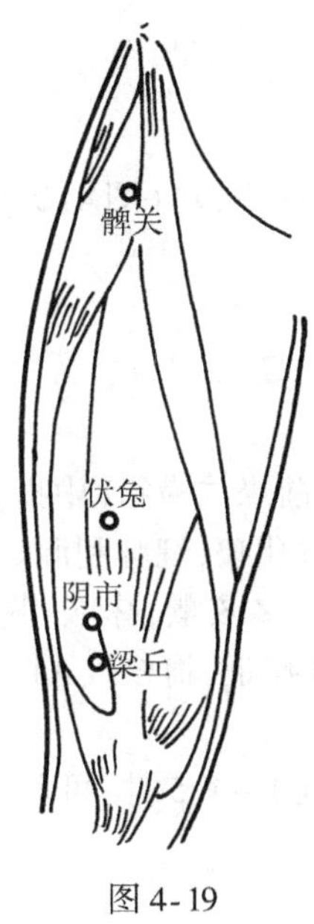

图4-19

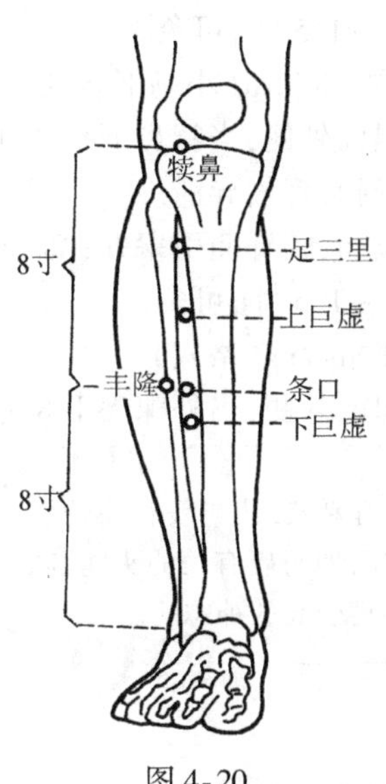

图4-20

功效 通利关节,消肿止痛。

主治 膝痛、关节屈伸不利、脚气。

操作 向后内斜刺,0.8~1.5寸,可灸。

ST36 足三里 Zúsānlǐ(合穴;胃下合穴)

定位 在小腿前外侧,当犊鼻下3寸,距胫骨前缘一横指(中指)(图4-20)。

功效 调理脾胃,培元固本,通经活络。

> 现代研究证实,足三里穴具有如下作用:
>
> (1) 增强免疫力,针刺双侧足三里后,能有效地提高外周白细胞总数,表明能增强机体的特异性和非特异性免疫功能。
>
> (2) 抗衰老作用,以小白鼠脑、肝过氧化脂质含量及SOD活性为指标,观察到针刺足三里可通过提高机体对自由基的防御和清除系统的功能,来延缓衰老的进程;同时又可通过减少自由基对脑、肝等组织的损伤,预防一些老年疾病的发生。
>
> 链接

主治 ①胃痛呕吐,消化不良,腹胀肠鸣,泄泻便秘,痢疾,疳积;②下肢痿痹不遂;③中风,休克;④心悸气短,癫狂;⑤虚劳羸瘦;⑥高血压,头痛。

操作 直刺1~2寸,可灸。

ST37 上巨虚 Shàngjùxū(大肠下合穴)

定位 在小腿前外侧,当犊鼻下6寸,距胫骨前缘一横指(中指)(图4-20)。

功效 调理胃肠,通经活络。

主治 ①腹胀肠鸣,泄泻便秘,痢疾,肠痈;②下肢痿痹不遂。

操作 直刺1~1.5寸,可灸。

ST38 条口 Tiáokǒu

定位 在小腿前外侧,当犊鼻下8寸,距胫骨前缘一横指(中指)(图4-20)。

功效 理气舒筋,通络止痛。

主治 ①下肢痿痹,转筋;②肩臂疼痛不举。

操作 直刺1~1.5寸,可灸。

ST39 下巨虚 Xiàjùxū(小肠下合穴)

定位 在小腿前外侧,当犊鼻下9寸,距胫骨前缘一横指(中指)(图4-20)。

功效 调和肠腑,理气导滞。

主治 ①少腹痛,腰脊痛引睾丸;② 下肢痿痹;③乳痈。

操作 直刺1~1.5寸,可灸。

ST40 丰隆 Fēnglóng(络穴)

定位 在小腿前外侧,当外踝尖上8寸,条口外,距胫骨前缘二横指(中指)(图4-20)。

功效 和胃化痰,健脾利湿。

主治 ①痰多咳嗽,哮喘,胸痛;②头痛眩晕,高血压;③ 癫狂痫证,梅核气;④ 呕吐便秘;⑤下肢痿痹。

操作 直刺1~1.5寸,可灸。

丰隆为化痰的要穴,凡与痰有关的疾病都可用丰隆治疗,如与痰有关的头痛、咳嗽、哮喘及痰迷心窍引起的神志病。

链接

ST41 解溪 Jiěxī(经穴)

定位 在足背与小腿交界处的横纹中央凹陷中,当踇长伸肌腱与趾长伸肌腱之间(图4-21)。

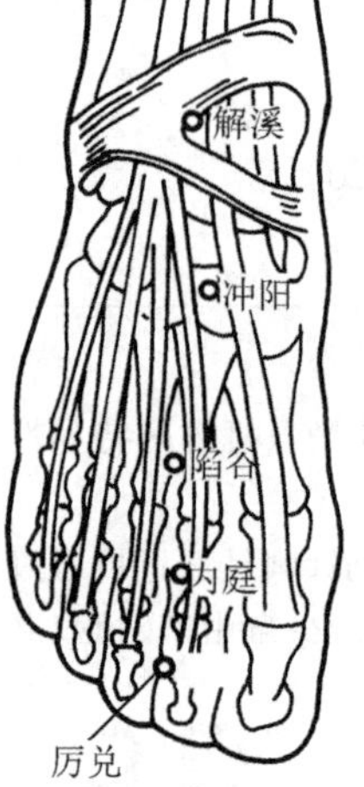

图4-21

功效 清头明目,安神定志。

主治 ①头痛眩晕,目赤肿痛;②胃痛吐酸,腹胀便秘;③胃热谵语,癫狂;④下肢痿痹。

操作 直刺0.5~1寸,可灸。

ST44 内庭 Nèitíng(荥穴)

定位 在足背部,当第2、第3趾间,趾蹼缘后方赤白肉际处(图4-21)。

功效 清胃泻火,通络止痛。

主治 ①齿痛,口呙,喉痹,鼻衄;②腹痛腹胀,泄泻痢疾;③胃痛吐酸;④足背肿痛。

操作 直刺0.3~0.5寸,可灸。

ST45 厉兑 Lìduì(井穴)

定位 在足第2趾末节外侧,距趾甲角0.1寸(指寸)(图4-21)。

功效 清胃安神,苏厥开窍。

主治 ①癫狂,梦魇,多梦;②面肿齿痛,口㖞,鼻衄;③热病。

操作 浅刺0.1寸。

足阳明胃经腧穴共计45个(图4-22),其主治提要详见表4-3。

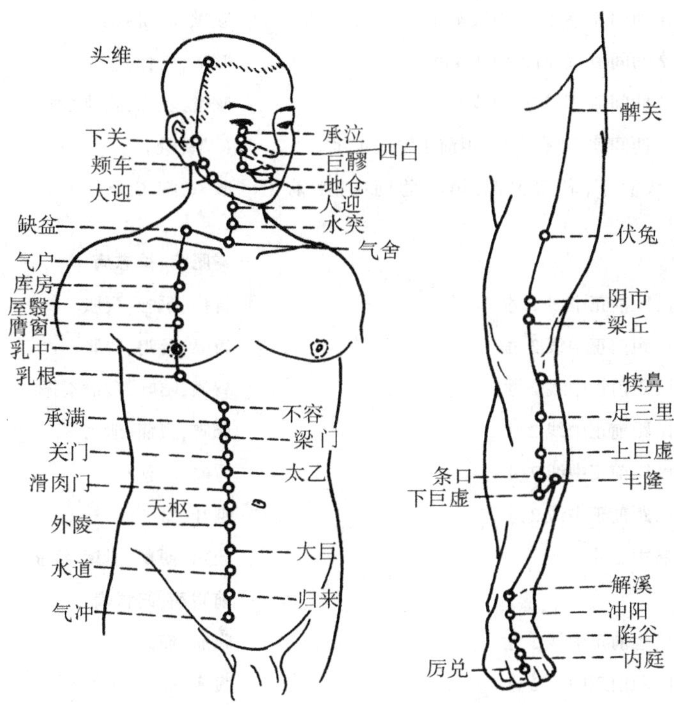

图4-22 足阳明胃经腧穴总图

表4-3 足阳明胃经腧穴主治提要表

穴名	定位	主治
	头面部	**头面、目、鼻、口齿疾病**
承泣	面部瞳孔直下,当眼球与眶下缘之间	目赤肿痛,迎风流泪
四白	面部瞳孔直下,当眶下孔凹陷处	目赤痛痒,口眼㖞斜
巨髎	面部瞳孔直下,平鼻翼下缘处,当鼻唇沟外侧	口眼㖞斜,鼻塞,齿痛
地仓	面部口角外侧,上直对瞳孔	口㖞,流涎
大迎	在下颌角前方,咬肌附着部的前缘,当面动脉搏动处	口㖞,齿痛,颊肿,牙关紧闭
颊车	下颌角前上方一横指,咀嚼时咬肌隆起最高点处	口㖞,齿痛,颊肿,牙关紧闭
下关	面部耳前方颧弓与下颌切迹所形成的凹陷中	耳鸣,耳聋,齿痛,口眼㖞斜
头维	头侧部,额角发际上0.5寸处	头痛,目疾
	颈胸部	**喉胸肺疾**
人迎	颈部喉结旁,当胸锁乳突肌的前缘,颈总动脉搏动处	咽喉肿痛,气喘
水突	颈部胸锁乳突肌的前缘,当人迎与气舍连线的中点	咽喉肿痛,气喘
气舍	颈部,当锁骨内侧端的上缘,胸锁乳突肌的胸骨头与锁骨头之间	咽喉肿痛
缺盆	锁骨上窝中央,距前正中线4寸	咳喘,咽喉肿痛

续表

穴名	定　位	主　治
气户	胸部,当锁骨中点下缘,距前正中线4寸	咳喘
库房	胸部,当第1肋间隙,距前正中线4寸	咳嗽,胸胁胀痛
屋翳	胸部,当第2肋间隙,距前正中线4寸	咳嗽,乳痈
膺窗	胸部,当第3肋间隙,距前正中线4寸	咳嗽,乳痈,胸胁胀痛
乳中	胸部,当第4肋间隙,乳头中央,距前正中线4寸	(禁针灸)
乳根	胸部,当乳头直下,乳房根部,第5肋间隙,距前正中线4寸	咳嗽,胸痛,乳汁少
	上腹部	**胃肠病、神志病**
不容	脐中上6寸,距前正中线2寸	胃痛,呕吐,腹胀
承满	脐中上5寸,距前正中线2寸	胃痛,肠鸣,腹胀
梁门	脐中上4寸,距前正中线2寸	胃痛,呕吐,食欲不振
关门	脐中上3寸,距前正中线2寸	肠鸣,腹痛,泄泻
太乙	脐中上2寸,距前正中线2寸	胃痛,癫狂
滑肉门	脐中上1寸,距前正中线2寸	呕吐,癫狂
天枢	腹中部,距脐中2寸	肠鸣,便秘,泄泻,绕脐痛
	下腹部	**前阴病、妇科病**
外陵	脐中下1寸,距前正中线2寸	腹痛,疝气
大巨	脐中下2寸,距前正中线2寸	腹痛,疝气,小便不利
水道	脐中下3寸,距前正中线2寸	疝气,小便不利
归来	脐中下4寸,距前正中线2寸	月经不调,疝气
气冲	腹股沟稍上方,当脐中下5寸距前正中线2寸	月经不调,疝气,阳痿
	膝上部	**下肢局部疾病**
髀关	髂前上棘与髌底外侧端的连线上,屈股时平会阴,居缝匠肌外侧凹陷处	下肢痿痹
伏兔	大腿前面,当髂前上棘与髌底外侧端的连线上,髌底上6寸	下肢痿痹
阴市	大腿前面,当髂前上棘与髌底外侧端的连线上,髌底上3寸	下肢痿痹
梁丘	屈膝,在大腿前面,当髂前上棘与髌底外侧端的连线上,髌底上2寸	胃痛,膝痛
犊鼻	屈膝,在膝部髌骨与髌韧带外侧凹陷中	膝痛麻木
	小腿部	**胃肠病,神志病**
足三里	小腿前外侧,当犊鼻下3寸,距胫骨前缘一横指(中指)	胃痛,呕吐,腹胀,泄泻,下肢痹痛,虚劳羸瘦
上巨虚	小腿前外侧,犊鼻下6寸,距胫骨前缘1横指(中指)	肠鸣腹痛,泄泻,下肢痿痹
条口	小腿前外侧,当犊鼻下8寸,距胫骨前缘一横指(中指)	下肢痿痹
下巨虚	小腿前外侧,当犊鼻下9寸,距胫骨前缘一横指(中指)	下腹痛,下肢痿痹,乳痈
丰隆	小腿前外侧,当外踝尖上8寸,条口外,距胫骨前缘二横指(中指)	痰多咳嗽,头痛,呕吐,癫狂痛

续表

穴名	定 位	主 治
	足部	**头面五官疾、胃肠、神志、热病**
解溪	足背与小腿交界处的横纹中央凹陷中，当拇长伸肌腱与趾长伸肌腱之间	头痛，眩晕，癫狂
冲阳	足背最高处，当拇长伸肌腱与趾长伸肌腱之间，足背动脉搏动处	口㖞
陷谷	足背部，当第2、第3跖骨结合部前方凹陷处	目赤肿痛，肠鸣腹痛，热病
内庭	足背部，当第2、第3趾间，趾蹼缘后方赤白肉际处	口㖞，鼻衄，胃痛，痢疾，足背肿痛，齿痛，热病
厉兑	足第2趾末节外侧，距趾甲角0.1寸	齿痛，咽喉肿痛，腹胀，多梦，癫狂

本经特定穴：天枢（大肠募穴）、梁丘（郄穴）、足三里（合穴、胃之下合穴）、上巨虚（大肠下合穴）、下巨虚（小肠下合穴）、丰隆（络穴）、解溪（经穴）、冲阳（原穴）、陷谷（输穴）、内庭（荥穴）、厉兑（井穴）

4.4 足太阴脾经

4.4.1 经 脉

4.4.1.1 经脉循行

足太阴脾经（Zútàiyīn Pǐjīng; Spleen Meridian of Foot-Taiyin, SP.）起于足大趾末端（隐白），沿着大趾内侧赤白肉际，经过大趾本节后的第1跖趾关节后面，上行至内踝前面，再上小腿，沿着胫骨后面，交出足厥阴经的前面，经膝股部内侧前缘，进入腹部，属于脾脏，联络胃，通过横膈上行，挟咽部两旁，连系舌根，分散于舌下。

胃部支脉：向上通过横膈，流注于心中，与手少阴心经相接（图4-23）。

本经联系脏腑器官：脾、胃、心、咽、舌。

4.4.1.2 主治要点

1）脏腑病证：胃脘痛、食则呕、嗳气、腹胀、便溏、黄疸、身重无力等证。

2）经脉病证：舌根强痛、下肢内侧肿胀、厥冷等证。

3）其他：妇科病、前阴病。

4.4.2 腧 穴

本经共有21穴，起穴隐白，止穴大包，常用穴如下：

SP1 隐白 Yǐnbái（井穴）

定位 在足大趾末节内侧，距趾甲角0.1寸（指寸）（图4-24）。

功效 调经统血，醒神开窍。

主治 ①癫狂，梦魇，多梦，惊风，昏厥；②崩漏，月经过多；③腹胀，便血尿血。

操作 点刺0.1寸，或用三棱针点刺出血，可灸。

隐白用于治疗出血多的病证，是治疗崩漏的特效穴，常用灸法。

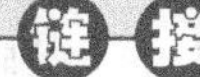

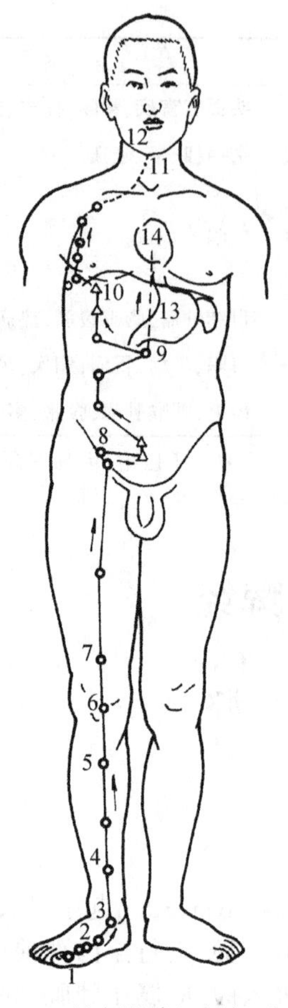

图 4-23　足太阴脾经循行示意图

1. 起于大指之端，循指内侧白肉际；2. 过核骨后；3. 上内踝前廉；4. 上踹（按：踹应作腨）内；5. 循胫骨后；6. 交出厥阴之前；7. 上膝股内前廉；8. 入腹；9. 属脾络胃；10. 上膈；11. 挟咽；12. 连舌本散舌下；13. 其支者，复从胃别上膈；14. 注心中

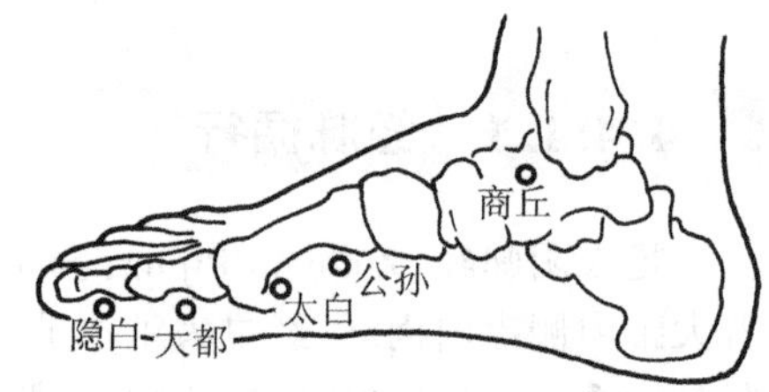

图 4-24

SP3　太白 Tàibái（输穴；原穴）

定位　在足内侧缘，当足大趾本节（第 1 跖趾关节）后下方赤白肉际凹陷处（图 4-24）。

功效　健脾益气，清热化湿。

主治　①胃痛腹痛，腹胀肠鸣，呕吐泄泻，便秘，痢疾，痔疾；②体重节痛。

操作　直刺 0.8 ~ 1 寸，可灸。

SP4　公孙 Gōngsūn（络穴；八脉交会穴，通于冲脉）

定位　在足内侧缘，当第 1 跖骨基底的前下方（图 4-24）。

功效　健脾和胃，调肠利湿。

主治　①胃痛呕吐，饮食不化，腹胀肠鸣，腹痛痢疾，泄泻；②心烦失眠，心痛心悸，胸闷气短；③嗜卧。

操作　直刺 0.5 ~ 1 寸，可灸。

SP6　三阴交 Sānyīnjiāo（肝脾肾三经交会穴）

定位　在小腿内侧，当足内踝尖上 3 寸，胫骨内侧缘后方（图 4-25）。

功效　健脾利湿，疏肝益肾。

主治 ①月经不调，崩漏闭经，痛经，难产，产后血晕，恶露不尽，阴挺，赤白带下，不孕；②遗精阳痿，早泄，阴茎痛，疝气；③水肿，小便不利，遗尿；④肠鸣泄泻，腹胀；⑤风疹，湿疹，神经性皮炎；⑥失眠，高血压；⑦下肢痿痹。

操作 直刺 1 ~ 1.5 寸，可灸。孕妇不宜针。

SP8 地机 Dìjī（郄穴）

定位 在小腿内侧，当内踝尖与阴陵泉的连线上，阴陵泉下 3 寸（图 4-25）。

功效 健脾利湿，调经理血。

主治 ①月经不调，痛经；②遗精，水肿，小便不利；③腰痛；④腹痛泄泻。

操作 直刺 1 ~ 1.5 寸，可灸。

SP9 阴陵泉 Yīnlíngquán（合穴）

定位 在小腿内侧，当胫骨内侧髁后下方凹陷处（图 4-25）。

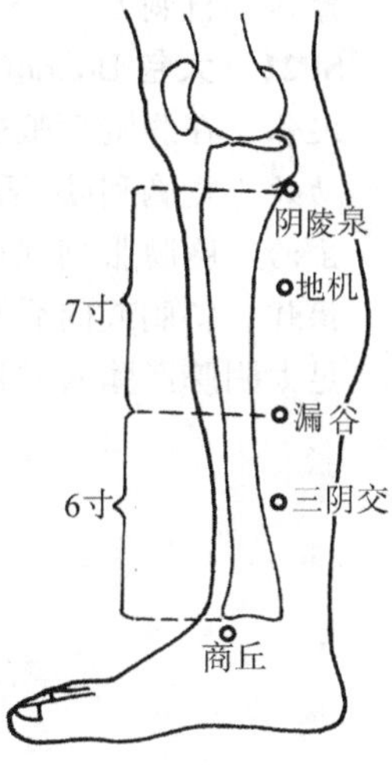

图 4-25

功效 健脾利水，通利三焦。

主治 ①水肿，小便不利，遗尿；②腹胀，黄疸；③遗精，阴茎痛；④膝关节痛。

操作 直刺 1 ~ 2 寸，可灸。

SP10 血海 Xuèhǎi

定位 屈膝，在大腿内侧，髌底内侧端上 2 寸，当股四头肌内侧头的隆起处（图 4-26）。

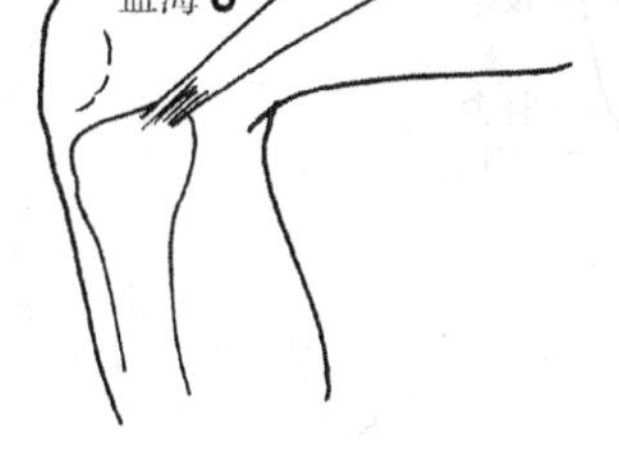

图 4-26

功效 理血调经，疏风止痒。

主治 ①月经不调，崩漏闭经，痛经；②瘾疹，皮肤瘙痒，湿疹；③膝股内侧痛。

操作 直刺 1 ~ 1.2 寸，可灸。

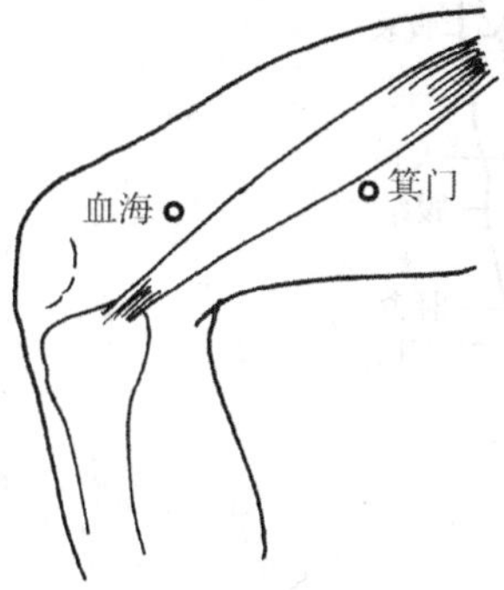

SP15 大横 Dàhéng

定位 在腹中部，距脐中 4 寸（图 4-27）。

功效 通调腑气，温中散寒。

主治 ①腹痛腹胀，大便秘结；②减肥。

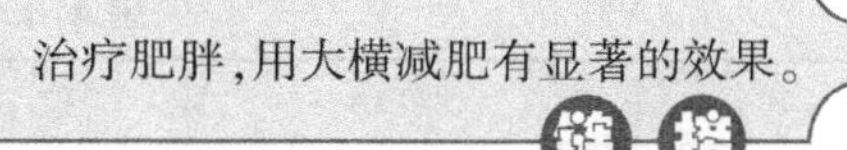

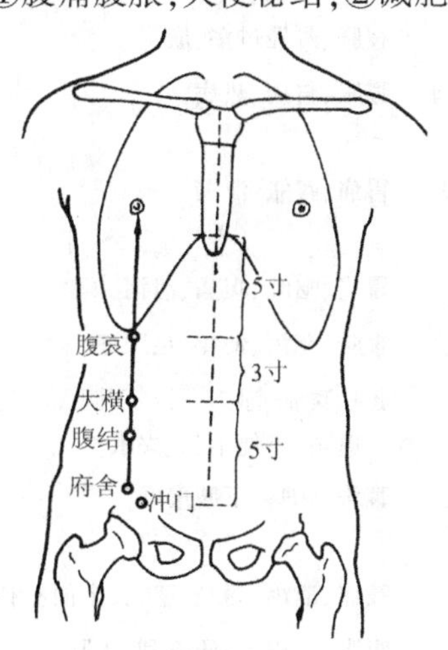

图 4-27

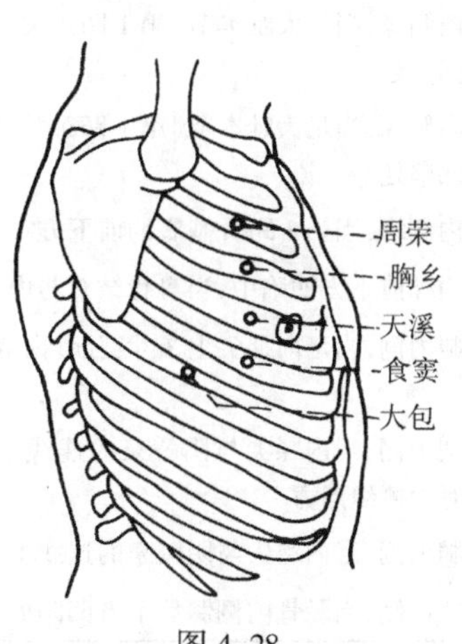

图 4-28

操作　直刺1～1.5寸，可灸。

SP21　大包 Dàbāo（脾之大络）

定位　在侧胸部腋中线上，当第6肋间隙处（图4-28）。

功效　宽胸利胁，活血通络。

主治　胸胁胀满、咳嗽、气喘、胁肋痛、全身疼痛、四肢无力。

操作　斜刺或向后平刺0.5～0.8寸，可灸。

足太阴脾经腧穴共计21个（图4-29），其主治提要详见表4-4。

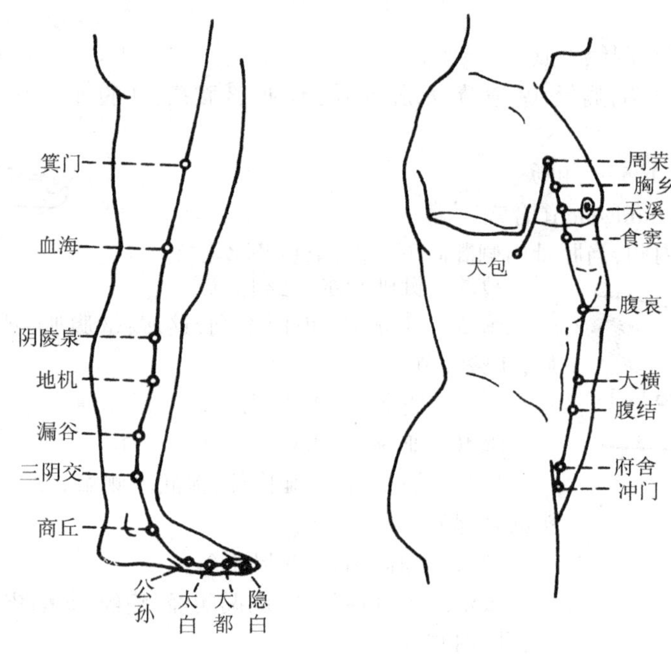

图4-29　足太阴脾经腧穴总图

表4-4　足太阴脾经腧穴主治提要表

穴名	定　位	主　治
	下肢部	**脾胃病为主，其次为妇科病、前阴病**
隐白	足大趾末节内侧，距趾甲角0.1寸	腹胀、月经过多、崩漏
大都	足内侧缘，当足大趾本节（第1跖趾关节）前下方赤白肉际凹陷处	腹胀、胃痛、热病
太白	足内侧缘，当足大趾本节（第1跖趾关节）后下方赤白肉际凹陷处	胃痛、腹胀、泄泻
公孙	足内侧缘，当第1跖骨基底的前下方	胃痛、呕吐、腹痛、泄泻、痢疾
商丘	足内踝前下方凹陷中，当舟骨结节与内踝尖连线处	腹胀、泄泻、便秘、足跟痛
三阴交	小腿内侧，当足内踝尖上3寸，胫骨内侧缘后方	肠鸣腹胀、泄泻、月经不调、滞产、遗精、小便不利、失眠
漏谷	小腿内侧，当内踝尖与阴陵泉的连线上距内踝尖6寸，胫骨内侧缘后方	腹胀、肠鸣、下肢痿痹
地机	小腿内侧，当内踝尖与阴陵泉的连线上，阴陵泉下3寸	腹痛、泄泻、痛经、遗精、小便不利、月经不调
阴陵泉	小腿内侧，当胫骨内侧髁后下方凹陷处	腹胀、泄泻、小便不利、水肿

续表

穴名	定　位	主　治
血海	屈膝,在大腿内侧,髌底内侧端上2寸,当股四头肌内侧头的隆起处	月经不调、瘾疹、湿疹
箕门	大腿内侧,当血海与冲门连线上,血海上6寸	小便不利、遗尿
	腹部	**胃肠病为主**
冲门	腹股沟外侧,距耻骨联合上缘中点3.5寸,当髂外动脉搏动处的外侧	腹痛、疝气
府舍	下腹部,当脐中下4寸,冲门上方0.7寸,距前正中线4寸	腹痛、疝气
腹结	下腹部,大横下1.3寸,距前正中线4寸	腹痛、疝气
大横	腹中部,距脐中4寸	便秘、泄泻、腹痛
腹哀	上腹部,当脐中上3寸,距前正中线4寸	腹痛、便秘、痢疾
	胸部	**胸、肺疾病**
食窦	胸外侧部,当第5肋间隙,距前正中线6寸	胸胁胀痛
天溪	胸外侧部,当第4肋间隙,距前正中线6寸	咳嗽、胸胁胀痛、乳痈
胸乡	胸外侧部,当第3肋间隙,距前正中线6寸	胸胁胀痛
周荣	胸外侧部,当第2肋间隙,距前正中线6寸	咳嗽、胸胁胀痛
大包	侧胸部腋中线上,当第6肋间隙处	咳嗽、胸胁胀痛、全身疼痛、四肢无力

本经特定穴:隐白(井穴)、大都(荥穴)、太白(输穴、原穴)、公孙(络穴、八脉交会穴——通于冲脉)、商丘(经穴)、地机(郄穴)、阴陵泉(合穴)、大包(脾之大络穴)

4.5　手少阴心经

4.5.1　经　　脉

4.5.1.1　经脉循行

手少阴心经(Shǒushàoyīn Xīnjīng;Heart Meridian of Hand-Shaoyin,HT.)起于心中,出属"心系"(心与其他脏器相联系的部位),通过横膈,联络小肠。

"心系"向上的脉:挟着咽喉上行,连系于"目系"(眼球连系于脑的部位)。

"心系"直行的脉:上行于肺部,再向下出于腋窝部(极泉),沿着上臂内侧后缘,行于手太阴经和手厥阴经的后面,到达肘窝,沿前臂内侧后缘,至掌后豌豆骨部进入掌内,沿小指内侧至末端(少冲),与手太阳小肠经相接(图4-30)。

本经联系的脏腑器官:心、小肠、肺、咽、目。

4.5.1.2　主治要点

1) 脏腑病证:心痛、心悸、心烦、健忘、失眠、癫狂痫等证。

2) 经脉病证:咽干、口渴、目黄、上臂内侧痛、手心发热等证。

3) 其他:暴喑、舌强不语。

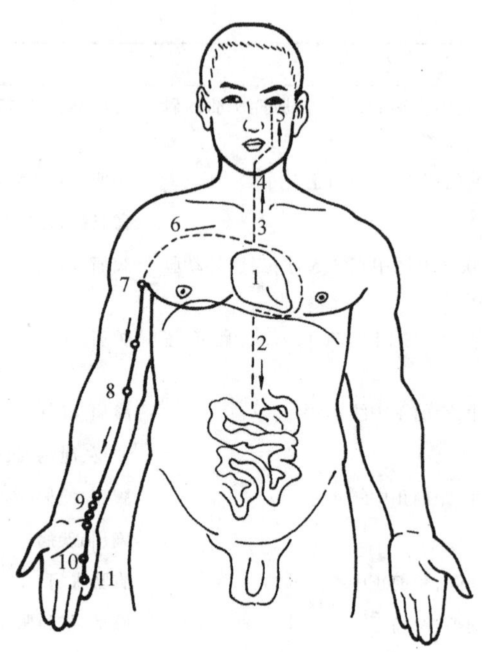

图 4-30 手少阴心经循行示意图

1. 起于心中,出属心系;2. 下膈,络小肠;3. 其支者,从心系;4. 上挟咽;5. 系目系;6. 其直者复从心系却上肺,下出腋下;7. 下循臑内后廉,行太阴,心主之后;8. 下肘内,循臂内后廉;9. 抵掌后锐骨之端;10. 入掌内后廉;11. 循小指之内,出其端

4.5.2 腧　　穴

本经共 9 穴,起穴极泉,止穴少冲,常用穴如下:

HT1　极泉 Jíquán

定位　在腋窝顶点,腋动脉搏动处(图 4-31)。

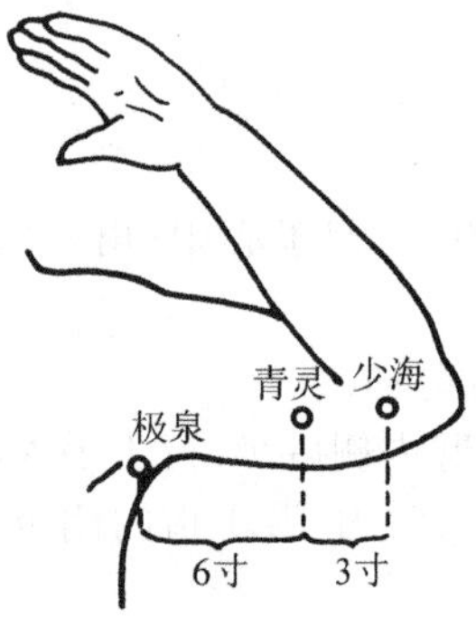

功效　宽胸宁心,舒筋活血。

主治　①上肢不遂,肩臂疼痛;②胸闷,心痛。

操作　避开腋动脉,直刺或斜刺 0.5 ~1 寸;不灸。

HT3　少海 Shàohǎi(合穴)

定位　屈肘,在肘横纹内侧端与肱骨内上髁连线的中点处(图 4-31)。

功效　安神开窍,理血宁心。

主治　①肘臂屈伸不利,手颤,臂麻痠痛;②心痛,腋胁痛,健忘。

操作　直刺 0.5 ~1 寸,可灸。

青灵　少海
极泉
6寸　3寸

图 4-31

HT5　通里 Tōnglǐ(络穴)

定位　在前臂掌侧,当尺侧腕屈肌腱的桡侧缘腕横纹上 1 寸(图 4-32)。

功效　安神通络,开音利舌。

主治　①暴喑,舌强不语;②心悸怔忡;③腕臂痛。

操作　直刺 0.2 ~0.5 寸,可灸。

HT6　阴郄 Yīnxì(郄穴)

定位　在前臂掌侧,当尺侧腕屈肌腱的桡侧缘,腕横纹上 0.5 寸(图 4-32)。

功效 宁心安神,养阴敛汗。

主治 ①心痛心悸,惊恐;②吐血,衄血,骨蒸盗汗;③失语。

操作 直刺0.2~0.5寸,可灸。

HT7 神门 Shénmén(输穴;原穴)

定位 在腕部,腕掌侧横纹尺侧端,尺侧腕屈肌腱的桡侧凹陷处(图4-32)。

功效 补益心气,宁心安神。

主治 ①癫狂痫证,健忘失眠,痴呆;②心悸怔忡,心烦心痛;③头痛眩晕。

操作 直刺0.2~0.5寸,可灸。

附注 本穴为宁心安神的要穴。

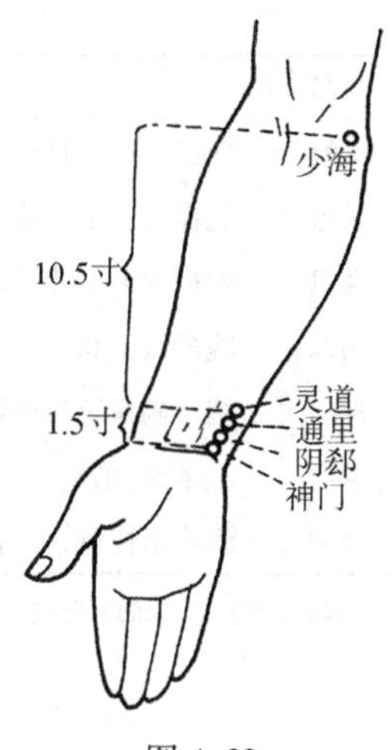

图4-32

HT9 少冲 Shàochōng(井穴)

定位 在手小指末节桡侧,距指甲角0.1寸(图4-33)。

功效 开窍泄热,宁神醒脑。

主治 ①中风昏迷;②心悸心痛,癫狂;③臂内后廉痛。

操作 浅刺0.1寸,或点刺出血;可灸。

手少阴心经腧穴共计9个穴位(图4-34),其主治提要详见表4-5。

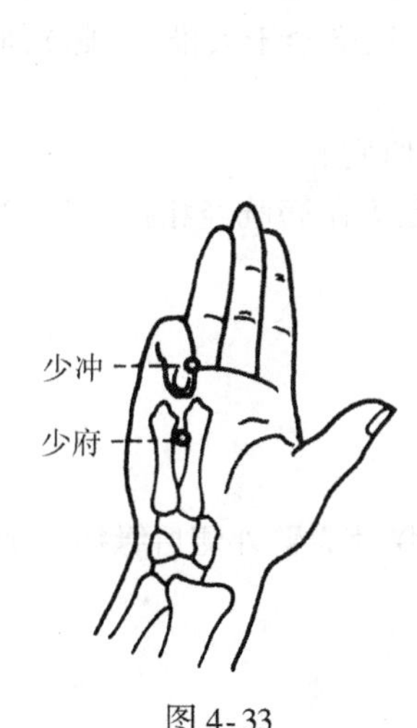

图4-33

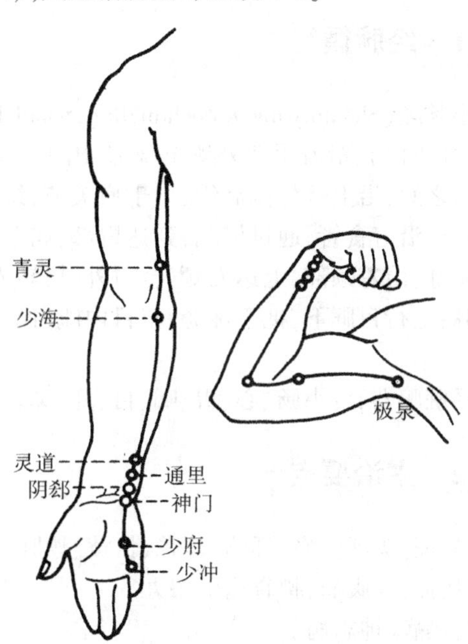

图4-34 手少阴心经腧穴总图

表4-5 手少阴心经腧穴主治提要表

穴名	定位	主治
	上肢部	**心胸、神志病**
极泉	腋窝正中,腋动脉搏动处	心痛、胁肋疼痛、瘰疬
青灵	臂内侧,当极泉与少海的联线上,肘横纹上3寸,肱二头肌的内侧沟中	胁痛、肩臂疼痛

续表

穴名	定 位	主 治
少海	屈肘,位于肘横纹内侧端与肱骨内上髁连线的中点	心痛、肘臂疼痛、瘰疬
灵道	腕横纹上1.5寸,尺侧腕屈肌腱的桡侧	心痛、肘臂疼痛、瘛疭
通里	腕横纹上1寸,尺侧腕屈肌腱的桡侧	心悸、舌强不语、暴喑
阴郄	腕横纹上0.5寸,尺侧腕屈肌腱的桡侧	心悸、盗汗
神门	腕掌侧横纹尺侧端,尺侧腕屈肌腱的桡侧凹陷中	心痛、心烦、健忘、失眠、癫狂痫
少府	手掌面,第4、第5掌骨之间,握拳时当小指尖处	心悸、胸痛、小便不利、阴痒痛
少冲	手小指桡侧,距指甲角0.1寸	心悸、心痛、癫狂、昏迷、热病

本经特定穴:少海(合穴)、灵道(经穴)、通里(络穴)、阴郄(郄穴)、神门(输穴、原穴)、少府(荥穴)、少冲(井穴)

4.6 手太阳小肠经

4.6.1 经 脉

4.6.1.1 经脉循行

手太阳小肠经(Shǒutàiyáng Xiǎochángjīng,Small Intestine Meridian of Hand-Taiyang,SI.)起于手小指外侧端(少泽),沿着手背外侧至腕部,出于尺骨茎突直上沿着前臂外侧后缘,经尺骨鹰嘴与肱骨内上髁之间,沿上臂外侧后缘,出于肩关节,绕行肩胛部,交会于大椎(督脉),向下进入缺盆部,联络心脏,沿着食管,通过横膈,到达胃部,属于小肠。

缺盆部支脉:沿着颈部,上达面颊,至目外眦,转入耳中(听宫)。

颊部支脉:上行目眶下,抵于鼻旁,至目内眦(睛明),与足太阳膀胱经相接,又斜行络于颧骨部(图4-35)。

本经联系脏腑器官:小肠、心、胃、咽、目、耳、鼻。

4.6.1.2 主治要点

1)经脉病证:头项强痛、耳鸣、耳聋、目黄、颊肿、咽喉肿痛及肩臂外侧后缘痛等证。

2)脏腑病证:少腹痛、腰脊痛引睾丸。

3)其他:热病、神志病。

4.6.2 腧 穴

本经共有19穴,起穴少泽,止穴听宫,常用穴如下:

SI1 少泽 Shàozé(井穴)

定位 在手小指末节尺侧,距指甲角0.1寸(指寸)(图4-36)。

功效 开窍泄热,利咽通乳。

主治 ①乳痈,乳汁少;②中风昏迷,热病;③头痛,目翳,咽喉肿痛,耳鸣耳聋;④ 肩臂外后侧疼痛。

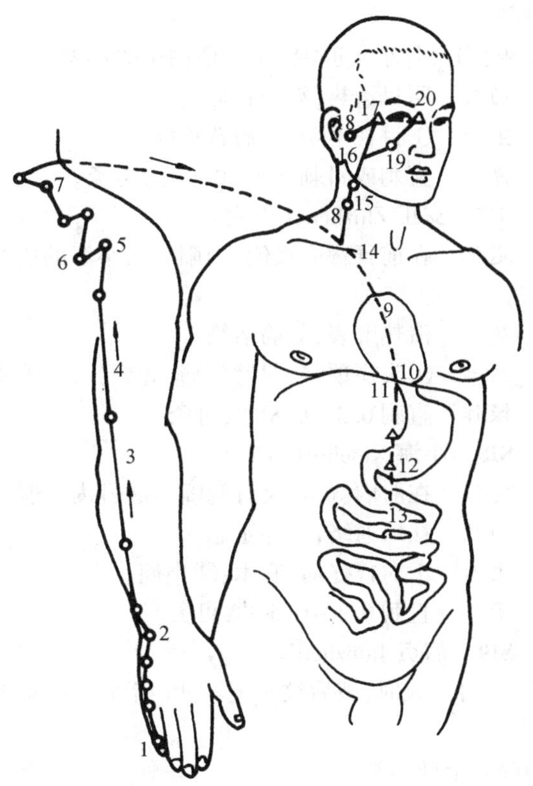

图 4-35 手太阳小肠经循行示意图

1. 起于小指之端;2. 循手外侧上腕,出踝中;3. 直上循臂骨下廉,出肘内侧两骨之间;4. 上循臑外后廉;5. 出肩解;6. 绕肩胛;7. 交肩上;8. 入缺盆;9. 络心;10. 循咽;11. 下膈;12. 抵胃;13. 属小肠;14. 其支者,从缺盆;15. 循颈;16. 上颊;17. 至目锐眦;18. 却入耳中;19. 其支者,别颊上颇,抵鼻;20. 至目内眦,斜络于颧

操作　斜刺 0.1 寸,或点刺出血,可灸。

SI3　后溪 Hòuxī(输穴;八脉交会穴,通于督脉)

定位　在手掌尺侧,微握拳,当小指本节(第 5 掌指关节)后的远侧掌横纹头赤白肉际(图 4-36)。

功效　舒筋活络,通调督脉。

主治　①头痛项强,腰背疼痛;②耳聋目赤,目眩,咽喉肿痛;③癫狂痫证;④热病,盗汗。

操作　直刺 0.5~1 寸,可灸。

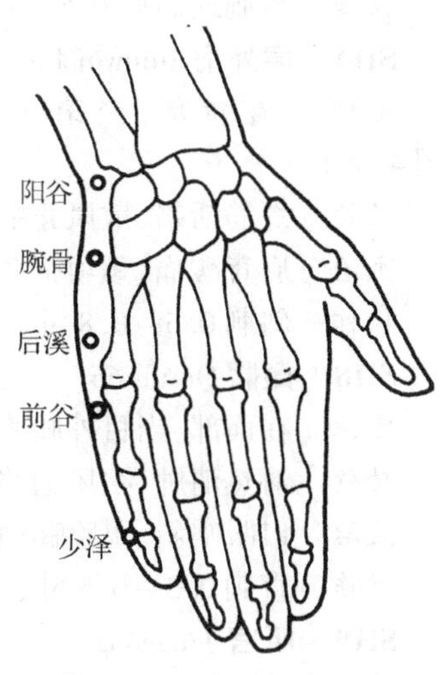

图 4-36

SI4　腕骨 Wàngǔ(原穴)

定位　在手掌尺侧,当第 5 掌骨基底与钩骨之间的凹陷处,赤白肉际(图 4-36)。

功效　散风清热,舒筋活络。

主治　①头痛项强,指挛腕痛;②耳鸣耳聋,目翳;③热病汗不出,消渴。

操作　直刺 0.3~0.5 寸,可灸。

SI6 养老 Yǎnglǎo(郄穴)

定位 在前臂背面尺侧,当尺骨小头近端桡侧凹陷中(图4-37)。

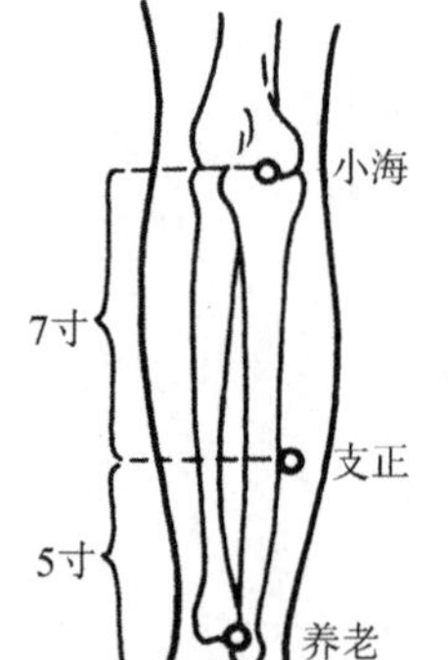

图4-37

功效 明目清热,舒筋止痛。

主治 ①目视不明;②肩背疼痛。

操作 直刺或斜刺0.5~0.8寸,可灸。

SI7 支正 Zhīzhèng(络穴)

定位 在前臂背面尺侧,当阳谷与小海的连线上,腕背横纹上5寸(图4-37)。

功效 清热解表,舒筋活络。

主治 ①头痛项强,肘臂疼痛;②癫狂,好笑善忘;③消渴,疣证。

操作 直刺0.3~0.8寸,可灸。

SI8 小海 Xiǎohǎi(合穴)

定位 在肘内侧,当尺骨鹰嘴与肱骨内上髁之间凹陷处(图4-37)。

功效 祛风通络,宁神定志。

主治 ①肘臂疼痛,麻木;②癫痫。

操作 直刺0.3~0.5寸,可灸。

SI9 肩贞 Jiānzhēn

定位 在肩关节后下方,臂内收时,腋后纹头上1寸(指寸)(图4-38)。

功效 舒筋活络。

主治 肩胛痛、手臂麻痛、上肢不举。

操作 直刺1~1.5寸,可灸。

SI11 天宗 Tiānzōng

定位 在肩胛部,当冈下窝中央凹陷处,与第4胸椎相平(图4-38)。

功效 舒筋活络,通乳散结。

主治 ①肩胛疼痛,肘臂外后侧痛;②气喘,乳痈。

操作 直刺或斜刺0.5~1寸,可灸。

SI14 肩外俞 Jiānwàishū

定位 在背部,当第1胸椎棘突下,旁开3寸(图4-38)。

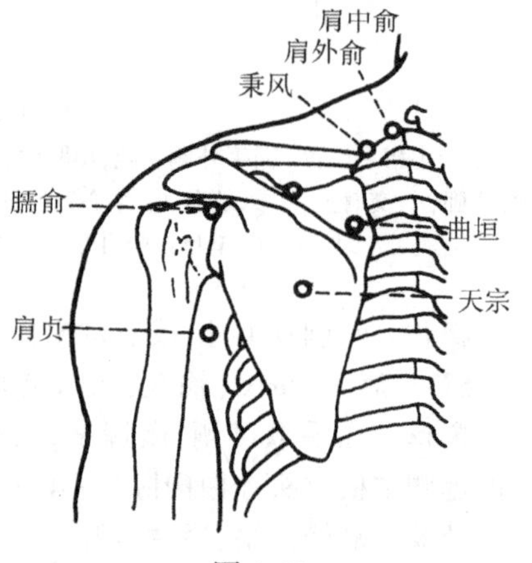

图4-38

功效 舒筋活络,散风止痛。

主治 肩背酸痛、颈项强急。

操作 斜刺0.5~0.8寸,可灸。

SI18 颧髎 Quánliáo

定位 在面部,当目外眦直下,颧骨下缘凹陷处(图4-39)。

功效 清热消肿,祛风通络。

主治 口眼㖞斜、眼睑瞤动、齿痛、唇肿。

操作 直刺0.3~0.5寸,斜刺或平刺0.5~1寸。

SI19 听宫 Tīnggōng

定位 在面部,耳屏前,下颌骨髁状突的后方,张口时呈凹陷处(图4-39)。

功效 开窍聪耳,宁神定志。

主治 ①耳鸣耳聋,聤耳;②癫狂痫证;③齿痛。

操作 张口直刺 1～1.5 寸,可灸。

手太阳小肠经腧穴共计 19 个(图 4-40),其主治提要详见表 4-6。

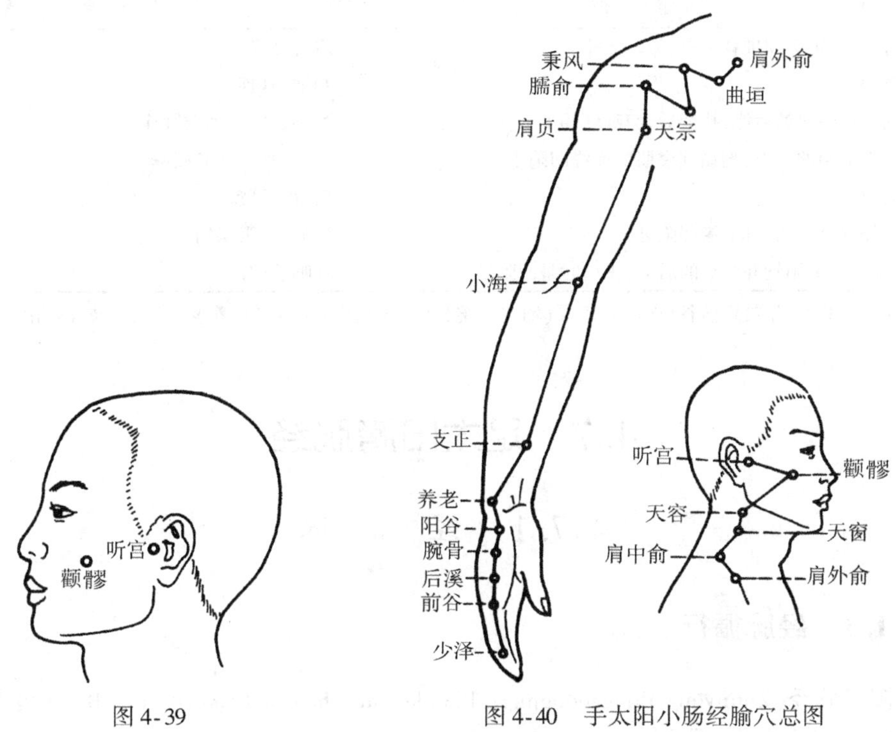

图 4-39

图 4-40 手太阳小肠经腧穴总图

表 4-6 手太阳小肠经腧穴主治提要表

穴名	定　位	主　治
	手肘部	**头面五官、咽喉和神志、热病**
少泽	手小指末节尺侧,距指甲角 0.1 寸	头痛、咽喉肿痛、目翳、乳汁少
前谷	手尺侧,微握拳,当小指本节(第 5 掌指关节)前的掌指横纹赤白肉际	热病、昏迷头痛、目痛、咽喉肿痛、热病
后溪	手掌尺侧,微握拳,当小指本节(第 5 掌指关节)后的远侧掌横纹头赤白肉际	头项强痛、目赤、耳聋、手指肘臂挛痛、癫狂痫
腕骨	手掌尺侧,当第 5 掌骨基底与钩骨之间的凹陷处,赤白肉际	头项强痛、目翳耳鸣、指挛腕痛、黄疸、热病
阳谷	手腕尺侧,当尺骨茎突与三角骨之间的凹陷处	头痛目眩、耳鸣、腕痛、癫狂痫
养老	前臂背面尺侧,当尺骨小头近端桡侧凹陷中	目视不明
支正	前臂背面尺侧,当阳谷与小海的连线上,腕背横纹上 5 寸	项强、肘挛、癫狂、热病
小海	肘内侧,当尺骨鹰嘴与肱骨内上髁之间凹陷处	肘臂挛痛、癫狂
	肩胛部	**肩胛疾病**
肩贞	肩关节后下方,臂内收时,腋后纹头上 1 寸	肩臂疼痛
臑俞	肩部,当腋后纹头直上,肩胛冈下缘凹陷中	肩臂疼痛
天宗	肩胛部,当冈下窝中央凹陷处,与第 4 胸椎相平	肩胛疼痛、乳痈
秉风	肩胛部冈上窝中央,天宗直上,举臂有凹陷处	肩胛疼痛
曲垣	肩胛部,冈上窝内侧端,当臑俞与第 2 胸椎棘突连线的中点处	肩胛疼痛
肩外俞	背部,当第 1 胸椎棘突下,旁开 3 寸	肩胛疼痛、颈项强急

续表

穴名	定位	主治
肩中俞	背部,当第7颈椎棘突下,旁开2寸	肩背疼痛
	颈部	**咽喉、耳疾**
天窗	胸锁乳突肌的后缘,扶突后,与喉结相平	耳鸣、耳聋、咽喉肿痛
天容	当下颌角的后方,胸锁乳突肌的前缘凹陷中	耳鸣、耳聋、咽喉肿痛
	面部	**口、齿、耳疾**
颧髎	目外眦直下,颧骨下缘凹陷处	齿痛、口眼㖞斜
听宫	耳屏前,下颌骨髁状突的后方,张口时呈凹陷处	耳鸣、耳聋

本经特定穴:少泽(井穴)、前谷(荥穴)、后溪(输穴)、腕骨(原穴)、阳谷(经穴)、养老(郄穴)、支正(络穴)、小海(合穴)

4.7 足太阳膀胱经

4.7.1 经　脉

4.7.1.1 经脉循行

足太阳膀胱经(Zútàiyáng Pángguāngjīng; Bladder Meridian of Foot-Taiyang, BL.)起于目内眦(睛明),上额,交于巅顶(百会)。

巅顶部支脉:从头顶到颞颥部。

巅顶部直行的脉:从头顶入里络于脑,回出分开下行项后,沿着肩胛部内侧,挟着脊柱,到达腰部,从脊旁肌肉进入体腔,联络肾脏,属于膀胱。

腰部的支脉:向下通过臀部,进入腘窝中。

后项的支脉:向下通过肩胛骨内缘直下,经过臀部(环跳)下行,沿着大腿外侧,与腰部下来的支脉会合于腘窝中,从此向下,通过腓肠肌,出于外踝的后面,沿着第5跖骨粗隆,至小趾外侧端(至阴)与足少阴肾经相接(图4-41)。

本经联系脏腑器官:膀胱、肾、目、耳、脑。

4.7.1.2 主治要点

1)经脉病证:头痛、目痛、迎风流泪、鼻塞多涕、鼻衄以及项、背、腰、臀部和下肢后侧疼痛等证。

2)脏腑病证:小便不通、遗尿等证。

3)其他:热病、神志病。

4.7.2 腧　穴

本经共有67穴,起穴睛明,止穴至阴,常用穴如下:

BL1　睛明 Jīngmíng

定位　在面部,目内眦角稍上方凹陷处(图4-42)。

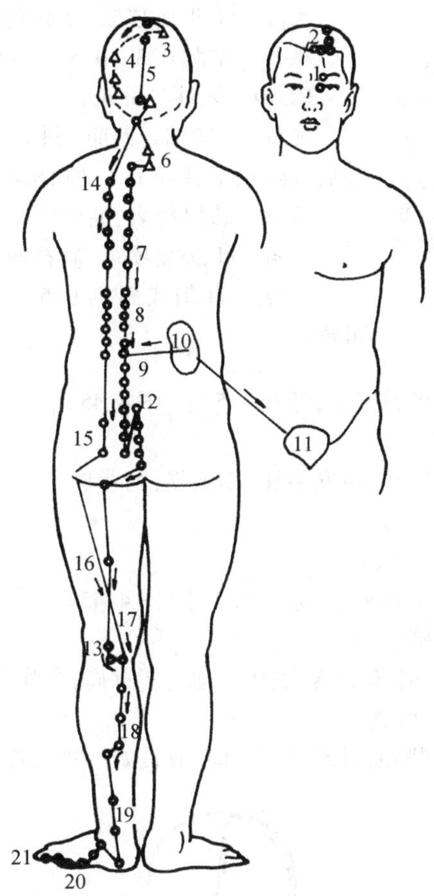

图4-41 足太阳膀胱经循行示意图

1. 起于目内眦;2. 上额;3. 交巅;4. 其支者,从巅至耳上角;5. 其直者,从巅入络脑;6. 还出别下项;7. 循肩膊内,挟脊;8. 抵腰中;9. 入循膂;10. 络肾;11. 属膀胱;12. 其支者,从腰中下挟脊贯臀;13. 入腘中;14. 其支者,从膊内左右,别下贯胛,挟脊内;15. 过髀枢;16. 循髀外后廉;17. 下合腘内;18. 从下贯踹内;19. 出外踝之后;20. 循京骨;21. 至小指外侧

功效 祛风清热,活络明目。

主治 目赤肿痛、迎风流泪、胬肉攀睛、近视、目翳。

操作 嘱患者闭目,医者左手轻推眼球向外侧固定,右手缓慢进针,紧靠眼眶边缘直刺0.3~0.5寸,不提插,少捻转,不宜灸。针刺本穴容易引起内出血,出针后需用消毒干棉球按压片刻。

附注 本穴为治疗目疾的常用穴,并可用于急性腰扭伤的治疗。

BL2 攒竹 Cuánzhú

定位 在面部,当眉头陷中,眶上切迹处(图4-42)。

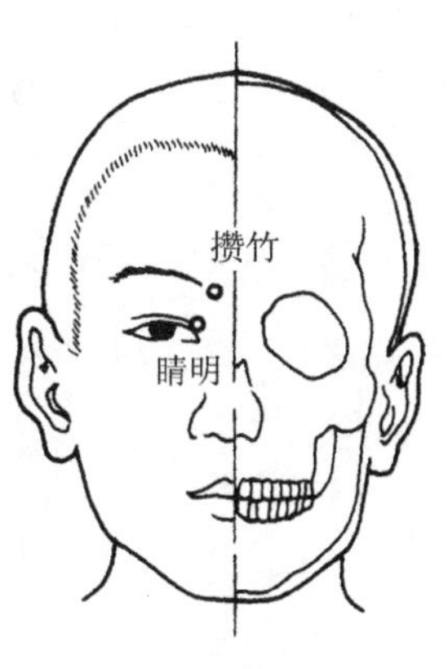

图4-42

功效 清热明目,通络止痛。

主治 ①前额痛,眉棱骨痛;②目赤肿痛,目视不明,近视;③面瘫,眼睑瞤动;④ 呃逆。

操作 平刺0.5~0.8寸,不宜灸。

BL7 通天 Tōngtiān

定位 在头部,当前发际正中直上4寸,旁开1.5寸(图4-43)。

功效 活络通窍,清热祛风。

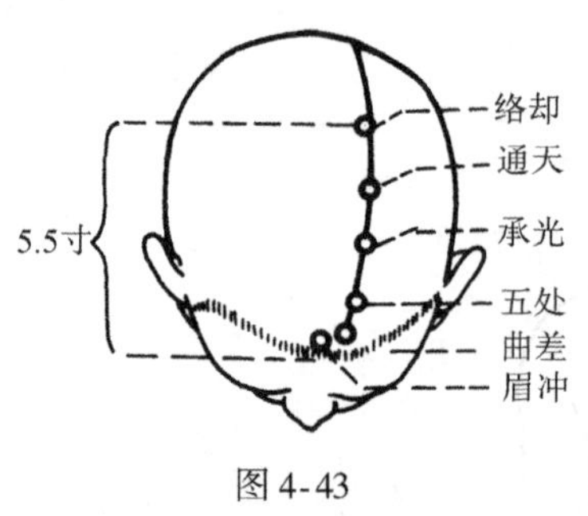

图 4-43

主治 ①头痛眩晕；②鼻塞，鼻渊。

操作 平刺 0.3～0.5 寸，可灸。

BL10 天柱 Tiānzhù

定位 在项部，大筋（斜方肌）外缘之后发际凹陷中，约当后发际正中旁开 1.3 寸（图 4-44）。

功效 疏风解表，通经活络。

主治 ①头痛项强，肩背痛；②眩晕，中风。

操作 直刺或斜刺 0.5～0.8 寸，不可向内上方深刺，可灸。

BL12 风门 Fēngmén

定位 在背部，当第 2 胸椎棘突下，旁开 1.5 寸（图 4-45）。

功效 祛风解表，调理肺气。

主治 ①伤风咳嗽，头痛发热，鼻塞多涕；②项强，胸背痛。

操作 斜刺 0.5～0.8 寸，可灸。

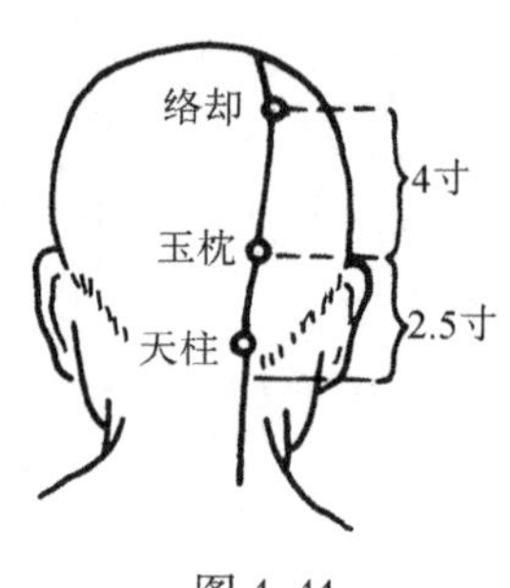

图 4-44

BL13 肺俞 Fèishū（肺背俞穴）

定位 在背部，当第 3 胸椎棘突下，旁开 1.5 寸（图 4-45）。

功效 清热宣肺，理气平喘。

主治 ①咳喘胸满，鼻塞，骨蒸潮热，盗汗，咳血；②背痛；③痤疮。

操作 斜刺 0.5～0.8 寸，可灸。

附注 现代研究发现针刺肺俞可改变肺功能，有良好的平喘作用。

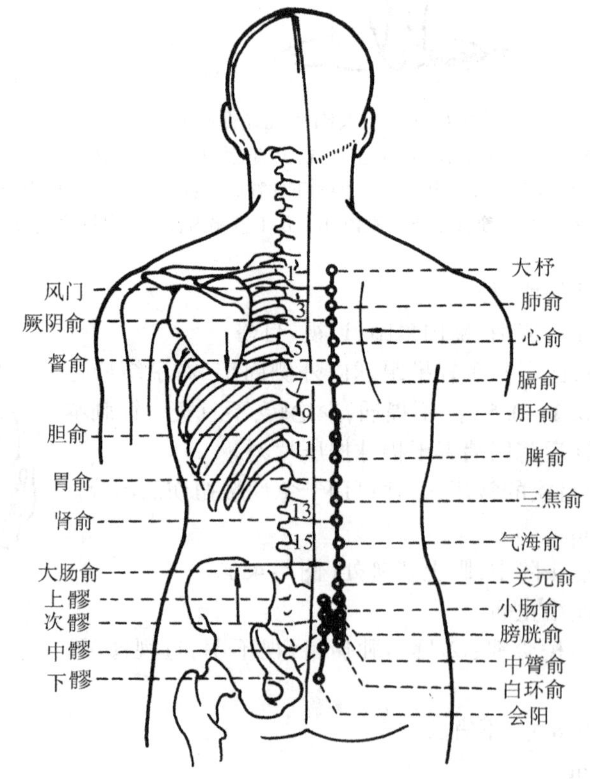

图 4-45

BL15 心俞 Xīnshū(心背俞穴)

定位 在背部,当第5胸椎棘突下,旁开1.5寸(图4-45)。

功效 宁心安神,调和营卫。

主治 ①癫狂痫癔;②惊悸,心痛;③失眠,健忘,心烦;④背痛。

操作 斜刺0.5~0.8寸,可灸。

BL17 膈俞 Géshū(八会穴之血会)

定位 在背部,当第7胸椎棘突下,旁开1.5寸(图4-45)。

功效 理血通脉,和胃降逆。

主治 ①衄血,便血,尿血,肌衄;②胃痛,呕吐,呃逆,饮食不下;③潮热盗汗。

操作 斜刺0.5~0.8寸,可灸。

附注 实验研究表明针刺膈俞、膏肓有纠正贫血的作用。

BL18 肝俞 Gānshū(肝背俞穴)

定位 在背部,第9胸椎棘突下,旁开1.5寸(图4-45)。

功效 疏肝明目,解郁利胆。

主治 ①胁痛,黄疸,吐血;②目赤,眩晕;③癫狂痫证;④背痛。

操作 斜刺0.5~0.8寸,可灸。

BL19 胆俞 Dǎnshū(胆背俞穴)

定位 在背部,第10胸椎棘突下,旁开1.5寸(图4-45)。

功效 疏肝利胆,清热理气。

主治 ①胁痛,黄疸,呕吐,口苦;②潮热盗汗。

操作 斜刺0.5~0.8寸,可灸。

附注 临床研究发现用超声波胆囊检查正常受试者时,脉冲电刺激胆俞穴20分钟后,胆囊收缩1/2以上。

BL20 脾俞 Píshū(脾背俞穴)

定位 在背部,当第11胸椎棘突下,旁开1.5寸(图4-45)。

功效 健脾和胃,益气摄血。

主治 ①腹胀,泄泻,胃痛,呕吐,纳呆;②疲乏无力,肌衄,黄疸;③背痛。

操作 直刺0.5~1寸,可灸。

BL21 胃俞 Wèishū(胃背俞穴)

定位 在背部,当第12胸椎棘突下,旁开1.5寸(图4-45)。

功效 健脾和胃,消食降逆。

主治 ①胃脘痛,腹胀,呕吐,完谷不化;②胸胁痛。

操作 直刺0.5~1寸,可灸。

BL23 肾俞 Shènshū(肾背俞穴)

定位 在腰部,当第2腰椎棘突下,旁开1.5寸(图4-45)。

功效 补肾益精,强健腰脊。

主治 ①遗精,阳痿,早泄,不育;②月经不调,带下,不孕;③水肿,小便不利,遗尿;④腰背酸痛,耳鸣耳聋,头昏;⑤咳喘少气,泄泻。

操作 直刺0.5~1寸,可灸。

附注 实验研究发现电针肾俞穴可使输尿管平滑肌自发电位的频率加快,幅度增加,从而排除输尿管结石。

BL25　大肠俞 Dàchángshū（大肠背俞穴）
定位　在腰部，当第4腰椎棘突下，旁开1.5寸（图4-45）。
功效　调理肠腑，通利腰脊。
主治　①腰背疼痛；②腹痛，腹胀，泄泻，便秘，痢疾。
操作　直刺0.5~1.2寸，可灸。

BL27　小肠俞 Xiǎochángshū（小肠背俞穴）
定位　在骶部，当骶正中嵴旁1.5寸，平第1骶后孔（图4-45）。
功效　通调肠腑，清热利湿。
主治　①遗精，遗尿，带下；②泄泻，痢疾；③腰腿痛。
操作　直刺0.8~1.2寸，可灸。

BL28　膀胱俞 Pángguāngshū（膀胱背俞穴）
定位　在骶部，当骶正中嵴旁1.5寸，平第2骶后孔（图4-45）。
功效　调理下焦，利尿强腰。
主治　①遗精，遗尿，小便不利；②腹泻，便秘；③腰骶部疼痛。
操作　直刺0.8~1.2寸，可灸。

BL30　白环俞 Báihuánshū
定位　在骶部，当骶正中嵴旁1.5寸，平第4骶后孔（图4-45）。
功效　调理下焦，通经活络。
主治　①遗精，带下；②腰腿痛。
操作　直刺0.8~1.2寸，可灸。

图4-46

BL32　次髎 Cìliáo
定位　在骶部，当髂后上棘内下方，适对第2骶后孔处（图4-45）。
功效　调理下焦，清热利湿。
主治　①月经不调，带下，痛经；②小便不利，遗精，遗尿；③腰痛，下肢痿痹。
操作　直刺1~1.5寸，可灸。

BL36　承扶 Chéngfú
定位　在大腿后面，臀下横纹的中点（图4-46）。
功效　舒筋活络，调理肛肠。
主治　腰骶臀股部疼痛、痔疾。
操作　直刺1~2.5寸，可灸。

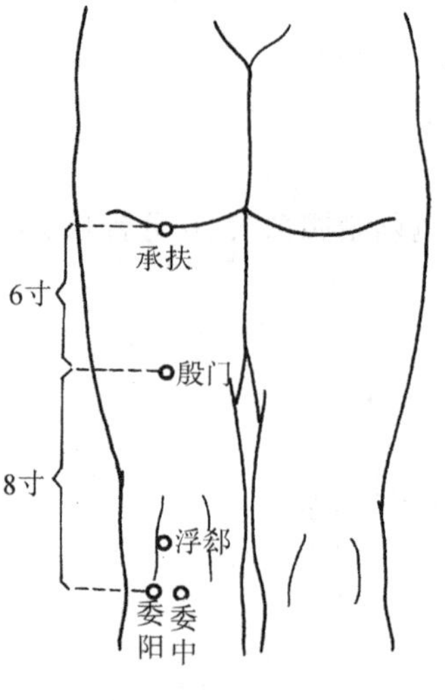

BL40　委中 Wěizhōng（合穴；膀胱下合穴）
定位　在腘横纹中点，当股二头肌腱与半腱肌腱的中间（图4-46）。
功效　凉血解毒、舒筋活络，通利小便。
主治　①腰痛，下肢痿痹不遂；②小便不利，遗尿；③腹痛，吐泻；④中风昏迷。
操作　直刺1~1.5寸，或用三棱针点刺腘静脉出血。

> 放血疗法：三棱针点刺委中放血，出血量以深紫色转红为度，可治疗急性腰扭伤、荨麻疹、坐骨神经痛、中暑等，疗效显著，操作方便。
>
> 链接

BL43　膏肓 Gāohuāng
定位　在背部，当第4胸椎棘突下，旁开3寸（图4-47）。
功效　益气补虚，通宣理肺。

主治　①咳喘，盗汗，咳血；②健忘，遗精；③肩背痛。

操作　斜刺0.5～0.8寸，可灸。

BL54　秩边 Zhìbiān

定位　在臀部，平第4骶后孔，骶正中嵴旁开3寸（图4-47）。

功效　强健腰膝，舒筋活络。

主治　①腰腿疼痛，下肢痿痹；②阴痛，癃闭；③痔疮。

操作　直刺1.5～3寸，可灸。

> 治疗前列腺炎，用秩边透刺水道，使针感放射到下腹部效果较好。
>
> 链接

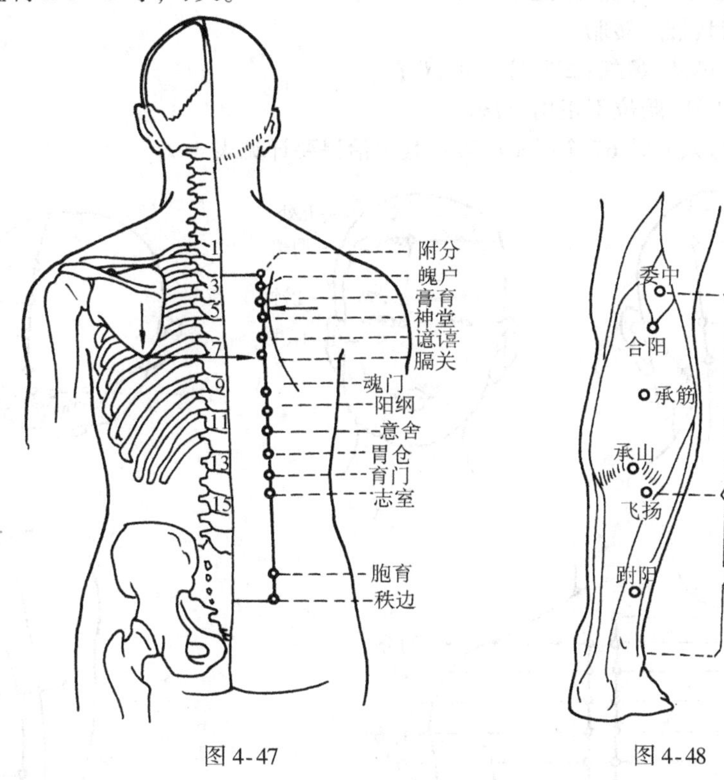

图4-47　　　　图4-48

BL57　承山 Chéngshān

定位　在小腿后面正中，委中与昆仑之间，当伸直小腿或足跟上提时腓肠肌肌腹下出现尖角凹陷处（图4-48）。

功效　调理肛肠，舒筋活络。

主治　①腰背疼痛，小腿转筋；②痔疮，便秘。

操作　直刺1～2寸，可灸。

BL60　昆仑 Kūnlún（经穴）

定位　在足部外踝后方，当外踝尖与跟腱之间凹陷处（图4-49）。

功效　清头明目，通经活络。

主治　①头痛项强，目眩，鼻衄；②肩背拘痛，腰痛，脚跟痛；③小儿痫证，难产。

操作　直刺0.5～0.8寸，可灸。《针灸大成》

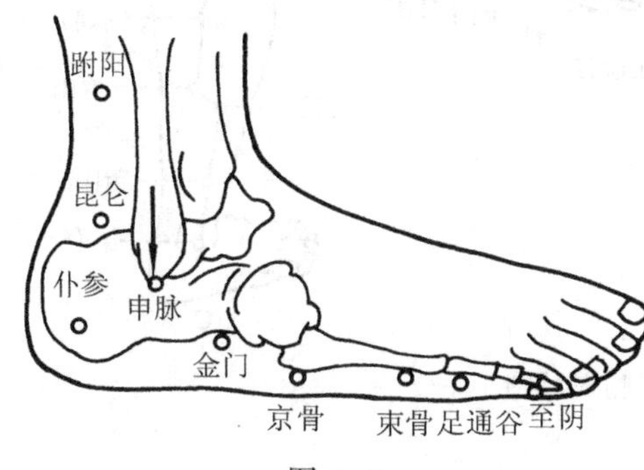

图4-49

曰："妊娠刺之落胎。"

BL62　申脉 Shēnmài(八脉交会穴,通阳跻脉)

定位　在足外侧部,外踝直下方凹陷中(图4-49)。

功效　舒筋活络,宁神清脑。

主治　①癫狂痫证;②头痛,眩晕,失眠,嗜睡;③踝关节疾患。

操作　直刺0.3~0.5寸,可灸。

BL67　至阴 Zhìyīn(井穴)

定位　在足小趾末节外侧,距趾甲角0.1寸(指寸)(图4-49)。

功效　清头明目,催产转胎。

主治　①头痛,鼻塞,鼻衄;②胎位不正,难产。

操作　浅刺0.1寸,胎位不正用灸法。

足太阳膀胱经腧穴共计67个(图4-50),其主治提要详见表4-7。

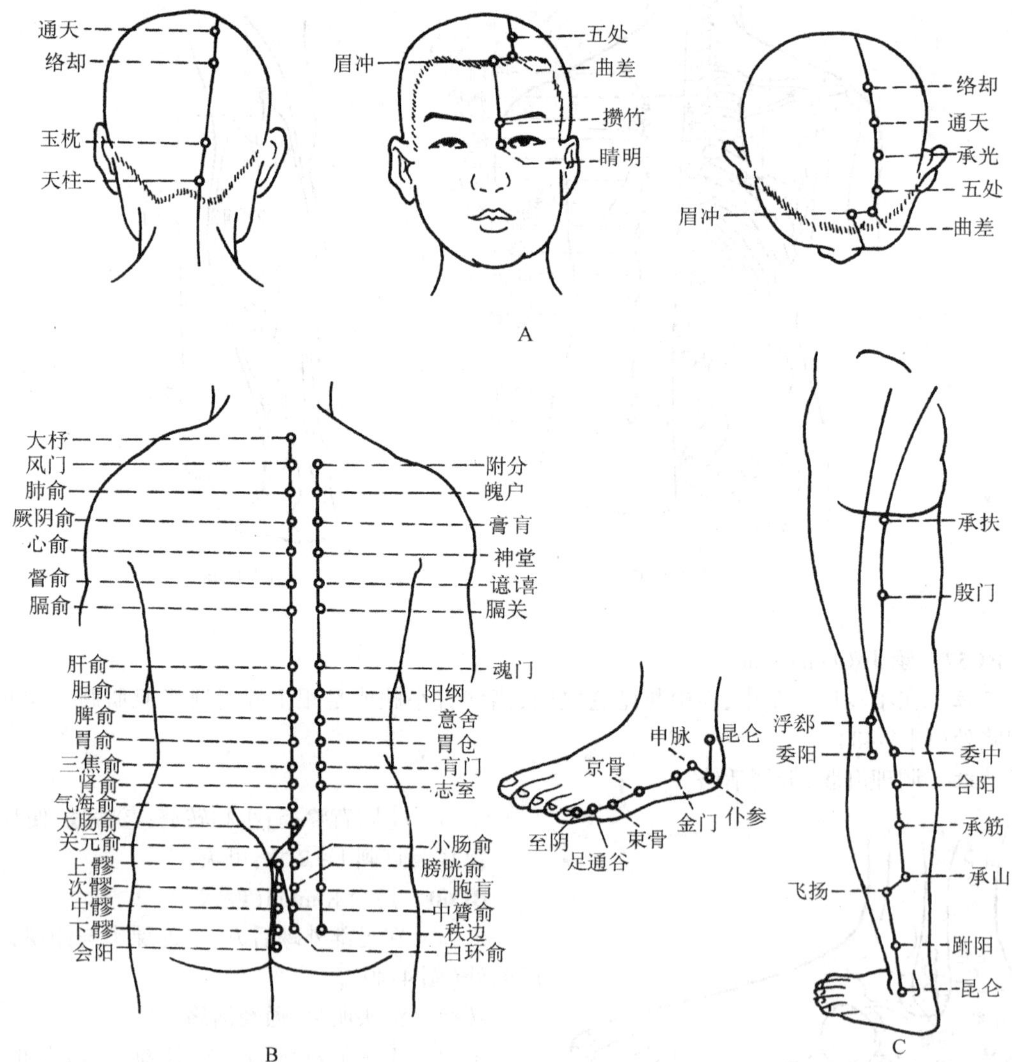

图4-50　足太阳膀胱经腧穴总图

表 4-7 足太阳膀胱经腧穴主治提要表

穴名	定位	主治
	头项部	**头项、目、耳、鼻疾,神志病**
睛明	目内眦稍上方凹陷处	目疾
攒竹	当眉头陷中,眶上切迹处	头痛、目赤肿痛
眉冲	攒竹直上入发际 0.5 寸,神庭与曲差连线之间	头痛、眩晕、鼻塞、癫痫
曲差	前发际直上 0.5 寸,旁开 1.5 寸,即神庭与头维连线的内 1/3 与中 1/3 交点上	头痛、鼻塞、鼻衄
五处	前发际正中直上 1 寸,旁开 1.5 寸	头痛、眩晕、癫痫
承光	前发际正中直上 2.5 寸,旁开 1.5 寸	头痛、鼻塞
通天	前发际正中直上 4 寸,旁开 1.5 寸	头痛、眩晕、鼻塞、鼻衄
络却	前发际正中直上 5.5 寸,旁开 1.5 寸	头痛、耳鸣、鼻塞
玉枕	后发际正中直上 2.5 寸,旁开 1.3 寸,平枕外隆凸上缘的凹陷处	头项痛、目痛、鼻塞
天柱	大筋(斜方肌)外缘之后发际凹陷中,约当后发际正中旁开 1.3 寸	头痛、项强、鼻塞
	1~7 椎侧第一行	**心肺疾病为主**
大杼	第 1 胸椎棘突下,旁开 1.5 寸	咳嗽、发热、项强、肩背痛
风门	第 2 胸椎棘突下,旁开 1.5 寸	伤风、咳嗽、项强、胸背痛
肺俞	第 3 胸椎棘突下,旁开 1.5 寸	咳嗽、气喘、吐血、骨蒸、鼻塞
厥阴俞	第 4 胸椎棘突下,旁开 1.5 寸	咳嗽、心痛
心俞	第 5 胸椎棘突下,旁开 1.5 寸	咳嗽、吐血、心痛、健忘、癫痫
督俞	第 6 胸椎棘突下,旁开 1.5 寸	心痛
膈俞	第 7 胸椎棘突下,旁开 1.5 寸	咳嗽、吐血、呕吐
	9~13 椎侧第一行	**胃肠疾病为主,胸肺疾病次之**
肝俞	第 9 胸椎棘突下,旁开 1.5 寸	胁痛、吐血、目眩、背痛、水肿
胆俞	第 10 胸椎棘突下,旁开 1.5 寸	胁痛、黄疸、癫狂痫
脾俞	第 11 胸椎棘突下,旁开 1.5 寸	腹胀、泄泻、痢疾、黄疸
胃俞	第 12 胸椎棘突下,旁开 1.5 寸	胃脘痛、呕吐、肠鸣
三焦俞	第 1 腰椎棘突下,旁开 1.5 寸	腹胀、呕吐、腰背疼痛
	14 椎~臀侧第一行	**肠及妇科、前阴病**
肾俞	第 2 腰椎棘突下,旁开 1.5 寸	遗尿、遗精、阳痿、月经不调、腰痛、水肿、耳鸣、耳聋
气海俞	第 3 腰椎棘突下,旁开 1.5 寸	肠鸣、腹痛、痛经、腰痛
大肠俞	第 4 腰椎棘突下,旁开 1.5 寸	腹胀、泄泻、便秘、腰痛
关元俞	第 5 腰椎棘突下,旁开 1.5 寸	泄泻、腰痛
小肠俞	骶正中嵴旁 1.5 寸,平第 1 骶后孔	腹痛、泄泻、遗尿
膀胱俞	骶正中嵴旁 1.5 寸,平第 2 骶后孔	遗尿、腰脊强痛
中膂俞	骶正中嵴旁 1.5 寸,平第 3 骶后孔	泄泻、腰脊强痛
白环俞	骶正中嵴旁 1.5 寸,平第 4 骶后孔	遗精、月经不调、白带、腰骶疼痛

续表

穴名	定位	主治
上髎	髂后上棘与后正中线之间,适对第1骶后孔处	小便不利、带下、阴挺、腰痛
次髎	髂后上棘内下方,适对第2骶后孔处	月经不调、带下、小便不利、遗精
中髎	次髎下内方,适对第3骶后孔处	月经不调、带下、小便不利、腰痛
下髎	中髎下内方,适对第4骶后孔处	小便不利、带下、便秘
会阳	尾骨端旁开0.5寸	泄泻、痔疮、带下
	腘以上	**局部疾病及肠疾病**
承扶	臀下横纹的中点	腰骶臀股部疼痛
殷门	承扶与委中的连线上,承扶下6寸	腰痛、下肢痿痹
浮郄	腘横纹外侧端,委阳上1寸,当股二头肌腱的内侧	股腘部疼痛、麻木
委阳	腘横纹外侧端,当股二头肌的内侧	腹满、小便不利、腿足挛痛
委中	腘横纹中点	小便不利、遗尿、腰痛、下肢痿痹、腹痛、吐泻
	1~7椎侧第二行	**胸肺疾病**
附分	第2胸椎棘突下,旁开3寸	项强、肩背拘急
魄户	第3胸椎棘突下,旁开3寸	咳嗽、肺痨、项强、肩背痛
膏肓	第4胸椎棘突下,旁开3寸	咳嗽、肺痨、气喘、健忘、遗精
神堂	第5胸椎棘突下,旁开3寸	咳嗽、气喘、胸闷
譩譆	第6胸椎棘突下,旁开3寸	咳嗽、肩背痛、疟疾、热病
膈关	第7胸椎棘突下,旁开3寸	胸闷、嗳气、呕吐
	9~13椎侧第二行	**胃肠疾病**
魂门	第9胸椎棘突下,旁开3寸	胸胁痛、呕吐、背痛、黄疸
阳纲	第10胸椎棘突下,旁开3寸	肠鸣、腹痛、泄泻
意舍	第11胸椎棘突下,旁开3寸	腹胀、呕吐、泄泻
胃仓	第12胸椎棘突下,旁开3寸	胃脘痛、腹胀
肓门	第1腰椎棘突下,旁开3寸	腹痛、便秘
	14~21椎侧第二行	**肠及妇科、前阴病**
志室	第2腰椎棘突下,旁开3寸	遗精、小便不利、腰脊强痛
胞肓	平第2骶后孔,骶正中嵴旁开3寸	便秘、癃闭、腰脊强痛
秩边	平第4骶后孔,骶正中嵴旁开3寸	小便不利、痔疾、腰骶疼痛
	胫足部	**头项五官、背腰、神志、下肢后侧疾病**
合阳	委中与承山的连线上,委中下2寸	腰脊强痛
承筋	委中与承山的连线上,腓肠肌肌腹中央,委中下5寸	痔疾、腰腿拘急疼痛
承山	委中与昆仑之间,当伸直小腿或足跟上提时腓肠肌肌腹下出现尖角凹陷处	便秘、痔疾、腰腿拘急疼痛
飞扬	外踝后昆仑直上7寸,承山外下方1寸处	头痛、目眩、腰腿疼痛
跗阳	外踝后昆仑直上3寸	头痛、腰骶疼痛、下肢痿痹
昆仑	外踝尖与跟腱之间凹陷处	头痛、项强、目眩、腰痛、难产、癫痫
仆参	昆仑直下,跟骨外侧赤白肉际处	足跟痛、癫狂痫
申脉	外踝直下方凹陷中	目赤、失眠、目眩、腰腿痛、癫狂痫

续表

穴名	定　位	主　治
金门	外踝前缘直下,骰骨下缘处	头痛、癫痫
京骨	第5跖骨粗隆下方,赤白肉际处	头痛、项强、腰腿痛、癫痫
束骨	足小趾本节(第5跖趾关节)的后方,赤白肉际处	头痛、项强、目眩、腰腿痛、癫痫
足通谷	足小趾本节(第5跖趾关节)的前方,赤白肉际处	头痛、项强、鼻衄、目眩、癫痫
至阴	足小趾末节外侧,距趾甲角0.1寸	头痛、目痛、鼻衄、难产、胎位不正

本经特定穴:大杼(八会穴——骨会)、肺俞、厥阴俞、心俞、肝俞、胆俞、脾俞、胃俞、三焦俞、肾俞、大肠俞、小肠俞、膀胱俞(以上均为背俞穴)、膈俞(八会穴——血会)、委阳(三焦下合穴)、委中(合穴、膀胱下合穴)、飞扬(络穴)、跗阳(阳跻郄穴)、昆仑(经穴)、申脉(八脉交会穴——通于阳跻脉)、金门(郄穴)、京骨(原穴)、束骨(输穴)、足通谷(荥穴)、至阴(井穴)

4.8 足少阴肾经

4.8.1 经　脉

4.8.1.1 经脉循行

足少阴肾经(Zúshàoyīn Shènjīng; Kidney Meridian of Foot-Shaoyin,KI.)起于足小趾之下,斜向足心(涌泉),出于舟骨粗隆下,沿内踝后,进入足跟,再向上行于腿肚内侧,出腘窝内侧,向上行股内后缘,通向脊柱(长强),属于肾(腧穴通路:还出于前,向上行腹部前正中线旁开0.5寸,胸部前正中线旁开2寸,终止于锁骨下缘俞府穴),联络膀胱。

肾脏部直行的脉:从肾向上通过肝和横膈,进入肺中,沿着喉咙,挟于舌根部。

肺部支脉:从肺部出来,联络心脏,流注于胸中,与手厥阴心包经相接(图4-51)。

本经联系脏腑器官:肾、膀胱、肝、肺、心、喉咙、舌。

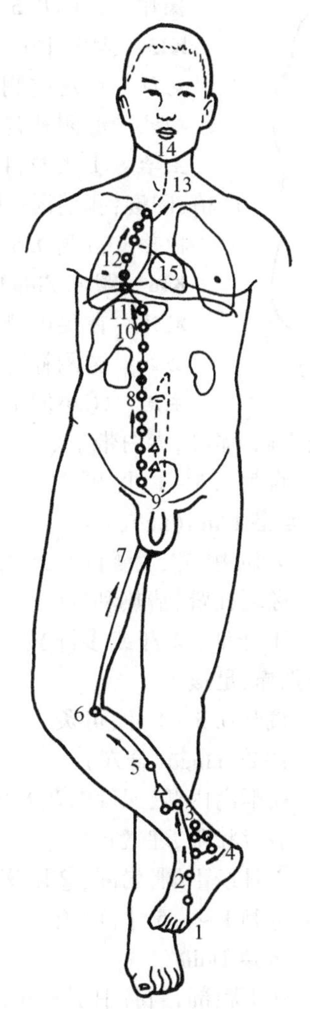

图4-51　足少阴肾经脉循行示意图

1. 起于小趾之下,邪走足心;2. 出于然谷之下;3. 循内踝之后;4. 别入跟中;5. 以上踹(按:踹应作腨)内;6. 出腘内廉;7. 上股内后廉;8. 贯脊属肾;9. 络膀胱;10. 其直者,从肾;11. 上贯肝膈;12. 入肺中;13. 循喉咙;14. 挟舌本;15. 其支者,从肺出络心,注胸中

4.8.1.2 主治要点

1) 脏腑病证:月经不调、遗精、阳痿、小便频数或遗尿;腰痛、气喘、水肿、泄泻、便秘;耳鸣、耳聋等证。

2) 经脉病证:舌干、咽喉肿痛、下肢内后侧痛、痿弱无力、足心热等证。

4.8.2 腧　　穴

本经共27穴，起穴涌泉，止穴俞府，常用穴如下：

> 历代医家对用药物敷贴涌泉穴有非常丰富的经验，用大蒜、胆南星、白芥子、吴茱萸等敷贴，有引火下行、引血下行、降气平喘、开窍醒神的作用。
>
> 链接

KI1　涌泉 Yǒngquán(井穴)

定位　在足底部，卷足时足前部凹陷处，约当足底第2、第3趾趾缝纹头端与足跟连线的前1/3与后2/3交点上(图4-52)。

功效　醒神开窍，滋水涵木。

主治　①昏厥，癫狂痫证，小儿惊风；②巅顶头痛，头晕目眩；③咳血，鼻衄；④足心热。

操作　直刺0.5～1寸，可灸。

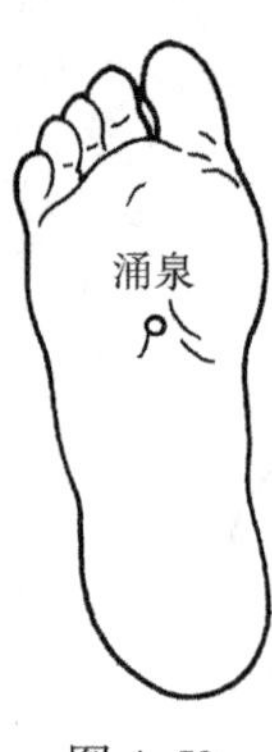

图4-52

KI3　太溪 Tàixī(输穴；原穴)

定位　在足内侧内踝后方，当内踝尖与跟腱之间的凹陷处(图4-53)。

功效　滋阴补肾，调理冲任。

主治　①头痛目眩，耳鸣，耳聋，咽痛，齿痛；②咳喘胸痛，咳血；③月经不调，遗精，阳痿；④消渴，小便频数；⑤失眠，健忘；⑥腰痛，下肢厥冷，内踝肿痛。

操作　直刺0.5～1寸，可灸。

KI6　照海 Zhàohǎi(八脉交会穴，通阴跻脉)

定位　在足内侧，内踝尖下方凹陷处(图4-53)。

功效　滋阴补肾，利咽安神。

主治　①小便不利或频数；②咽干咽痛，失音，目赤肿痛；③失眠，嗜睡；④癫痫；⑤月经不调，痛经，赤白带下。

操作　直刺0.5～1寸，可灸。

KI7　复溜 Fùliū(经穴)

定位　在小腿内侧，太溪直上2寸，跟腱的前方(图4-54)。

功效　滋阴补肾，清热利湿。

主治　①汗证(无汗或多汗)；②肠鸣泄泻，腹胀；③水肿；④腰脊强痛，足痿。

操作　直刺0.5～1寸，可灸。

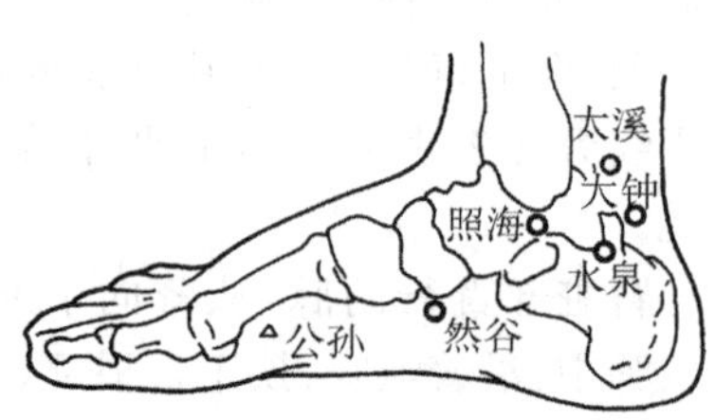

图4-53

KI10　阴谷 Yīngǔ(合穴)

定位　在腘窝内侧，屈膝时当半腱肌腱与半膜肌腱之间(图4-55)。

功效　益肾壮阳，理气止痛。

主治　①月经不调，崩漏；②阳痿，阴茎痛，疝气；③膝股内侧痛。

操作　直刺1～1.5寸，可灸。

KI12　大赫 Dàhè

定位　在下腹部，当脐中下4寸，前正中线旁开0.5寸(图4-56)。

功效　益肾调经，清热利湿。

主治　阴挺、遗精、带下、月经不调、痛经、泄泻。

操作　直刺1～1.5寸，可灸。

足少阴肾经腧穴共计27个(图4-57)，其主治提要详见表4-8。

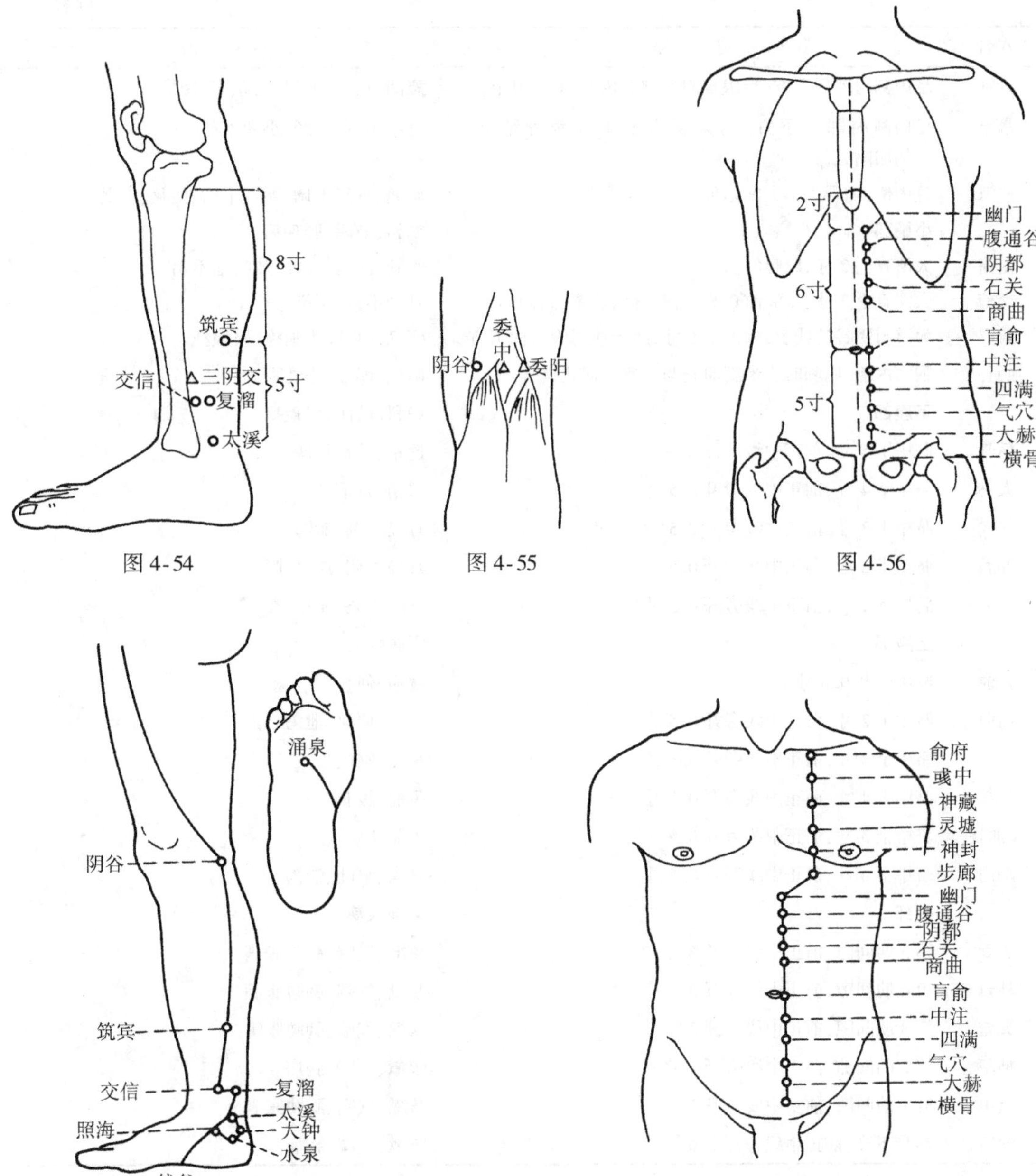

图 4-54

图 4-55

图 4-56

图 4-57 足少阴肾经腧穴总图

表 4-8 足少阴肾经腧穴主治提要表

穴名	定 位	主 治
	足部	**妇科、前阴、肠、肺、咽喉疾病**
涌泉	足底部，卷足时足前部凹陷处，约当足底第 2、第 3 趾趾缝纹头端与足跟连线的前 1/3 与后 2/3 交点上	咽喉肿痛，便秘，小便不利，癫狂，昏厥头痛，失眠，目眩，小儿惊风
然谷	足内侧缘，足舟骨粗隆下方，赤白肉际	月经不调，遗精，咳血，消渴
太溪	足内侧内踝后方，当内踝尖与跟腱之间的凹陷处	月经不调、咳血、咽喉肿痛、齿痛、失眠、腰痛、耳聋耳鸣

续表

穴名	定 位	主 治
大钟	足内侧内踝后下方,当跟腱附着部的内侧前方凹陷处	癃闭、遗尿、便秘、足跟痛、痴呆
水泉	足内侧内踝后下方,当太溪直下1寸跟骨结节内侧凹陷处	月经不调、痛经、小便不利
照海	足内侧,内踝尖下方凹陷处	癫痫、月经不调、咽喉干痛、便秘、失眠
	小腿部	**妇科、前阴、肠疾病**
复溜	太溪直上2寸,跟腱的前方	水肿、泄泻、盗汗、热病汗不出
交信	太溪直上2寸,复溜前0.5寸,胫骨内侧缘的后方	月经不调、阴挺
筑宾	太溪与阴谷连线上,太溪上5寸,腓肠肌肌腹的内下方	疝气、呕吐、小腿疼痛,癫狂
阴谷	腘窝内侧,屈膝时当半腱肌腱与半膜肌腱之间	阳痿、崩漏、小便不利
	下腹部	**妇科、前阴、肠疾病**
横骨	脐中下5寸,前正中线旁开0.5寸	遗精、月经不调
大赫	脐中下4寸,前正中线旁开0.5寸	遗精、带下
气穴	脐中下3寸,前正中线旁开0.5寸	月经不调、泄泻
四满	脐中下2寸,前正中线旁开0.5寸	月经不调、疝气、腹
中注	脐中下1寸,前正中线旁开0.5寸	月经不调、便秘
	上腹部	**胃肠疾病**
肓俞	脐中旁开0.5寸	腹痛、便秘
商曲	脐中上2寸,前正中线旁开0.5寸	腹痛、便秘、泄泻
石关	脐中上3寸,前正中线旁开0.5寸	腹痛、呕吐
阴都	脐中上4寸,前正中线旁开0.5寸	腹痛、腹胀
腹通谷	脐中上5寸,前正中线旁开0.5寸	腹痛、呕吐
幽门	脐中上6寸,前正中线旁开0.5寸	腹痛、呕吐、泄泻
	胸部	**胸肺疾病**
步廊	第5肋间隙,前正中线旁开2寸	咳嗽、气喘、胸胁胀满
神封	第4肋间隙,前正中线旁开2寸	咳嗽、气喘、胸胁胀满
灵墟	第3肋间隙,前正中线旁开2寸	咳嗽、气喘、胸胁胀满
神藏	第2肋间隙,前正中线旁开2寸	咳嗽、气喘、胸痛
彧中	第1肋间隙,前正中线旁开2寸	咳嗽、气喘、胸胁胀满
俞府	锁骨下缘,前正中线旁开2寸	咳嗽、气喘、胸痛

本经特定穴:涌泉(井穴)、然谷(荥穴)、太溪(输穴、原穴)、大钟(络穴)、水泉(郄穴)、照海(八脉交会穴——通于阴跻脉)、复溜(经穴)、交信(阴跻郄穴)、筑宾(阴维郄穴)、阴谷(合穴)

4.9 手厥阴心包经

4.9.1 经 脉

4.9.1.1 经脉循行

手厥阴心包经(Shǒujuéyīn Xīnbāojīng; Pericardium Meridian of Hand-Jueyin,PC.)起于胸中,

出属心包络，向下通过横膈，从胸至腹依次联络上、中、下三焦。

胸部支脉：沿着胸中，出于胁部，至腋下3寸处（天池），上行抵腋窝中，沿上臂内侧，行于手太阴和手少阴之间，进入肘窝中，向下行于前臂两筋中间，进入掌中，沿着中指到指端（中冲）。

掌中支脉：从劳宫分出，沿无名指到指端（关冲），与手少阳三焦经相接（图4-58）。

本经联系脏腑器官：心包、三焦。

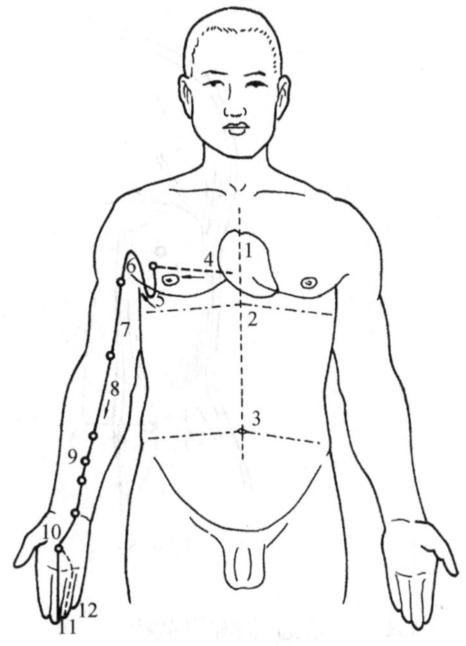

图4-58　手厥阴心包经循行示意图

1. 起于胸中，出属心包络；2. 下膈；3. 历络三焦；4. 其支者，循胸；5. 出胁，下腋三寸；6. 上抵腋下；7. 循臑内，行太阴少阴之间；8. 入肘中；9. 下臂，行两筋之间；10. 入掌中；11. 循中指，出其端；12. 其支者，别掌中，循小指次指，出其端

4.9.1.2　主治要点

1）脏腑病证：心痛、胸闷、心悸、心烦、癫狂等证。

2）经脉病证：腋肿、肘臂挛急、掌心发热等证。

3）其他：胃病。

4.9.2　腧　　穴

本经共9穴，起穴天池，止穴中冲，常用穴如下：

PC3　曲泽 Qǔzé（合穴）

定位　在肘横纹中，当肱二头肌腱的尺侧缘（图4-59）。

功效　活血通脉，降逆止呕。

主治　①心痛，心悸；②胃痛，呕吐，泄泻，中暑；③肘臂疫痛。

操作　直刺0.8～1寸，或用三棱针刺血。

附注　实验研究发现曲泽穴对于抑制家兔急性缺血性心肌损伤的发展有一定的作用，并能够明显地加速其损伤恢复的过程。

> 四弯穴，双侧委中与曲泽相配称为四弯穴，有清热、凉血、解毒的作用，用来治疗中暑、丹毒、四肢抽搐等证。
>
> 链接

PC4　郄门 Xìmén（郄穴）

定位　在前臂掌侧，当曲泽与大陵的连线上，腕横纹上5寸（图4-60）。

功效　理气止痛，宁心止血。

主治　①心痛，胸痛；②咯血，呕血；③癫狂；④疔疮。

操作　直刺0.5～1寸，可灸。

附注　临床研究以心电图变化为指标，观察针刺双侧郄门穴对慢性冠脉供血不足的疗效，结果提示郄门穴不仅对急性心肌缺血疗效较好，对慢性冠脉供血不足亦有一定的即刻效果。

PC5　间使 Jiānshǐ（经穴）

定位　在前臂掌侧，当曲泽与大陵的连线上，腕横纹上3寸，掌长肌腱与桡侧腕屈肌腱之间（图4-60）。

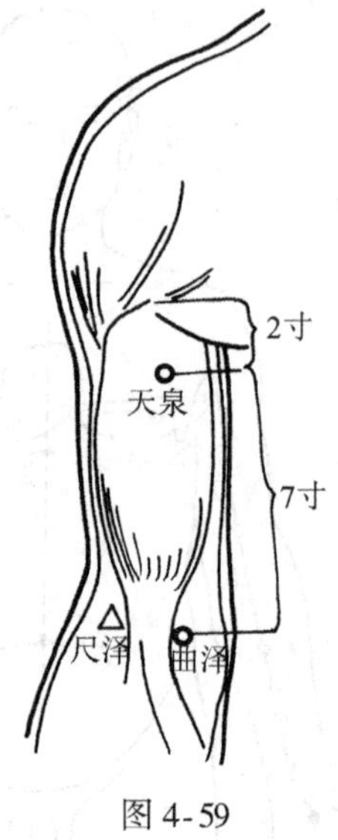

图 4-59

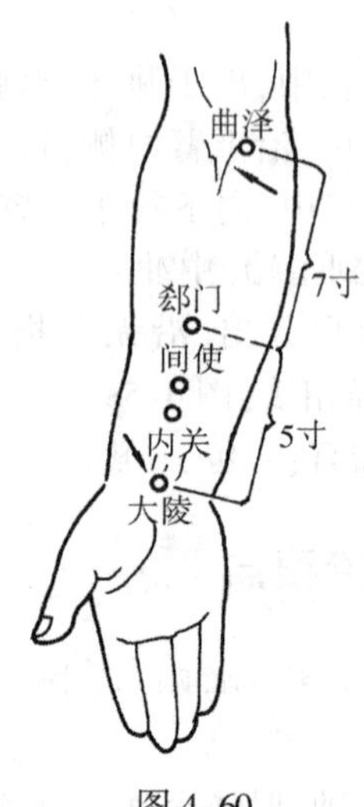

图 4-60

功效 宁心通脉，和胃截疟。

主治 ①心痛，心悸；②胃病呕吐；③热病，疟疾；④癫狂痫证；⑤臂痛。

操作 直刺0.5～1寸，可灸。

PC6 内关 Nèiguān（络穴；八脉交会穴，通阴维脉）

定位 在前臂掌侧，当曲泽与大陵的连线上，腕横纹上2寸，掌长肌腱与桡侧腕屈肌腱之间（图4-60）。

功效 宁心安神，宽胸理气，和胃降逆。

主治 ①心痛，心悸，胸闷，胸痛；②胃病呕吐，呃逆；③头痛，眩晕，失眠；④上肢臂痛，中风偏瘫；⑤癫痫，癔病，梅核气，抑郁症。

操作 直刺0.5～1寸，可灸。

> **内 关**
>
> （1）针治冠心病，不仅能缓解症状，消除心绞痛，还可以改善冠状动脉和脑血循环，改善左心室功能。
>
> （2）内关对异常心率有调整作用，且存在相对的特异性。
>
> （3）抗休克，通过改善心泵功能，升血压起到抗休克作用。
>
> 链接

PC7 大陵 Dàlíng（输穴；原穴）

定位 在腕掌横纹的中点处，当掌长肌腱与桡侧腕屈肌腱之间（图4-60）。

功效 清心安神，宽胸和胃。

主治 ①心痛，心悸，胸胁痛；②胃痛，呕吐；③癫狂；④疮疡；⑤腕关节疼痛。

操作 直刺0.3～0.5寸，可灸。

PC8 劳宫 Láogōng（荥穴）

定位 在手掌心，当第2、第3掌骨之间偏于第3掌骨，握拳屈指时中指尖处（图4-61）。

功效 清心泻火。

主治 ①中风；②心痛；③口疮，口臭；④鹅掌风；⑤癫狂痫。

操作 直刺0.3～0.5寸，可灸。

PC9 中冲 Zhōngchōng（井穴）

定位 在手中指末节尖端中央（图4-61）。

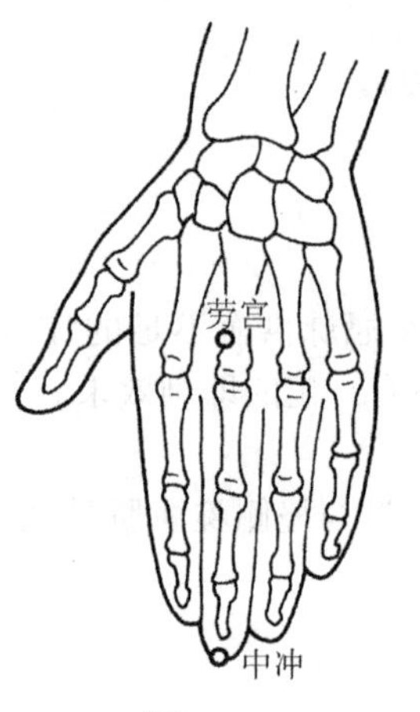

图 4-61

功效 开窍醒神,清心泻热。

主治 ①中风昏迷,中暑晕厥,热病;②小儿夜啼;③舌强肿痛;④心痛。

操作 浅刺0.1寸,或用三棱针点刺出血。

手厥阴心包经腧穴共计9个(图4-62),其主治提要详见表4-9。

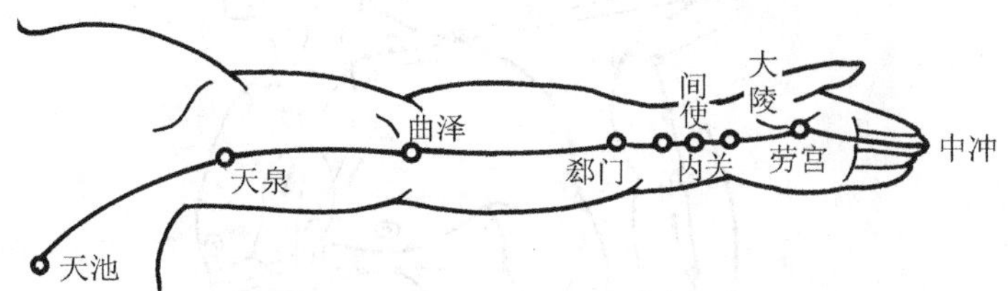

图4-62 手厥阴心包经腧穴总图

表4-9 手厥阴心包经腧穴主治提要表

穴名	定位	主治
	胸、上臂部	**心胸疾病**
天池	第4肋间隙,乳头外1寸,前正中线旁开5寸	胸闷,瘰疬
天泉	腋前纹头下2寸,肱二头肌的长、短头之间	心痛,胸胁胀痛
	手臂部	**心胸胃、神志、热病**
曲泽	肘横纹中,当肱二头肌腱的尺侧缘	心痛,胃痛,呕吐,心悸
郄门	曲泽与大陵的连线上,腕横纹上5寸	心痛,心悸,呕血
间使	曲泽与大陵的连线上,腕横纹上3寸,掌长肌腱与桡侧腕屈肌腱之间	心痛,呕吐,癫狂痫,疟疾
内关	曲泽与大陵的连线上,腕横纹上2寸,掌长肌腱与桡侧腕屈肌腱之间	心痛,心悸,胸闷,呕吐,癫痫
大陵	腕横纹的中点处,当掌长肌腱与桡侧腕屈肌腱之间	心痛,呕吐,癫狂,疮疡,热病
劳宫	第2、第3掌骨之间偏于第3掌骨,握拳屈指时中指尖处	心痛,癫狂痫,口疮
中冲	手中指末节尖端中央	心痛,热病,昏迷

本经特定穴:曲泽(合穴)、郄门(郄穴)、间使(经穴)、内关(络穴、八脉交会穴——通于阴维脉)、大陵(输穴、原穴)、劳宫(荥穴)、中冲(井穴)

4.10 手少阳三焦经

4.10.1 经 脉

4.10.1.1 经脉循行

手少阳三焦经(Shǒushàoyáng Sānjiāojīng;Sanjiao Meridian of Hand-Shaoyang,SJ.)起于无名指末端(关冲),向上行于小指与无名指之间,沿着手背,出于前臂外侧桡骨和尺骨之间,向上通过肘尖,沿上臂外侧,上达肩部,交出足少阳经的后面,向上进入缺盆部,分布于胸中,散络于心包,向下通过横膈,从胸至腹,属上、中、下三焦。

胸中支脉:从胸向上,出于缺盆部,上走颈旁,连系耳后,沿耳后直上,出于耳部上行额角,再屈而下行至面颊部,到达眼下部。

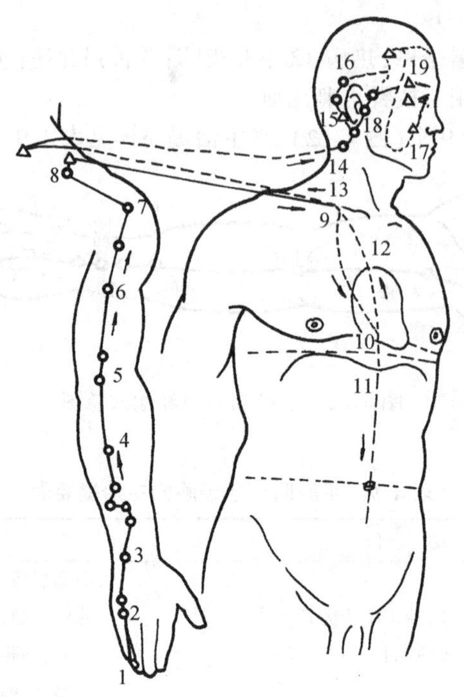

图4-63 手少阳三焦经循行示意图

1. 起于小指次指之端;2. 上出两指之间;3. 循手表腕;4. 出臂外两骨之间;5. 上贯肘;6. 循臑外;7. 上肩;8. 而交出足少阳之后;9. 入缺盆;10. 布膻中,散络心包;11. 下膈,循属三焦;12. 其支者,从膻中;13. 上出缺盆;14. 上项;15. 系耳后直上;16. 出耳上角;17. 以屈下颊至䪼;18. 其支者,从耳后入耳中,出走耳前,过客主人前,交颊;19. 至目锐眦

耳部支脉:从耳后进入耳中,出走耳前,与前脉交叉于面颊部,到达目外眦(丝竹空之下),与足少阳胆经相接(图4-63)。

本经联系脏腑器官:三焦、心包、耳、目。

4.10.1.2 主治要点

1) 经脉病证:头痛、耳聋、耳鸣、目赤肿痛、颊肿、耳后、肩臂、肘部外侧疼痛等证。

2) 脏腑病证:腹胀、水肿、遗尿、小便不利等证。

3) 其他:热病。

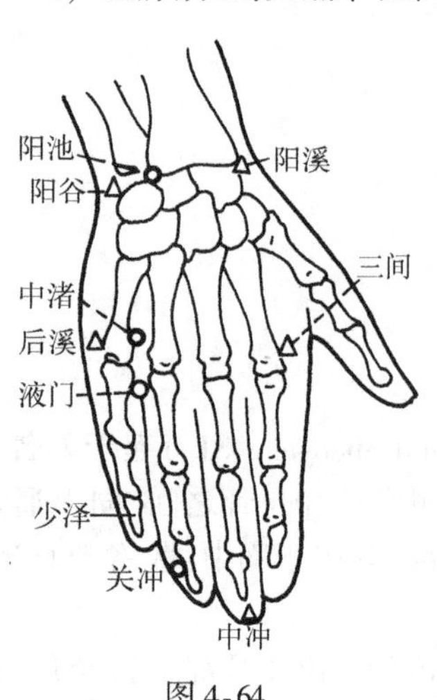

图4-64

4.10.2 腧 穴

本经共23穴,起穴关冲,止穴丝竹空,常用穴如下:

SJ1 关冲 Guānchōng(井穴)

定位 在手环指末节尺侧,距指甲角0.1寸(指寸)(图4-64)。

功效 开窍泻热,消肿解毒。

主治 ①中暑晕厥,热病;②目赤肿痛,头痛,耳聋耳鸣,舌肿。

操作 浅刺0.1寸,或用三棱针点刺出血。

SJ3　中渚 Zhōngzhǔ(输穴)

定位　在手背部,当环指本节(掌指关节)的后方,当第4、第5掌骨间凹陷处(图4-64)。

功效　聪耳明目,清热止痛。

主治　①头痛目赤;②耳聋耳鸣,喉痹。

操作　直刺0.3~0.5寸,可灸。

SJ4　阳池 Yángchí(原穴)

定位　在腕背横纹中,当指总伸肌腱的尺侧缘凹陷处(图4-64)。

功效　和解表里,舒筋活络。

主治　①目赤肿痛,耳聋,喉痹;②疟疾,消渴;③腕关节疼痛。

操作　直刺0.3~0.5寸,可灸。

SJ5　外关 Wàiguān(络穴;八脉交会穴,通阳维脉)

定位　在前臂背侧,当阳池与肘尖的连线上,腕背横纹上2寸,尺骨与桡骨之间(图4-65)。

功效　清热解表,通经活络。

主治　①热病;②胁痛;③头痛,颊肿,目赤肿痛,耳鸣耳聋;④上肢臂痛,颈椎病。

操作　直刺0.5~1寸,可灸。

SJ6　支沟 Zhīgōu(经穴)

定位　在前臂背侧,当阳池与肘尖的连线上,腕背横纹上3寸,尺骨与桡骨之间(图4-65)。

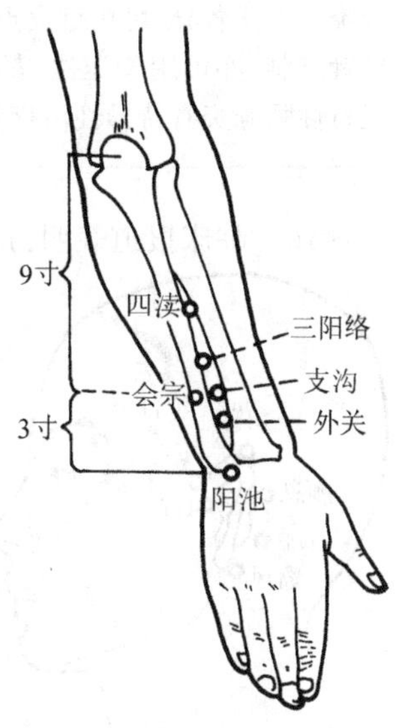

图4-65

> 支沟是治疗便秘的要穴,针刺时针感可向上或向下传导,使腹中有热、凉、走动和大便感。多数在针1次后1~3小时左右排便。
>
> 链接

功效　疏调三焦,利胁通便。

主治　①胸胁痛;②耳鸣耳聋,暴喑;③热病;④便秘。

操作　直刺0.5~1寸,可灸。

SJ10　天井 Tiānjǐng(合穴)

定位　在臂外侧,屈肘时当肘尖直上1寸凹陷处(图4-66)。

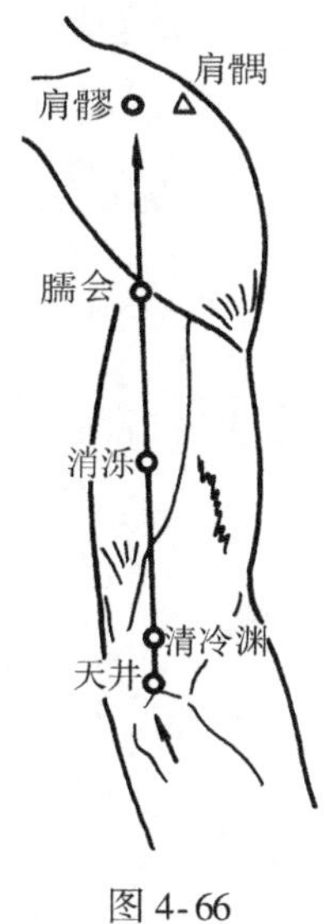

图4-66

功效　疏风清热,化痰散结。

主治　①偏头痛,耳鸣耳聋;②胸胁痛,颈项肩臂痛。

操作　直刺0.5~1寸,可灸。

SJ14　肩髎 Jiānliáo

定位　在肩部,肩髃后方,当臂外展时,于肩峰后下方呈现凹陷处(图4-66)。

功效　通经活络。

主治　臂痛、肩重不能举。

操作　向肩关节直刺1~1.5寸,可灸。

SJ17　翳风 Yìfēng

定位　在耳垂后方,当乳突与下颌角之间的凹陷处(图4-67)。

功效　祛风清热,通络聪耳。

主治　①耳鸣耳聋;②口眼㖞斜,牙关紧闭;③齿痛,颊肿。

操作　直刺0.8～1.2寸，可灸。

附注　临床通过观察脑血流图变化，发现针刺翳风穴对偏头痛患者脑血流图有显著影响，并有双相调节作用。

> 临床单用角孙最多的是治疗流行性腮腺炎。方法各异，可用灯火点灸，亦可用三棱针点刺，亦可用指压法，都疗效可靠，对流行性腮腺炎有特异性治疗作用。
>
> 链 接

SJ20　角孙 Jiǎosūn

定位　在头部，折耳郭向前，当耳尖直上入发际处（图4-67）。

功效　清热散风，消肿止痛。

主治　颊肿、目翳、齿痛、项强。

操作　平刺0.3～0.5寸，可灸。

附注　临床报道表明，角孙穴对流行性腮腺炎有特异性治疗作用。

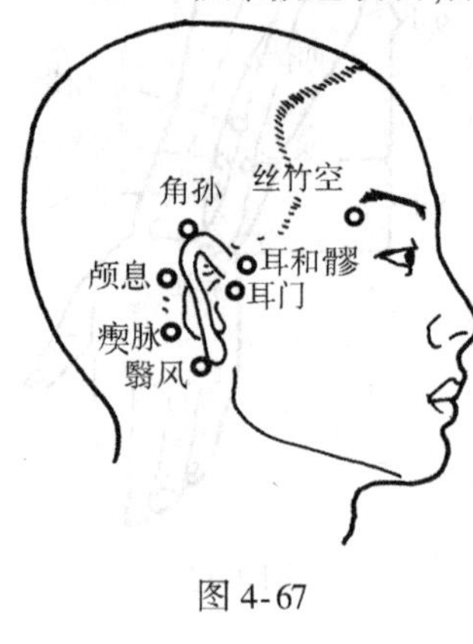

图4-67

SJ21　耳门 Ěrmén

定位　在面部，当耳屏上切迹的前方，下颌骨髁状突后缘，张口有凹陷处（图4-67）。

功效　通络聪耳。

主治　耳鸣、耳聋、聤耳、齿痛。

操作　张口，直刺0.5～1寸；可灸。

SJ23　丝竹空 Sīzhúkōng

定位　在面部，当眉梢凹陷处（图4-67）。

功效　清头明目，通络止痛。

主治　①目赤肿痛，眼睑瞤动；②癫狂痫证。

操作　平刺0.5～1寸。

手少阳三焦经腧穴共计23个（图4-68），其主治提要详见表4-10。

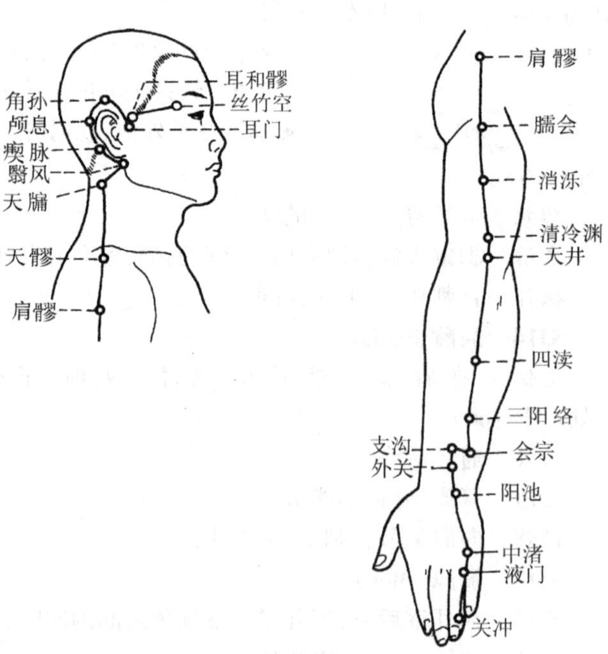

图4-68　手少阳三焦经腧穴总图

表 4-10 手少阳三焦经腧穴主治提要表

穴名	定 位	主 治
	手肘部	**侧头、耳、目、胸胁、咽喉、热病**
关冲	无名指尺侧指甲角旁约 0.1 寸处	头痛,目赤,耳聋,咽喉肿痛,热病
液门	第 4、第 5 指间,指蹼缘后方赤白肉际处	头痛,目赤,耳聋,咽喉肿痛,疟疾
中渚	环指本节(掌指关节)的后方,当第 4、第 5 掌骨间凹陷处	头痛,目赤,耳聋,咽喉肿痛,热病
阳池	在腕背横纹中,当指伸肌腱的尺侧缘凹陷处	头痛,目赤,耳聋,咽喉肿痛,热病疟疾,消渴
外关	阳池与肘尖的连线上,腕背横纹上 2 寸,尺骨与桡骨之间	头痛,目赤,耳聋,咽喉肿痛,热病胁肋痛,上肢痹痛
支沟	当阳池与肘尖的连线上,腕背横纹上 3 寸,尺骨与桡骨之间	暴喑,胁肋痛,便秘,热病
会宗	前臂背侧,当腕背横纹上 3 寸,支沟尺侧,尺骨的桡侧缘	耳聋,癫狂痫
三阳络	腕背横纹上 4 寸,尺骨与桡骨之间	耳聋,暴喑,上肢痹痛
四渎	阳池与肘尖的连线上,肘尖下 5 寸,尺骨与桡骨之间	耳聋,暴喑,齿痛,上肢痹痛
天井	臂外侧,屈肘时当肘尖直上 1 寸凹陷处	偏头痛,瘰疬,癫狂痫
	肩臂部	**局部疾患为主**
清冷渊	屈肘时当肘尖直上 2 寸,即天井上 1 寸	上肢痹痛,目黄
消泺	清冷渊与臑会连线的中点处	颈项强痛
臑会	肘尖与肩髎穴的连线上,肩髎下 3 寸三角肌的后下缘	上肢痹痛
肩髎	肩髃后方,当臂外展时,于肩峰后下方呈现凹陷处	肩臂挛痛不遂
天髎	肩井与曲垣的中间,当肩胛骨上角处	肩背痛,颈项强急
	颈侧头部	**侧头、耳、目疾病**
天牖	颈侧部,当乳突的后方直下,平下颌角,胸锁乳突肌的后缘	头痛,耳聋,项强,瘰疬
翳风	乳突与下颌角之间的凹陷处	耳聋,耳鸣,口眼㖞斜,颊肿
瘈脉	角孙至翳风之间,沿耳轮连线的中、下 1/3 的交点处	头痛,耳聋,耳鸣
颅息	角孙至翳风之间,沿耳轮连线的上、中 1/3 的交点处	头痛,耳聋,耳鸣
角孙	耳尖直上入发际处	颊肿,齿痛,目翳
耳门	面部,当耳屏上切迹的前方,下颌骨髁状突后缘,张口有凹陷处	耳聋,耳鸣,齿痛
耳和髎	头侧部,当鬓发后缘,平耳郭根部之前方,颞浅动脉的后缘	头痛,耳聋,牙关紧闭
丝竹空	面部,当眉梢凹陷处	头痛,目疾

本经特定穴:关冲(井穴)、液门(荥穴)、中渚(输穴)、阳池(原穴)、外关(络穴、八脉交会穴——通于阳维脉)、支沟(经穴)、会宗(郄穴)、天井(合穴)

4.11 足少阳胆经

4.11.1 经 脉

4.11.1.1 经脉循行

足少阳胆经(Zúshàoyáng Dǎn-jīng; Gallbladder Meridian of Foot-Shaoyang, GB.)起于目外眦

（瞳子髎），上行到额角，下耳后，沿颈旁，行手少阳三焦经之前，至肩上退后，交出手少阳三焦经之后，向下进入缺盆。

耳部支脉：从耳后进入耳中，出走耳前，达目外眦后方。

外眦部支脉：从目外眦处分出，下走大迎，会合手少阳经到达目眶下，下行经颊车，于颈部向下会合前脉于缺盆，然后向下进入胸中，通过横膈，络于肝，属于胆，沿着胁肋内，出于少腹两侧腹股沟动脉部，绕阴部毛际，横行进入髋关节部。

缺盆部直行脉：从缺盆下行腋下，沿胸侧，经过季胁，下行会合前脉于髋关节部，再向下沿着大腿外侧，出膝外侧，下行经腓骨前面，直下到达腓骨下段，下出外踝前面，沿足背部，进入第4趾外侧端（足窍阴）。

足背部支脉：从足背（足临泣）分出，沿第1、第2跖骨之间，出于大趾端，穿过趾甲，回过来到趾甲后的毫毛部（大敦），与足厥阴肝经相接（图4-69）。

本经联系脏腑器官：胆、肝、目、耳。

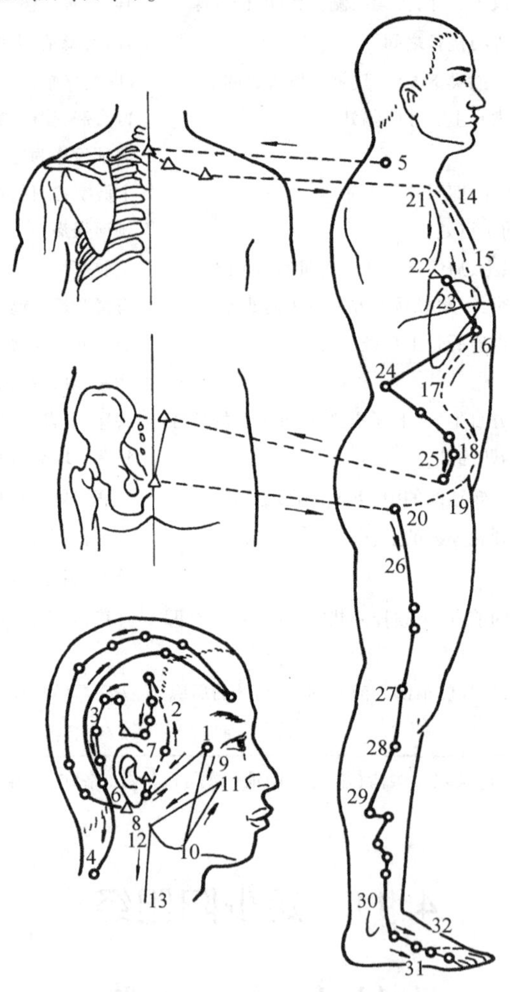

图4-69 足少阳胆经循行示意图

1. 起于目锐眦；2. 上抵头角；3. 下耳后；4. 循颈行手少阳之前，至肩上，却交出手少阳之后；5. 入缺盆；6. 其支者，从耳后入耳中；7. 出走耳前；8. 至目锐眦后；9. 其支者，别目锐眦；10. 下大迎；11. 合于手少阳抵于䪼；12. 下加颊车；13. 下颈合缺盆；14. 以下胸中贯膈；15. 络肝；16. 属胆；17. 循胁里；18. 出气街；19. 绕毛际；20. 横入髀厌中；21. 其直者，从缺盆；22. 下腋；23. 循胸；24. 过季胁；25. 下合髀厌中；26. 以下循髀阳；27. 出膝外廉；28. 下外辅骨之前；29. 直下抵绝骨之端；30. 下出外踝之前，循足跗上；31. 入小指次指之间；32. 其支者，别跗上，入大指之间，循大指歧骨内出；其端，还贯爪甲，出三毛

4.11.1.2 主治要点

1）经脉病证：头痛、目眩、目外眦痛、颔痛、缺盆肿痛、腋下肿、胸胁及下肢外侧痛、足外侧痛、发热等证。

2）脏腑病证：口苦、吞酸、胁痛、黄疸、疟疾等证。

3）其他：热病。

4.11.2 腧　　穴

本经共44穴，起穴瞳子髎，止穴足窍阴，常用穴如下：

GB1 瞳子髎 Tóngzǐliáo

定位　在面部，目外眦旁，当眶外侧缘处（图4-70）。

功效　清热散风，明目退翳。

主治　①头痛；②目赤肿痛，目翳，青盲。

操作　平刺0.3～0.5寸，或三棱针点刺出血。

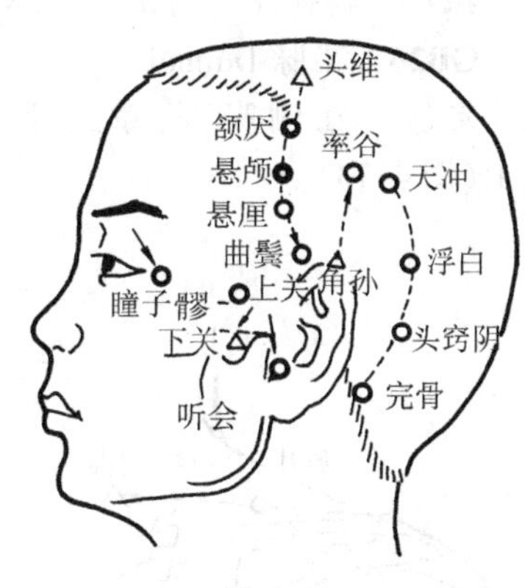

图4-70

GB2 听会 Tīnghuì

定位　在面部，当耳屏间切迹的前方，下颌骨髁状突的后缘，张口有凹陷处（图4-70）。

功效　清热聪耳，通经活络。

主治　①耳鸣耳聋；②面瘫，面痛；③齿痛。

操作　张口，直刺0.5～1寸，可灸。

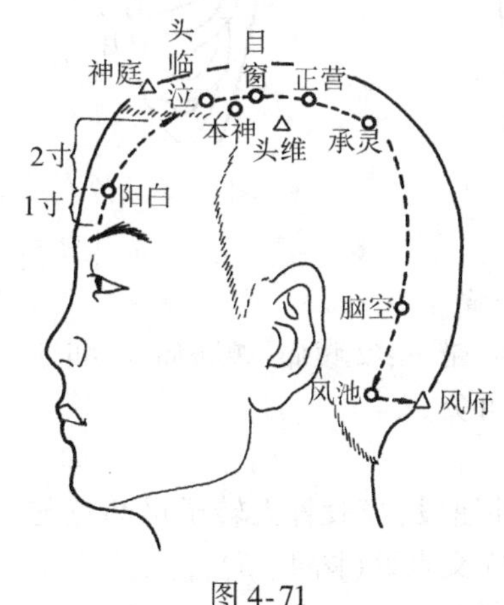

图4-71

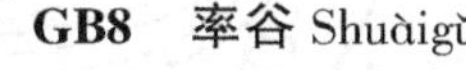

GB8 率谷 Shuàigǔ

定位　在头部，当耳尖直上入发际1.5寸，角孙直上方（图4-70）。

功效　清热息风，通络止痛。

主治　①偏头痛，眩晕；②小儿急慢惊风。

操作　平刺0.5～1寸，可灸。

GB14 阳白 Yángbái

定位　在前额部，当瞳孔直上，眉上1寸（图4-71）。

功效　祛风清热，通经明目。

主治　①头痛；②目眩，目痛，视物模糊，眼睑瞤动。

操作　平刺0.5～0.8寸，可灸。

GB20 风池 Fēngchí

定位　在项部，当枕骨之下，与风府相平，胸锁乳突肌与斜方肌上端之间的凹陷处（图4-71）。

功效　祛风解表，清头利窍。

主治　①头痛，眩晕，癫痫，中风；②目赤肿痛，鼻渊，鼻衄，耳鸣耳聋；③颈项强痛，感冒，热病；④瘿气。

操作　针尖微下，向鼻尖斜刺0.8～1.2寸，或平刺透风府穴，深部为延髓，必须严格掌握针刺角度与深度；可灸。

> 风池为祛风的要穴，且具有平肝潜阳的功效，凡肝风上扰、肝阳上亢、外感风邪引起的头、脑、眼、鼻疾病都可取之。
>
> 链接

GB21 肩井 Jiānjǐng

定位 在肩上,前直乳中,当大椎与肩峰端连线的中点(图4-72)。

功效 通经活络,理气化痰。

主治 ①头项强痛,肩背疼痛,上肢不遂;②乳痈,乳癖,乳汁不下,难产。

操作 直刺0.5~0.8寸,深部正当肺尖,不可深刺,孕妇禁针;可灸。

GB24 日月 Rìyuè(胆募穴)

定位 在上腹部,当乳头直下,第7肋间隙,前正中线旁开4寸(图4-74)。

功效 舒肝利胆,和中止痛。

主治 呕吐、吞酸、胁肋疼痛、呃逆、黄疸。

操作 斜刺或平刺0.5~0.8寸,不要深刺,以免伤及内部重要脏器;可灸。

GB26 带脉 Dàimài

定位 在侧腹部,章门下1.8寸,当第11肋骨游离端下方垂线与脐水平线的交点上(图4-73)。

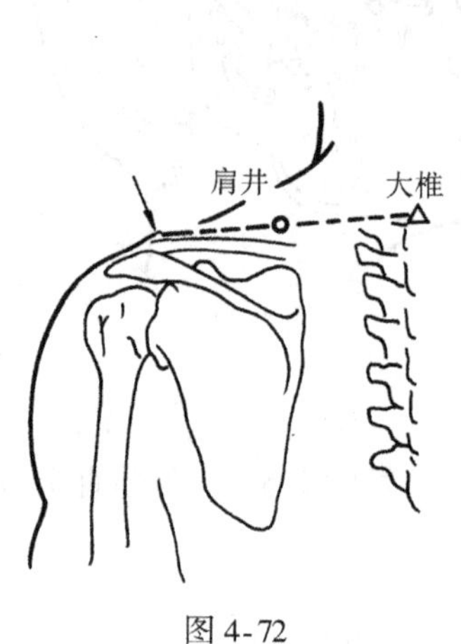

图4-72

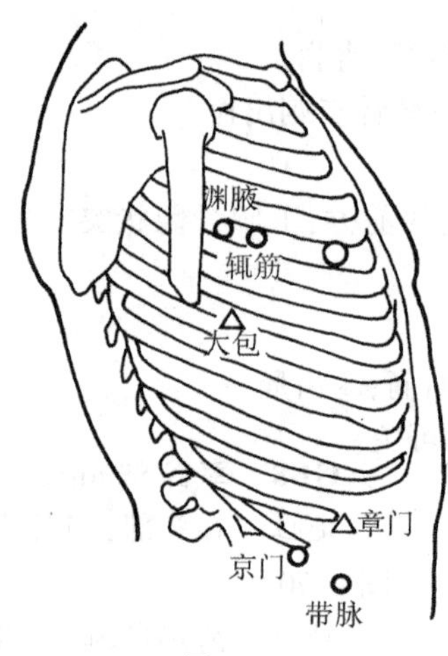

图4-73

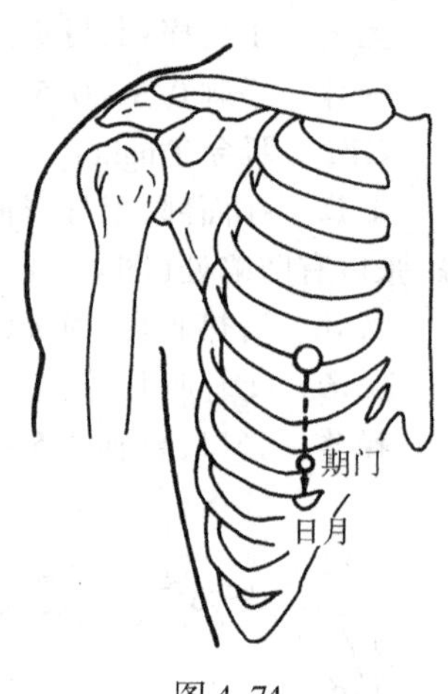

图4-74

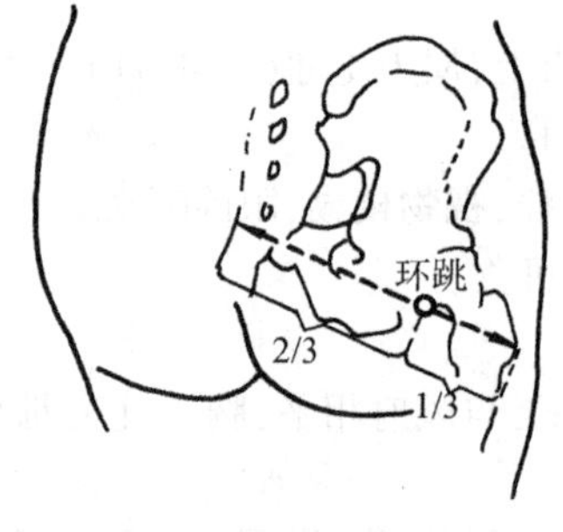

图4-75

功效 调经止带,理气止痛。

主治 ①月经不调,闭经,带下;②腹痛,腰胁痛;③疝气。

操作 直刺1~1.5寸,可灸。

GB30 环跳 Huántiào

定位 在股外侧部,侧卧屈股,当股骨大转子最凸点与骶管裂孔连线的外1/3与中1/3交点处(图4-75)。

功效 祛风除湿,通经活络。

主治 腰胯疼痛、半身不遂、下肢痿痹。

操作 直刺2~3寸,可灸。

GB31 风市 Fēngshì

定位 在大腿外侧部的中线上,当腘横纹上7寸,或直立垂手时,中指尖处(图4-76)。

功效 祛风除湿,通经活络。

主治 ①半身不遂,下肢痿痹,脚气;②遍身瘙痒。

操作 直刺1~2寸,可灸。

GB34 阳陵泉 Yánglíngquán(合穴;胆下合穴;八会穴之筋会)

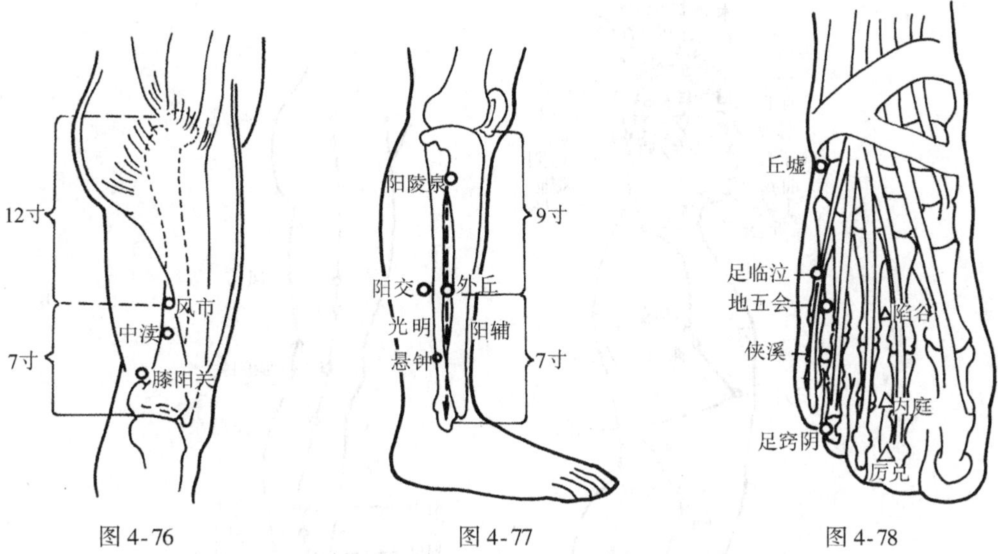

图4-76　　图4-77　　图4-78

定位　在小腿外侧,当腓骨头前下方凹陷处(图4-77)。

功效　疏肝利胆,舒筋利节。

主治　①黄疸,胁痛,口苦,呕吐,吞酸;②半身不遂,下肢痿痹,脚气;③小儿惊风。

操作　直刺1~1.5寸,可灸。

附注　临床研究显示,针刺阳陵泉可增强胆囊运动及排空能力。

GB37 光明 Guāngmíng(络穴)

定位　在小腿外侧,当外踝尖上5寸,腓骨前缘(图4-77)。

功效　疏肝明目,通经活络。

主治　①目痛,夜盲;②下肢痿痹;③乳房胀痛。

操作　直刺1~1.5寸,可灸。

GB39 悬钟 Xuánzhōng(八会穴之髓会)

定位　在小腿外侧,当外踝尖上3寸,腓骨前缘(图4-77)。

功效　通经活络,强筋益髓。

主治　①项强,胸胁胀痛;②下肢痿痹,脚气,中风,半身不遂;③咽喉肿痛。

操作　直刺0.8~1寸,可灸。

GB40 丘墟 Qiūxū(原穴)

定位　在足外踝的前下方,当趾长伸肌腱的外侧凹陷处(图4-78)。

功效　舒肝利胆,通络止痛。

主治　①颈项强痛,胸胁胀痛;②下肢痿痹,外踝肿痛。

操作　直刺0.5~0.8寸,可灸。

GB41 足临泣 Zúlínqì(输穴;八脉交会穴,通于带脉)

定位　在足背外侧,当足4趾本节(第4跖趾关节)的后方,小趾伸肌腱外侧凹陷处(图4-78)。

功效　疏肝泄火,行气退乳。

主治　①偏头痛,目赤肿痛,胁肋胀痛,足跗肿痛;②月经不调,乳痈。

操作　直刺0.3~0.5寸,可灸。

足少阳胆经腧穴共计44个(图4-79),其主治提要表详见表4-11。

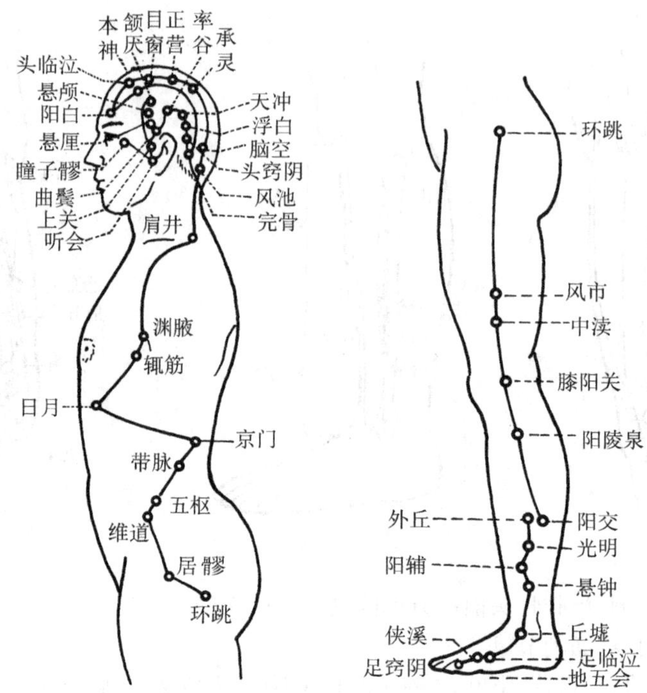

图4-79 足少阳胆经腧穴总图

表4-11 足少阳胆经腧穴主治提要表

穴名	定 位	主 治
	头部	**头、项、五官疾病**
瞳子髎	目外眦旁,当眶外侧缘处	头痛、目疾
听会	耳屏间切迹的前方,下颌骨髁状突的后缘,张口有凹陷处	耳鸣、耳聋、齿痛
上关	下关直上,当颧弓的上缘凹陷处	偏头痛、耳鸣、耳聋、齿痛、口㖞
颔厌	头维与曲鬓弧形连线的上1/4与下3/4交点处	偏头痛、耳鸣、目眩
悬颅	头维与曲鬓弧形连线的中点处	偏头痛、目赤肿痛
悬厘	头维与曲鬓弧形连线的上3/4与下1/4交点处	偏头痛、目赤肿痛
曲鬓	耳前鬓角发际后缘的垂线与耳尖水平线交点处	头痛、牙关紧闭
率谷	耳尖直上入发际1.5寸,角孙直上方	偏头痛、眩晕
天冲	耳根后缘直上入发际2寸,率谷后0.5寸处	头痛、牙龈肿痛
浮白	耳后乳突的后上方,天冲与完骨的弧线连线的中1/3与上1/3交点处	头痛、耳聋、耳鸣
头窍阴	耳后乳突的后上方,天冲与完骨的弧线连线的中1/3与下1/3交点处	头痛、耳聋
完骨	耳后乳突的后下方凹陷处	头痛、颈项强痛
本神	前发际上0.5寸,神庭旁开3寸,神庭与头维连线的内2/3与外1/3的交点处	头痛、目眩、癫痫
阳白	瞳孔直上,眉上1寸	前头痛、目疾

续表

穴名	定位	主治
头临泣	瞳孔直上前发际上0.5寸，神庭与头维连线的中点处	头痛、目疾、鼻塞
目窗	前发际上1.5寸，头正中线旁开2.25寸	目疾、头痛、鼻塞
正营	前发际上2.5寸，头正中线旁开2.25寸	偏头痛、目眩
承灵	前发际上4寸，头正中线旁开2.25寸	头痛、鼻塞
脑空	枕外隆凸的上缘外侧，头正中线旁开	头痛、癫痫、颈项强痛
	肩项部	**头项、肩部疾病**
风池	枕骨之下，与风府相平，胸锁乳突肌与斜方肌上端之间的凹陷处	头痛、目疾、鼻渊、颈项强痛、感冒、癫狂病
肩井	大椎与肩峰端连线的中点	头项强痛、肩背疼痛、乳痈、滞产
	胸胁部	**胸胁部疾病**
渊液	腋中线上，腋下3寸，第4肋间隙中	胁肋痛
辄筋	渊腋前1寸，平乳头，第4肋间隙中	胁肋痛
日月	乳头直下，第7肋间隙，前正中线旁开4寸	胁肋疼痛、呕吐、黄疸
	季胁下	**妇科、前阴、肠疾病**
京门	章门后1.8寸，当第12肋骨游离端的下方	小便不利、水肿、腰胁痛
带脉	第11肋骨游离端下方垂线与脐水平线的交点上	腹满、月经不调、带下
五枢	髂前上棘的前方，横平脐下3寸处	腹满、带下
维道	髂前上棘的前下方，五枢前下0.5寸	腹满、带下、疝气、阴挺
	髀枢、膝部	**腰腿疾病**
居髎	髂前上棘与股骨大转子最凸点连线的中点处	腰痛、下肢痹痛
环跳	侧卧屈股，当股骨大转子最凸点与骶管裂孔连线的外1/3与中1/3交点处	腰痛、下肢痹痛
风市	腘横纹上7寸，或直立垂手时，中指尖处	
中渎	风市下2寸，或腘横纹上5寸，股外侧肌与股二头肌之间	下肢痹痛
膝阳关	阳陵泉上3寸，股骨外上髁上方的凹陷处	膝肿痛
	胫足部	**头面五官、胁部疾病，神志、热病**
阳陵泉	腓骨头前下方凹陷处	胁痛、下肢痹痛、黄疸、小儿惊风
阳交	小腿外侧，当外踝尖上7寸，腓骨后缘	胸胁胀痛、下肢痹痛、癫狂
外丘	外踝尖上7寸，腓骨前缘，平阳交	胸胁胀痛、下肢痹痛、癫狂
光明	小腿外侧，当外踝尖上5寸，腓骨前缘	目疾、下肢痹痛
阳辅	外踝尖上4寸，腓骨前缘稍前方	偏头痛、下肢痹痛
悬钟	外踝尖上3寸，腓骨前缘	胁痛、下肢痹痛、颈项强痛
丘墟	趾长伸肌腱的外侧凹陷处	颈项强痛、下肢痹痛
足临泣	足4趾本节(第4跖趾关节)的后方，小趾伸肌腱外侧凹陷处	目疾、胁痛、月经不调
地五会	第4、第5跖骨之间，小趾伸肌腱的内侧缘	目赤肿痛、乳痈、足背肿痛
侠溪	第4、第5趾间，趾蹼缘后方赤白肉际处	头痛、目疾、耳聋、耳鸣、胁肋痛、热病
足窍阴	足第4趾末节，趾外侧距趾甲角0.1寸	头痛、目赤肿痛、咽喉肿痛、热病

本经特定穴：日月(胆的募穴)、京门(肾的募穴)、阳陵泉(合穴、下合穴、八会穴——筋会)、阳交(阳维郄穴)、外丘(郄穴)、光明(络穴)、阳辅(经穴)、悬钟(八会穴——髓会)、丘墟(原穴)、足临泣(输穴、八脉交会穴——通于带脉)、侠溪(荥穴)、足窍阴(井穴)

4.12 足厥阴肝经

4.12.1 经 脉

4.12.1.1 经脉循行

足厥阴肝经(Zújuéyīn Gānjīng; Liver Meridian of Foot-Jueyin,LR.)起于足大趾背毫毛部(大敦),沿着足背内侧上行,经过内踝前1寸处,向上行小腿内侧至内踝上8寸处交出足太阴经的后面,上行腘内侧,沿着大腿内侧,进入阴毛中,环绕阴部,上达小腹,挟胃旁,属于肝,络于胆,向上通过横膈,分布于胁肋,沿着喉咙的后面,向上进入鼻咽部,连接于“目系”(眼球连系于脑的部位),向上出于前额,与督脉会于巅顶。

“目系”支脉:从“目系”下行颊里,环绕唇内。

肝经支脉:从肝分出,通过横膈,向上流注于肺,与手太阴肺经相接(图4-80)。

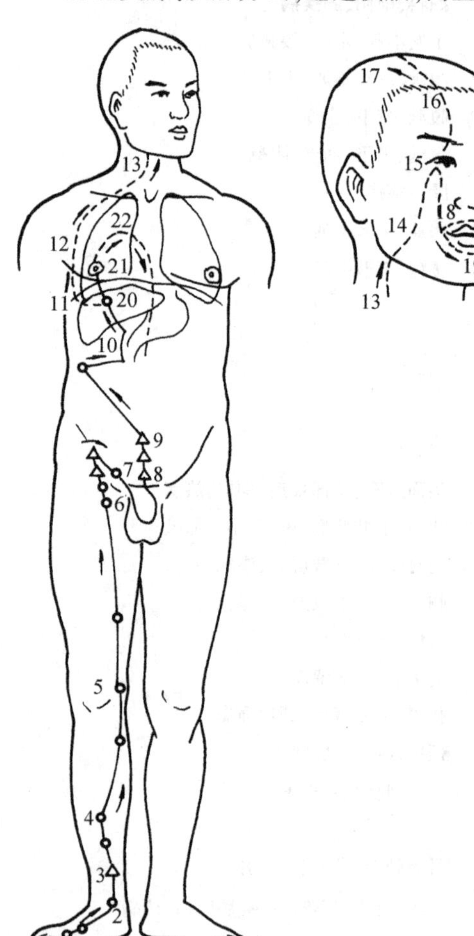

图4-80 足厥阴肝经循行示意图

1. 起于大指丛毛之际;2. 上循足跗上廉;3. 去内踝一寸;4. 上踝八寸,交出太阴之后;5. 上腘内廉;6. 循股阴;7. 入毛中;8. 过阴器;9. 抵小腹;10. 挟胃属肝络胆;11. 上贯膈;12. 布胁肋;13. 循喉咙之后;14. 上入颃颡;15. 连目系;16. 上出额;17. 与督脉会于巅;18. 其支者,从目系下颊里;19. 环唇内;20. 其支者,复从肝;21. 别贯膈;22. 上注肺

本经联系的脏腑器官:肝、胆、胃、肺、阴器、喉咙、目、唇。

4.12.1.2 主治要点

1）脏腑病证：胁痛、崩漏、月经不调、遗尿、小便不利；呃逆、眩晕、小儿惊风、癫痫等证。

2）经脉病证：头痛、目赤肿痛、口㖞、疝气、少腹肿等证。

4.12.2 腧　　穴

本经共14穴，起穴大敦，止穴期门，常用穴如下：

LR1　大敦 Dàdūn（井穴）

定位　在足大趾末节外侧，距趾甲角0.1寸（指寸）（图4-81）。

功效　疏肝理气，养血调经。

主治　①疝气，阴挺，遗尿；②月经不调，闭经，崩漏；③癫痫。

操作　斜刺0.1～0.2寸，或点刺出血；可灸。

LR2　行间 Xíngjiān（荥穴）

定位　在足背侧，当第1、第2趾之间，趾蹼缘的后方赤白肉际处（图4-81）。

功效　清热息风，疏肝理气。

主治　①头痛目眩，目赤肿痛，青盲，口㖞；②胁痛，疝气；③月经不调，崩漏，痛经，带下，小便不利；④中风，癫痫。

操作　直刺0.5～0.8寸，可灸。

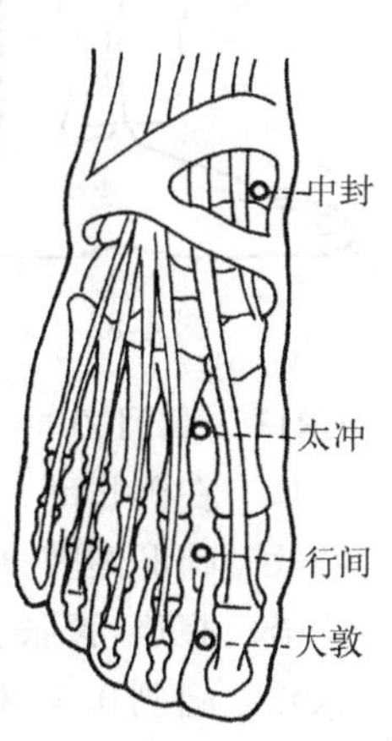

图4-81

LR3　太冲 Tàichōng（输穴；原穴）

定位　在足背侧，当第1、2跖骨结合部之前凹陷处（图4-81）。

功效　平肝息风，理气活血。

主治　①头痛目眩，目赤肿痛，口㖞；②胁痛，疝气，遗尿，呃逆；③月经不调，崩漏，痛经，带下；④小儿惊风，中风，癫痫；⑤下肢痿痹。

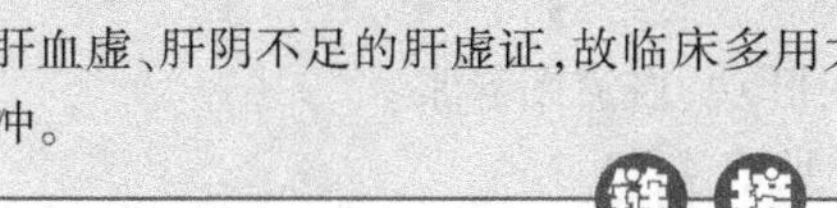

行间和太冲都可以治疗肝气郁结、肝火上炎、肝阳上亢的肝实证，太冲还可治疗肝血虚、肝阴不足的肝虚证，故临床多用太冲。

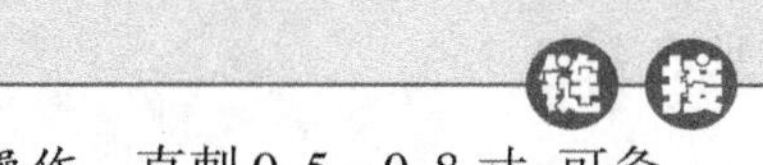

操作　直刺0.5～0.8寸，可灸。

附注　临床研究发现，对施行胆囊切除和胆总管探察术的急性胆道疾病患者，针刺足三里、阳陵泉或深刺太冲，均能使注射吗啡后胆道压力不仅停止上升，而且迅速下降。

LR5　蠡沟 Lígōu（络穴）

定位　在小腿内侧，当足内踝尖上5寸，胫骨内侧面的中央（图4-82）。

功效　疏肝理气，调经止带。

主治　①月经不调，带下，阴痒；②小便不利，遗尿；③下肢痿痹。

操作　平刺0.5～0.8寸，可灸。

LR8　曲泉 Qūquán（合穴）

定位　在膝内侧，屈膝，当膝关节内侧面横纹内侧端，股骨内侧髁的后缘，半腱肌、半膜肌止端的前缘凹陷处（图4-83）。

功效　清热利湿，调理下焦。

主治　①腹痛，疝气；②小便不利，遗精；③月经不调，痛经，带下，阴痒；④膝痛。

操作　直刺1～1.5寸，可灸。

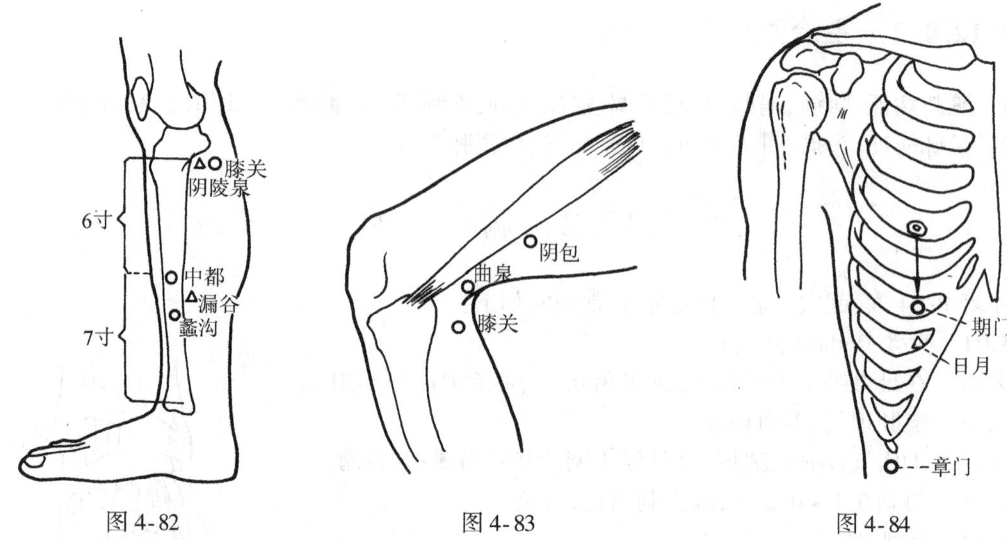

图 4-82　　图 4-83　　图 4-84

LR13　章门 Zhāngmén（脾募穴；八会穴之脏会）

定位　在侧腹部，当第 11 肋游离端的下方（图 4-84）。

功效　疏肝健脾，理气活血。

主治　腹痛、腹胀、泄泻、胁痛、痞块。

操作　斜刺 0.5～0.8 寸，可灸。

LR14　期门 Qīmén（肝募穴）

定位　在胸部，当乳头直下，第 6 肋间隙，前正中线旁开 4 寸（图 4-84）。

功效　疏肝健脾，理气散结。

主治　胸胁胀痛、腹胀、呕吐、乳痈。

操作　斜刺或平刺 0.5～0.8 寸，可灸。

附注　临床研究发现期门有压痛者同时肝区有压痛，肝功、血流图异常。

足厥阴肝经腧穴共计 14 个（图 4-85），其主治提要详见表 4-12。

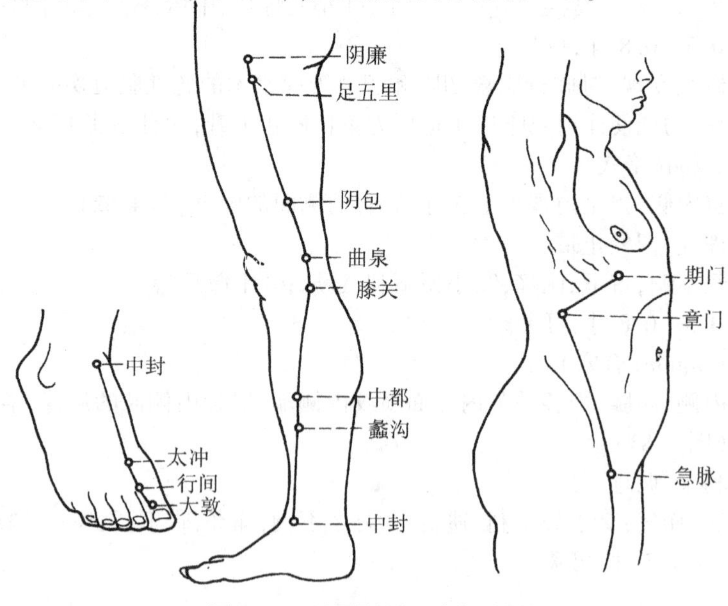

图 4-85　足厥阴肝经腧穴总图

表 4-12 足厥阴肝经腧穴主治提要表

穴名	定 位	主 治
	足部	**肝胆病、前阴病、妇科病、头面病**
大敦	足大趾末节外侧,距趾甲角 0.1 寸	疝气、遗尿、崩漏、阴挺、癫痫
行间	足背侧,当第 1、第 2 趾之间,趾蹼缘的后方赤白肉际处	崩漏、小便不利、头痛、口㖞、癫狂痫、目赤肿痛、胁痛
太冲	足背侧,当第 1 跖骨间隙的后方凹陷处	遗尿、头痛、眩晕、癫痫、口㖞、崩漏、疝气、胁痛
中封	足背侧,当足内踝前,商丘与解溪连线之间,胫骨前肌腱的内侧凹陷处	疝气、小便不利、遗精
	腿部	**前阴病、妇科病、下肢病**
蠡沟	足内踝尖上 5 寸,胫骨内侧面的中央	月经不调、带下、小便不利
中都	足内踝尖上 7 寸,胫骨内侧面的中央	疝气、崩漏、腹痛
膝关	胫骨内上髁的后下方,阴陵泉后 1 寸,腓肠肌内侧头的上部	膝部疼痛
曲泉	屈膝,当膝关节内侧面横纹内侧端,股骨内侧髁的后缘,半腱肌、半膜肌止端的前缘凹陷处	疝气、小便不利、遗精、腹痛
阴包	股骨内上髁上 4 寸,股内肌与缝匠肌之间	月经不调、小便不利、遗尿
足五里	气冲直下 3 寸,大腿根部,耻骨结节的下方,长收肌的外缘	小便不利
阴廉	气冲直下 2 寸,大腿根部,耻骨结节的下方,长收肌的外缘	月经不调
	胁腹部	**胃肠疾病为主,妇科疾病为次**
急脉	气冲外下方腹股沟股动脉搏动处,前正中线旁 2.5 寸	疝气、小腹痛
章门	第 11 肋游离端的下方	腹痛、泄泻、胁痛
期门	在乳头直下,第六肋间隙,正中线旁开 4 寸	胸胁胀痛、呕吐

本经特定穴:大敦(井穴)、行间(荥穴)、太冲(输穴、原穴)、中封(经穴)、蠡沟(络穴)、中都(郄穴)、曲泉(合穴)、章门(脾募穴)、期门(募穴)

4.13 督 脉

4.13.1 经 脉

4.13.1.1 经脉循行

督脉(Dūmài;Du Meridian,DU.)起于小腹内,下出于会阴部,向后行于脊柱的内部,上达项后风府,进入脑内,上行巅顶,沿前额下行鼻柱(图 4-86)。

4.13.1.2 主治要点

本经主治神志病、热病和腰骶、背、头项局部病证,以及相应的内脏疾病。

4.13.2 腧 穴

本经共 28 穴,起穴长强,止穴龈交,常用穴如下:

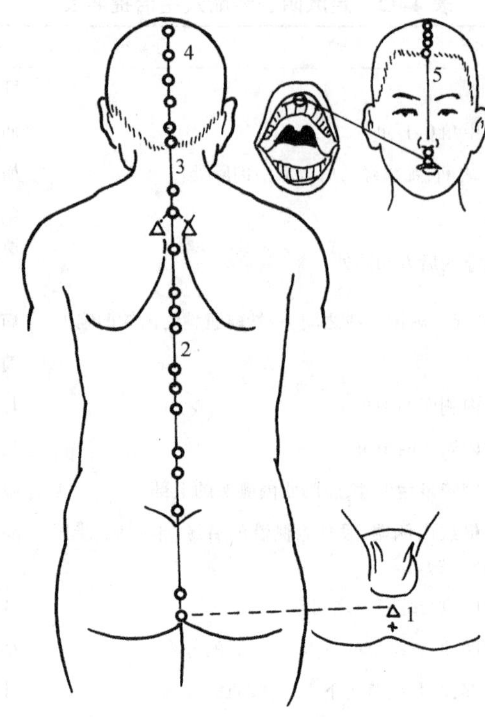

图 4-86　督脉循行示意图

1. 起于下极之输;2. 并于脊里;3. 上至风府,入脑;4. 上巅;5. 循额,至鼻柱

DU1　长强 Chángqiáng(络穴)

定位　在尾骨端下,当尾骨端与肛门连线的中点处(图 4-87)。

功效　清热利湿,调理下焦。

主治　①痔疮,脱肛,泄泻,便秘;②腰脊尾骶痛;③癫狂痫证。

操作　斜刺,针尖向上与骶骨平行刺入 0.5~1 寸,不得刺穿直肠,以防感染;不灸。

DU3　腰阳关 Yāoyángguān

定位　在腰部,当后正中线上,第 4 腰椎棘突下凹陷中(图 4-87)。

功效　补肾强腰,通经活络。

主治　①月经不调,遗精,阳痿;②腰骶痛,下肢痿痹。

操作　向上微斜刺 0.5~1 寸,可灸。

DU4　命门 Mìngmén

定位　在腰部,当后正中线上,第 2 腰椎棘突下凹陷中(图 4-87)。

功效　固精壮阳,培元补肾。

主治　①遗精,阳痿;②遗尿,尿频;③月经不调,带下,不孕;④泄泻,手足厥冷;⑤腰痛。

操作　向上微斜刺 0.5~1 寸,可灸。

DU9　至阳 Zhìyáng

定位　在背部,当后正中线上,第 7 胸椎棘突下凹陷中(图 4-87)。

功效　宽胸理气,利胆退黄。

主治　①胁痛,黄疸;②咳嗽气喘;③腰背疼痛。

操作　向上微斜刺 0.5~1 寸,可灸。

附注　临床研究表明,在至阳穴埋藏微型助压器治疗心绞痛,症状疗效明显。

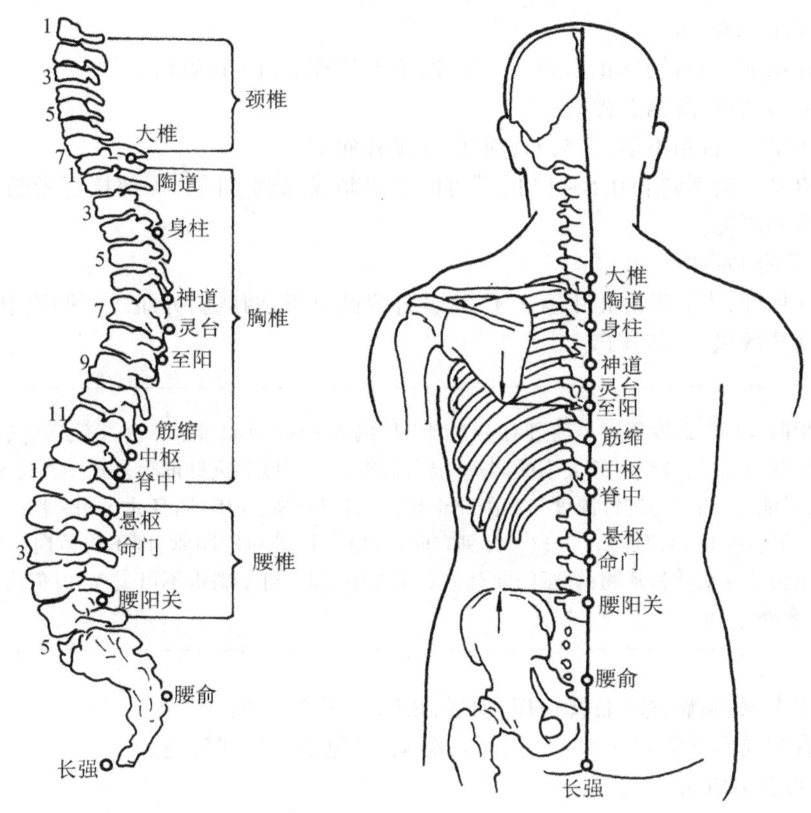

图 4-87

DU10　灵台 Língtái

定位　在背部,当后正中线上,第 6 胸椎棘突下凹陷中(图 4-87)。

功效　清热解毒,止咳平喘。

主治　①疔疮;②咳喘;③脊背疼痛。

操作　向上微斜刺 0.5 ~1 寸,可灸。

DU14　大椎 Dàzhuī

定位　在后正中线上,第 7 颈椎棘突下凹陷中(图 4-87)。

功效　解表退热,助阳散寒,通调督脉。

主治　①热病,疟疾;②咳喘,骨蒸盗汗;③头痛,项强,肩背痛,腰脊强痛;④风疹,痤疮;⑤癫狂痫证。

操作　直刺 0.5 ~1 寸,可灸。

附注　临床研究表明针刺大椎对高热病人有退烧作用。并提示深刺大椎在改善微循环灌流、加快血液循环、扩张皮肤血管的作用上明显优于浅刺大椎。实验研究通过米粒灸小鼠“大椎穴”,发现对小鼠实体瘤和腹水癌具有明显的治疗作用,能延长该

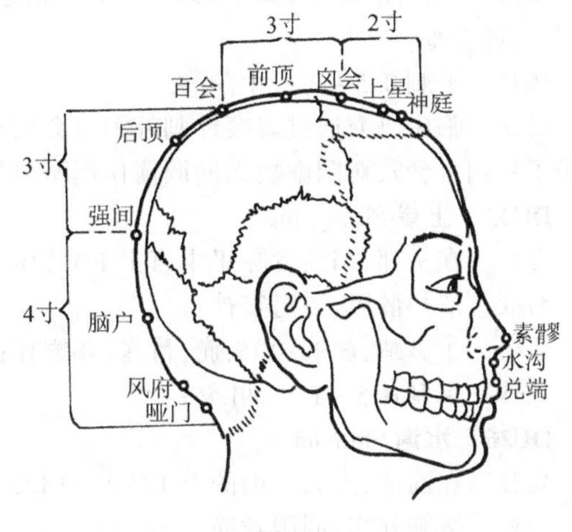

图 4-88

小鼠的存活时间，并使肿瘤细胞的增殖受到抑制，整体防卫免疫功能均有不同程度的提高。

DU15 哑门 Yǎmén

定位 在项部，当后发际正中直上0.5寸，第1颈椎下（图4-88）。

功效 通窍活络，醒脑安神。

主治 ①暴喑，舌强不语；②头痛，项强；③癫狂痫证。

操作 直刺或向下斜刺0.5～1寸，不可向上斜刺或深刺。因为深部接近延髓，必须严格掌握针刺的角度和深度。

DU16 风府 Fēngfǔ

定位 在项部，当后发际正中直上1寸，枕外隆凸直下，两侧斜方肌之间凹陷中（图4-88）。

功效 清热散风，醒脑开窍。

风府、哑门穴进针深度探讨 通过对147例中风病人9193次针刺，35例X线实测进行了颈围、同身寸和两穴进针深度及与得气关系的调查，求出临床进针深度和进针危险公式。又对52例尸体测量和分析结果证实，两穴的进针深度与颈围成正相关，而与身高、头围、同身寸无相关性。进针深度与颈围的比值，风府为0.14，哑门为0.13。针刺方向，风府要针尖对向印堂，即不得偏向一侧也不可向上过深，以免伤及椎动脉和延髓；针哑门要针尖对向人中，即不可偏斜也不可过深，以免伤及椎动脉及脊髓而引起意外。

链接

主治 ①中风，癫痫，癔病；②头痛，项强，眩晕；③咽喉肿痛，失音。

操作 直刺或向下斜刺0.5～1寸，不可深刺，以免伤及深部延髓。

DU20 百会 Bǎihuì

定位 在头部，当前发际正中直上5寸，或两耳尖连线的中点（图4-88）。

功效 升阳固脱，开窍宁神。

（1）艾灸百会治疗眩晕 艾灸眩晕病人的百会穴，能使大椎穴的皮肤温度明显升高，客观地证实了艾灸百会能起到疏通经络、升阳补气的作用，因而推论能够扩张血管、增加脑部血流量、改善脑部的血液循环，使眩晕症得以改善。

（2）艾灸百会治疗内脏脱垂 艾灸脱肛、子宫下垂病人的百会穴，可升阳举陷，有较好的效果。

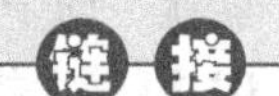

主治 ①头痛，眩晕；②中风失语，癫狂痫癔；③失眠，健忘；④脱肛，泄泻，久痢，阴挺，遗尿，胃下垂，肾下垂。

操作 平刺0.5～0.8寸，可灸。

附注 临床研究通过观察针刺补泻百会穴对阳虚病人血浆中cAMP及cGMP含量的影响，说明了针刺百会穴对阳虚病人的调衡作用明显超过对正常人的影响。

DU23 上星 Shàngxīng

定位 在头部，当前发际正中直上1寸（图4-88）。

功效 清热散风，通窍安神。

主治 ①鼻衄，鼻塞；②头痛，目痛；③癫狂；④热病。

操作 平刺0.5～1寸，可灸。

DU26 水沟 Shuǐgōu

定位 在面部，当人中沟的上1/3与中1/3交点处（图4-88）。

功效 醒脑开窍，回阳救逆。

(1) 抗休克作用　对实验性休克的动物,针人中后能使血压、心跳、呼吸恢复正常,使血压稳步上升,呼吸加深,加快。

(2) 针刺治疗顽固性呃逆　强刺激5分钟后停止,次日再发,仍刺人中,呃逆止。

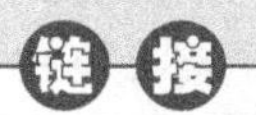

主治　①中风昏迷,晕厥,小儿惊风,中暑,癔病,癫狂痫证;②鼻塞,鼻衄,口㖞,齿痛,牙关紧闭;③头痛项强,肩背痛,腰脊强痛。

操作　向上斜刺0.3～0.5寸,或用指甲掐按。

附注　实验报道针刺家兔"人中穴"可使失血性休克家兔的血压缓慢回升;可使中性粒细胞、T淋巴细胞增加;可使血液内流补充血容量,并有防止血液黏稠淤滞的作用。针刺"人中穴"对实验性呼吸节律紊乱有一定的调整作用,有明显的呼吸启动效应或节律恢复作用。

督脉腧穴共计28个(图4-89),其主治提要详见表4-13。

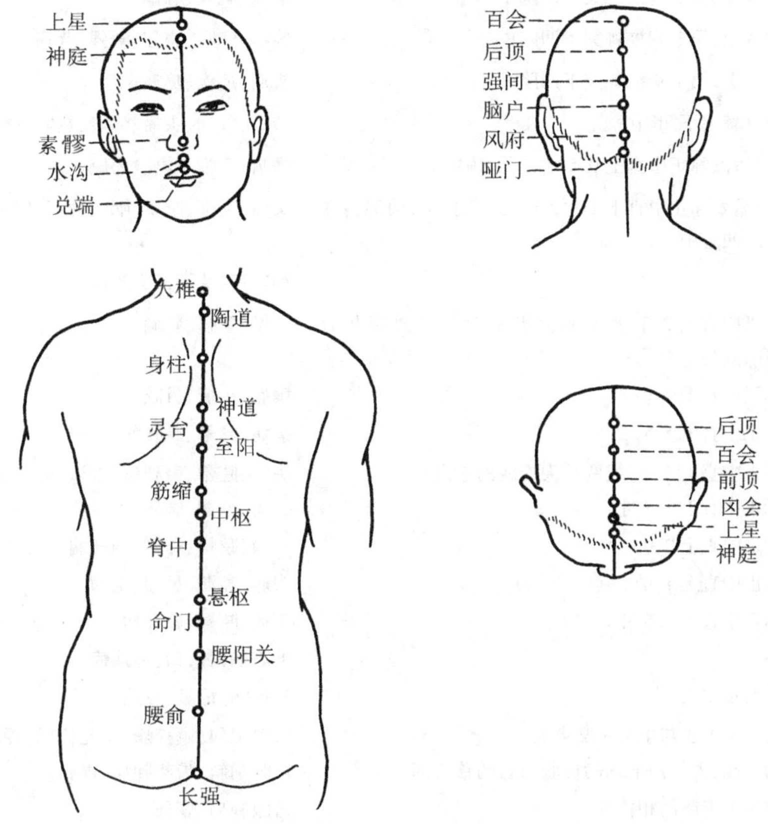

图4-89　督脉腧穴总图

表4-13　督脉腧穴主治提要表

穴名	定　位	主　治
	尾端～14椎	**神志、妇科、前阴、肠疾病**
长强	尾骨端与肛门连线的中点处	便血,痔疮,癫狂痫
腰俞	后正中线上,适对骶管裂孔	月经不调、腰脊强痛

续表

穴名	定 位	主 治
腰阳关	后正中线上,第4腰椎棘突下凹陷中	月经不调、遗精、腰痛、下肢痿痹
命门	后正中线上,第2腰椎棘突下凹陷中	阳痿、月经不调、遗精、带下、腰痛、泄泻
	13~9椎	**神志病、肠胃病**
悬枢	后正中线上,第1腰椎棘突下凹陷中	腹痛、泄泻、腰脊强痛
脊中	后正中线上,第11胸椎棘突下凹陷中	泄泻、黄疸、癫痫
中枢	后正中线上,第10胸椎棘突下凹陷中	呕吐、黄疸、腰脊强痛
筋缩	后正中线上,第9胸椎棘突下凹陷中	胃痛、脊强、癫狂痫
	7~1椎	**神志、心肺疾病,热病**
至阳	后正中线上,第7胸椎棘突下凹陷中	黄疸、咳喘、脊强、背痛
灵台	后正中线上,第6胸椎棘突下凹陷中	咳嗽、气喘、疔疮
神道	后正中线上,第5胸椎棘突下凹陷中	咳嗽、胸痛、心悸
身柱	后正中线上,第3胸椎棘突下凹陷中	咳嗽、气喘、癫狂、脊强、背痛
陶道	后正中线上,第1胸椎棘突下凹陷中	头痛、疟疾、热病
大椎	第7颈椎棘突下凹陷中	咳嗽、气喘、头痛、疟疾、热病、癫痫
哑门	项部,当后发际正中直上0.5寸,第1颈椎下	暴喑、舌强不语、癫狂痫
风府	项部,当后发际正中直上1寸,枕外隆凸直下,两侧斜方肌之间凹陷中	头痛、项强、眩晕、咽喉肿痛、癫狂
	头部	**神志病,头面五官疾病**
脑户	后发际正中直上2.5寸,风府穴上1.5寸,枕外隆凸的上缘凹陷处	头晕、项强、癫痫
强间	后发际正中直上4寸	癫痫、头痛、目眩
后顶	后发际正中直上5.5寸	头痛、眩晕、癫狂痫
百会	前发际正中直上5寸,或两耳尖连线的中点	头痛、眩晕、癫狂痫、中风、脱肛、阴挺
前顶	前发际正中直上3.5寸	头痛、鼻渊、癫痫
囟会	前发际正中直上2寸	头痛、眩晕、鼻渊、癫狂痫
上星	前发际正中直上1寸	头痛、鼻渊、鼻衄、癫痫
神庭	前发际正中直上0.5寸	头痛、眩晕、癫狂痫
	口鼻部	**神志病,鼻、口、齿疾病**
素髎	当鼻尖的正中央	鼻疾病、惊厥、昏迷
人中	人中沟的上1/3与中1/3交点处	口眼㖞斜、癫狂痫、小儿惊风、昏迷、腰痛
兑端	上唇的尖端,人中沟下端的皮肤与唇的移行部	口眼㖞斜、齿龈肿痛、癫狂
龈交	唇系带与上齿龈的相接处	齿龈肿痛、癫狂

本经特定穴:长强(络穴)

4.14 任 脉

4.14.1 经 脉

(1) 经脉循行

任脉(Rénmài;Ren Meridian,RN.)起于小腹内,下出会阴,向上行于阴毛部,沿着腹内,向上经过关元等穴，到达咽喉部，环绕口唇，经过面部，进入目眶下（承泣）（图4-90）。

（2）主治要点

本经主治腹、胸、颈、头面的局部病证和相应的内脏器官疾病，少数腧穴有强壮作用或可治疗神志病。

4.14.2 腧　穴

本经共24穴，起穴会阴，止穴承浆，常用穴如下：

RN3　中极 Zhōngjí（膀胱募穴）

定位　在下腹部，当前正中线上，脐中下4寸（图4-91）。

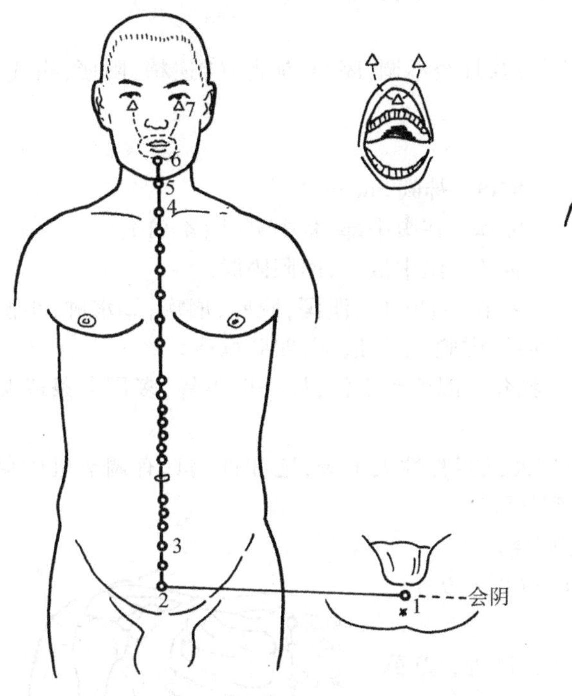

图4-90　任脉循行示意图

1. 起于中极之下；2. 以上毛际；3. 循腹里，上关元；4. 至咽喉；5. 上颐；6. 循面；7. 入目

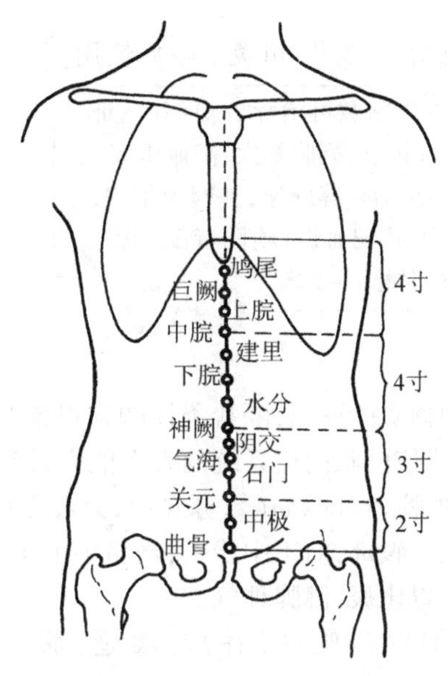

图4-91

功效　清热利湿，调经止带。

主治　①遗尿，小便不利，癃闭；②遗精，阳痿，疝气；③月经不调，带下，不孕。

操作　直刺0.5～1寸，可灸。孕妇慎用。

（1）抗休克作用　有人通过艾灸家兔关元穴对组胺所引起的休克的研究发现：艾灸关元可增加家兔心输出量，减轻外周阻力，升高血压，但不增加心率。

（2）抗肿瘤作用　艾灸关元穴一壮，隔日1次，10次观察结果。发现可显著延长接种HAC瘤细胞小鼠的存活期。由此推知，艾灸虽不直接作用于肿瘤细胞组织，但有抗肿瘤的作用。这很可能是调动了机体的自身抗病能力，其中免疫系统起重要作用。

链接

RN4　关元 Guānyuán(小肠募穴)

定位　在下腹部,当前正中线上,当脐中下3寸(图4-91)。

功效　培元固本,温肾壮阳。

主治　①遗精,阳痿,疝气;②遗尿尿频,癃闭;③月经不调,带下,不孕;④中风脱证,虚劳羸瘦;⑤腹痛,泄泻。

操作　直刺1~2寸,可灸。孕妇慎用。

附注　动物实验证实,艾灸家兔"关元穴"能增加机体代偿能力,对血流动力学有一定的作用,对防止缺氧不断加重和延缓休克的发展均有积极意义。针灸小白鼠"关元穴",结果提示具有调整和加强下丘脑-垂体-性腺轴的功能的作用,在抗老保健方面有一定的意义。

RN6　气海 Qìhǎi(肓之原穴)

定位　在下腹部,当前正中线上,当脐中下1.5寸(图4-91)。

功效　补气行气,温肾利水。

主治　①虚脱,形体羸瘦;②腹痛,泄泻,便秘;③月经不调,闭经,崩漏;④遗精,阳痿,疝气,遗尿。

操作　直刺1~2寸,可灸。孕妇慎用。

RN8　神阙 Shénquē

定位　在腹中部,脐中央(图4-91)。

功效　温中散寒,回阳固脱。

主治　①腹痛,泄泻,脱肛,痢疾;②水肿,小便不利;③虚脱,中风脱证,四肢厥冷。

操作　因消毒不便,故一般不针,多用艾条或艾炷隔盐灸。

> (1)用中药贴敷可治疗五更泻、寒证腹痛、婴幼儿腹泻、前列腺肥大、高血压等。
>
> (2)闪罐法治疗荨麻疹,神阙为主穴,上肢配曲池,下肢配血海,顽固者配大椎、肺俞、脾俞、每次配1~2穴。
>
> 链接

附注　动物实验证明,隔盐灸神阙穴可治疗大鼠实验性关节炎,这和神阙具有调节机体免疫功能有关,能使网状内皮系统的吞噬能力得到加强。

RN12　中脘 Zhōngwǎn(胃募穴;八会穴之腑会)

定位　在上腹部,前正中线上,当脐中上4寸(图4-91)。

功效　和胃化痰,健脾理气。

主治　①胃痛呕吐,吞酸,呃逆,腹胀,泄泻;②黄疸;③癫狂。

操作　直刺1~1.5寸,可灸。

附注　临床观察到指压中脘穴可解除胃幽门痉挛,X线透视下可见全部病例点压后胃蠕动增强,波频增加,波速增快,幽门痉挛解除。

RN17　膻中 Shānzhōng(心包募穴;八会穴之气会)

定位　在胸部,当前正中线上,平第4肋间,两乳头连线的中点(图4-92)。

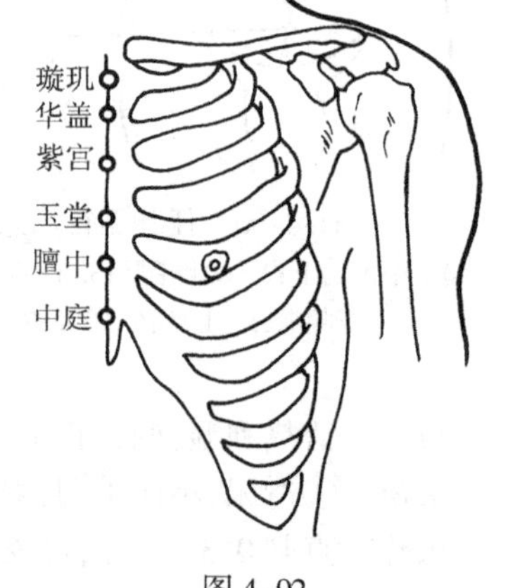

图4-92

功效　宽胸理气,降逆止呕。

主治　①咳嗽气喘;②心悸,胸痛;③乳少,乳癖,乳痈;④呕吐,呃逆,噎嗝。

操作　平刺0.3~0.5寸,可灸。

RN22　天突 Tiāntū

定位　在颈部,当前正中线上,胸骨上窝中央(图4-93)。

功效　宽胸理气,降逆化痰。

主治 ①咳喘胸痛;②咽痛暴喑;③瘿气;④梅核气,噎嗝。

(1) 膻中用割治法可治疗哮喘。

(2) 艾灸或针刺膻中具有很好的促进乳汁分泌及通乳作用,缺乳产妇在膻中穴上用艾条灸,配合谷、少泽穴则收效更佳。

(3) 配曲池、合谷用泻法或加电针对乳腺炎急性期有明显疗效。

(4) 以膻中、内关、足三里为主穴,针治冠心病,不仅能缓解临床症状,心绞痛,且能改善冠状动脉和脑循环,改善左心室功能。

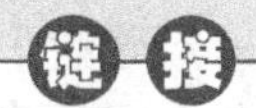

操作 先直刺0.2寸,然后将针尖转向下方,紧靠胸骨后方刺入1~1.5寸;可灸。

针刺天突可使食管平滑肌扩张,食管蠕动增强,食物容易下移,对改善食道癌梗阻症状,减轻患者精神负担,延长寿命能起到一定作用。

链 接

RN23 廉泉 Liánquán

定位 在颈部,当前正中线上,结喉上方,舌骨上缘凹陷处(图4-93)。

功效 通利舌咽。

主治 ①口㖞,齿龈肿痛,流涎,暴喑;②癫狂。

操作 向舌根斜刺0.5~0.8寸,可灸。

RN24 承浆 Chéngjiāng

定位 在面部,当颏唇沟的正中凹陷处(图4-93)。

功效 祛风通络。

主治 ①舌下肿痛,舌纵流涎,舌强不语;②暴喑,喉痹,吞咽困难。

操作 斜刺0.3~0.5寸,可灸。

任脉经穴共计24个(图4-94),其主治提要详见表4-14。

承浆
廉泉
天突

图4-93

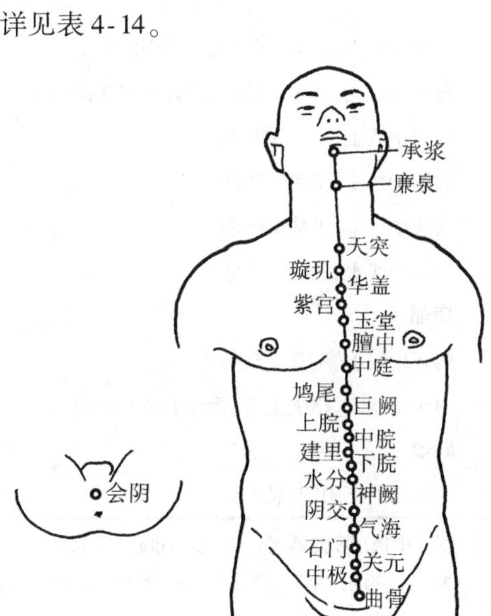

图4-94 任脉腧穴总图

表 4-14 任脉腧穴主治提要表

穴名	定 位	主 治
	下腹部	**妇科、前阴病及肠病**
会阴	男性当阴囊根部与肛门连线的中点,女性当大阴唇后联合与肛门连线的中点	小便不利、遗精、月经不调、昏迷
曲骨	前正中线上,耻骨联合上缘的中点处	小便不利、遗尿、阳痿、带下
中极	前正中线上,当脐中下 4 寸	小便不利、遗精、遗尿、月经不调
关元	前正中线上,当脐中下 3 寸	遗尿、阳痿、月经不调、泄泻、虚脱
石门	前正中线上,当脐中下 2 寸	腹痛、水肿、泄泻、经闭
气海	前正中线上,当脐中下 1.5 寸	腹痛、泄泻、遗尿、崩漏、虚脱
阴交	前正中线上,当脐中下 1 寸	腹痛、水肿、月经不调
	上腹部	**胃肠疾病为主,其次是神志病**
神阙	脐中央	腹痛、泄泻、虚脱
水分	前正中线上,当脐中上 1 寸	水肿、小便不利、泄泻
下脘	前正中线上,当脐中上 2 寸	腹痛、泄泻、呕吐
建里	前正中线上,当脐中上 3 寸	胃痛、呕吐、水肿、食欲不振
中脘	前正中线上,当脐中上 4 寸	胃痛、呕吐、腹痛、泄泻、水肿
上脘	前正中线上,当脐中上 5 寸	胃痛、呕吐、癫狂
巨阙	前正中线上,当脐中上 6 寸	胸痛、心悸、呕吐、癫狂痫
鸠尾	前正中线上,当胸剑联合部下 1 寸	胸痛、腹胀、癫狂痫
	胸部	**胸、心、肺疾病为主,其次为食管疾病**
中庭	前正中线上,平第 5 肋间,即胸剑结合部	胸胁胀痛、心痛
膻中	前正中线上,平第 4 肋间,两乳头连线的中点	胸痛、心悸、呕吐、乳少、气喘
玉堂	前正中线上,平第 3 肋间	咳嗽、气喘、胸痛
紫宫	前正中线上,平第 2 肋间	咳嗽、气喘、胸痛
华盖	前正中线上,平第 1 肋间	咳嗽、气喘、胸痛
璇玑	前正中线上,天突下 1 寸	咳嗽、气喘、胸痛
	颈部	**舌、咽喉疾病**
天突	前正中线上,胸骨上窝中央	咳嗽、气喘、暴喑、咽喉肿痛、噎嗝
廉泉	前正中线上,结喉上方,舌骨上缘凹陷处	舌强不语、舌下肿痛、吞咽困难
	唇部	**口齿疾病**
承浆	颏唇沟的正中凹陷处	齿痛、口㖞

本经特定穴:中极(膀胱募穴)、关元(小肠募穴)、石门(三焦募穴)、气海(肓之原穴)、中脘(胃募穴、八会穴——腑会)、巨阙(心募穴)、鸠尾(络穴、膏之原穴)、膻中(心包募穴、八会穴——气会)

4.15 经外奇穴

经外奇穴(Extra points, EX)分头颈部穴(Tóujìngbù Xué;Points of Head and Neck ,EX-HN)、胸腹部穴(Xiōngfùbù Xué;Point of Chest and Abdomen,EX-CA)、背部穴(Bèi bù Xué;Points of

Back, EX-B)、上肢穴(Shàngzhī Xué; Points of Upper Extremities, EX-UE)和下肢穴(Xiàzhī Xué; Points of Lower Extremities, EX-LE)。

表4-15 常用奇穴主治提要表

穴名	定位	主治	操作
四神聪	位于头顶部,百会前后的左右各1寸,共4穴	头痛、眩晕、失眠、癫痫等	平刺0.5~0.8寸;可灸
印堂	位于额部,两眉头的中间	头痛、小儿惊风、鼻渊、失眠等	平刺0.3~0.5寸或点刺出血;可灸
太阳	位于颞部,眉梢与目外眦之间,向后约一横指的凹陷处	头痛、目疾	直刺或斜刺0.3~0.5寸,或点刺出血
球后	位于面部,眶下缘外1/4与内3/4交界处	目疾	轻压眼球向上,向眶缘缓慢直刺0.5~1.5寸,不提插
牵正	位于面颊部,耳垂前0.5~1寸处	口㖞、口疮	向前斜刺0.5~0.8寸;可灸
翳明	位于项部,翳风后1寸处	头痛、眩晕、目疾、耳鸣、失眠等	直刺0.5~1寸;可灸
安眠	位于项部,翳风与风池穴连线的中点	失眠、头痛、眩晕等	直刺0.5~1.2寸;可灸
子宫	位于下腹部,脐中下4寸,中极旁开3寸	月经不调、痛经、阴挺、不孕等	直刺0.8~1.2寸
定喘	位于背部,第七颈椎棘突下,旁开0.5寸	哮喘、咳嗽、肩背痛等	直刺0.5~0.8寸;可灸
胃管下俞	位于背部,第八胸椎棘突下,旁开1.5寸	消渴、胃痛、腹痛	斜刺0.3~0.5寸,可灸
腰眼	位于腰部,第四腰椎棘突下,旁开3.5寸凹陷中	腰痛、月经不调、带下等	直刺1~1.5寸;可灸
腰痛点	位于手背侧,第二、第三掌骨及第四、第五掌骨之间,腕横纹与掌指关节中点处,一侧2穴,左右共4穴	急性腰扭伤	由两侧向掌中斜刺0.5~0.8寸
落枕穴	位于手背侧,第二、第三掌骨间,指掌关节后约0.5寸处	落枕、手臂痛、胃痛等	直刺或斜刺0.5~0.8寸
八邪	位于手背侧,第一至第五指骨间,指蹼缘后方赤白肉际处,左右共8穴	手背肿痛麻木、毒蛇咬伤等	斜刺0.5~0.8寸,或点刺出血
四缝	位于第二至第五指掌侧,近端指间关节中央,左右共8穴	小儿疳积、百日咳等	点刺出血或挤出少许黄色透明黏液
十宣	位于手十指尖端,距指甲游离缘0.1寸,左右共10穴	昏迷、高热、咽喉肿痛、癫痫等	浅刺0.1~0.2寸,或点刺出血
鹤顶	位于膝上部,髌底的中点上方凹陷处	膝痛、足胫无力、瘫痪等	直刺1~1.5寸;可灸
膝眼	位于髌韧带两侧凹陷处,在内侧的称内膝眼	膝痛、腿痛等	向膝中斜刺0.5~1寸,或透刺对侧膝眼
胆囊穴	位于小腿外侧上部,腓骨头前下方凹陷处(阳陵泉)直下2寸	急、慢性胆囊炎,胆石症,胆道蛔虫症,下肢痿痹等	直刺1~1.2寸;可灸
阑尾穴	位于小腿前侧上部,犊鼻穴下5寸,胫骨前缘旁开一横指	急、慢性阑尾炎,消化不良,下肢痿痹等	直刺1.5~2寸;可灸
八风	位于足背侧,第一至第五趾间,趾蹼缘后方赤白肉际处,一足4穴,左右共8穴	足跗肿痛、毒蛇咬伤、脚气、趾痛等	斜刺0.5~0.8寸,或点刺出血

目标检测 1

一、名词解释

1. 肺系 2. 柱骨之会

二、填空题

1. 手太阴肺经共有____(1)____穴,起穴是____(2)____,止穴是____(3)____。

2. 手阳明大肠经共有____(1)____穴,起穴是____(2)____,止穴是____(3)____。

3. 左右交叉的经脉是____(1)____,支脉最多的经脉是____(2)____。

4. 三阴交是____(1)____、____(2)____、____(3)____经的交会穴。

三、单项选择题

1. 手太阴肺经从何穴分出交于手阳明大肠经

A. 尺泽 B. 列缺 C. 太渊 D. 经渠 E. 鱼际

2. 治疗咽喉肿痛常用穴是

A. 尺泽 B. 列缺 C. 太渊 D. 少商 E. 鱼际

3. 足阳明胃经在足背何穴分出交于足太阴脾经

A. 解溪 B. 冲阳 C. 陷谷 D. 内庭 E. 丰隆

4. 长于化痰的腧穴是

A. 足三里 B. 内关 C. 丰隆 D. 公孙 E. 三阴交

5. 入下齿中的经脉是

A. 手阳明大肠经 B. 足厥阴肝经 C. 足阳明胃经 D. 足太阳膀胱经 E. 督脉

6. 下列各穴中,治疗上齿痛最好选用

A. 合谷 B. 劳宫 C. 内庭 D. 太冲 E. 足临泣

7. 不针不灸,只作为腧穴取穴标志的是

A. 膻中 B. 神阙 C. 乳根 D. 乳中 E. 百会

四、多项选择题

1. 列缺是

A. 通于任脉 B. 通于督脉 C. 八脉交会穴 D. 八会穴 E. 络穴

2. 太渊属于

A. 募穴 B. 原穴 C. 络穴 D. 输穴 E. 脉会

3. 合谷穴主治

A. 头面五官疾病 B. 上肢痹痛 C. 妇科病 D. 热病 E. 汗证

4. 足三里是

A. 保健穴之一 B. 合穴 C. 下合穴 D. 络穴 E. 八会穴

五、简答题

1. 简述手阳明大肠经的经脉循行。

2. 简述足太阴脾经的经脉循行。

3. 写出下列腧穴的归经、定位、主治。

列缺 合谷 曲池 足三里 丰隆 内庭 三阴交 血海 公孙 阴陵泉

目标检测 2

一、名词解释

1. 心系 2. 目系

二、填空题

1. 照海是____(1)____穴，通于____(2)____脉。

2. 足太阳膀胱经中，治痔疮常用____(1)____穴，矫正胎位有____(2)____穴，____(3)____穴是治疗腰痛之专用穴，其郄穴是____(4)____穴。

3. 与足少阴肾经联系的脏腑有____(1)____、____(2)____、____(3)____、____(4)____、____(5)____。

三、单项选择题

1. 足少阴肾经“贯脊”的腧穴是

A. 命门　B. 长强　C. 腰俞　D. 肾俞　E. 大肠俞

2. 足少阴肾经、距胸中线

A. 2寸　B. 4寸　C. 6寸　D. 0.5寸　E. 1寸

3. 内踝高点与跟腱之间凹陷中是

A. 昆仑　B. 太溪　C. 申脉　D. 照海　E. 解溪

4. 八会穴中的骨会是指

A. 巨骨　B. 绝骨　C. 京骨　D. 完骨　E. 大杼

5. 下列井穴中，具有催乳作用的穴位是

A. 少商　B. 少泽　C. 少冲　D. 中冲　E. 关冲

四、简答题

1. 简述手太阳小肠经的经脉循行。

2. 简述足少阴肾经的经脉循行。

3. 写出下列腧穴的归经、定位、主治。

通里　神门　后溪　涌泉　委中　昆仑　申脉　照海　太溪　肾俞

目标检测 3

一、名词解释

1. 颃颡　2. 客主人

二、填空题

1. 在胸部旁开正中线2、4、6寸的经脉分别是____(1)____、____(2)____、____(3)____，在腹部旁开正中线2、4寸的经脉又分别是____(4)____、____(5)____。

2. 从神庭至头维，入前发际0.5寸，腧穴顺序依次是____(1)____、____(2)____、____(3)____、____(4)____。

3. 经穴数目最少的经脉是____(1)____和____(2)____经，各有穴名____(3)____。

4. 手少阳三焦经中起于____(1)____，止于____(2)____，其起穴是____(3)____，止穴是____(4)____。

5. 入耳中的经脉有足少阳胆经、____(1)____经和____(2)____经。

6. 内关既是____(1)____穴，又是____(2)____穴，通于____(3)____脉。

7. 联系于肺的经脉有____(1)____、____(2)____、____(3)____、____(4)____、____(5)____。

三、单项选择题

1. 十二经脉中经过胃的经脉有几条

A. 5条　B. 4条　C. 3条　D. 2条　E. 6条

2. 耳前三穴，屏间切迹前是

A. 耳门　B. 听宫　C. 听会　D. 下关　E. 上关

3. 手厥阴心包经在何穴分出支脉交于手少阳三交经

A. 神门　B. 少府　C. 劳宫　D. 大陵　E. 内关

4. 足厥阴肝经的荥穴是

A. 行间　B. 太冲　C. 中封　D. 曲泉　E. 蠡沟

5. 胆经的首穴是

A. 睛明　B. 瞳子髎　C. 承泣　D. 丝竹空　E. 攒竹

四、多项选择题

1. 下列经脉中与督脉发生交会联系的有

A. 手厥阴心包经　B. 足少阴肾经　C. 足太阴脾经　D. 足厥阴肝经　E. 手太阴肺经

2. 下列穴位既是络穴,又是八脉交会穴的是

A. 列缺　B. 外关　C. 后溪　D. 内关　E. 公孙

3. 经过心的经脉有

A. 手少阴心经　B. 手太阳小肠经　C. 足太阴脾经　D. 足厥阴肝经　E. 足少阴肾经

4. 联系目系的经脉是

A. 手少阴心经　B. 手太阳小肠经　C. 足厥阴肝经

D. 手厥阴心包经　E. 足太阳膀胱经

5. 古书记载孕妇禁针的腧穴是

A. 合谷　B. 昆仑　C. 三阴交　D. 肩井　E. 石门

五、简答题

1. 简述手少阳三焦经的经脉循行。

2. 简述足厥阴肝经的经脉循行。

3. 写出下列腧穴的归经、定位、主治。

内关　大陵　外关　翳风　风池　阳陵泉　光明　太冲

目标检测 4

一、填空题

1. 分布在任脉的募穴从下向上依次是___(1)___、___(2)___、___(3)___、___(4)___、___(5)___、___(6)___。

2. 督脉的络穴是______。

3. 任脉的络穴是______。

二、单项选择题

1. 回阳救逆首选

A. 人中　B. 中极　C. 关元　D. 命门　E. 足三里

2. 醒神开窍的主要穴位是

A. 少商　B. 水沟　C. 劳宫　D. 内关　E. 足三里

3. 只能灸不能针的腧穴是

A. 石门　B. 神阙　C. 乳中　D. 气海　E. 内关

4. 任脉的经穴数是

A. 24　B. 28　C. 23　D. 14　E. 20

5. 退热首选

A. 百会　B. 足三里　C. 大椎　D. 关元　E. 内关

三、多项选择题

1. 下列穴位是保健穴的是

A. 足三里　B. 气海　C. 后溪　D. 内关　E. 关元

2. 中脘穴是

A. 胃募　B. 八会穴之一　C. 在脐上4寸
D. 胸剑联合与脐中的中点　E. 任脉上的经穴

3. 通于脑的经脉有
A. 督脉　B. 足厥阴肝经　C. 足太阳膀胱经
D. 足少阳胆经　E. 手少阴心经

四、简答题

写出下列腧穴的归经、定位、主治。

人中　关元　膻中　气海　大椎　百会　中极　神阙　中脘

5 刺　法

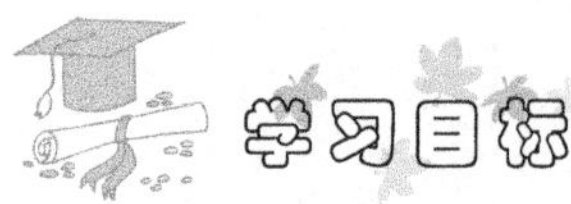

1. 全面掌握并熟练操作毫针刺法从进针到出针的过程
2. 熟悉针刺前的准备工作
3. 熟悉针刺异常情况的处理及预防

刺法,是针灸临床所必须掌握的基本技能。刺法古称“砭刺”,又称“针法”,指采用不同的针具,通过一定的手法刺激人体的腧穴或部位,以防治疾病的方法。

毫针,为古代“九针”之一。因其针体微细,故又称“微针”、“小针”,是古今临床应用最广泛的一种针具。通常所说的刺法主要是指毫针刺法。

5.1　毫针的构造、规格和选择

5.1.1　毫针的构造

毫针是用金属制成的,临床常用的毫针以优质的不锈钢制成为佳,也有用其他金属制作的毫针,如金、银质毫针,虽然传热、导电性能较好,不会锈蚀,但针体较粗,强度和韧性不及不锈钢,加之价格昂贵,临床一般很少使用。

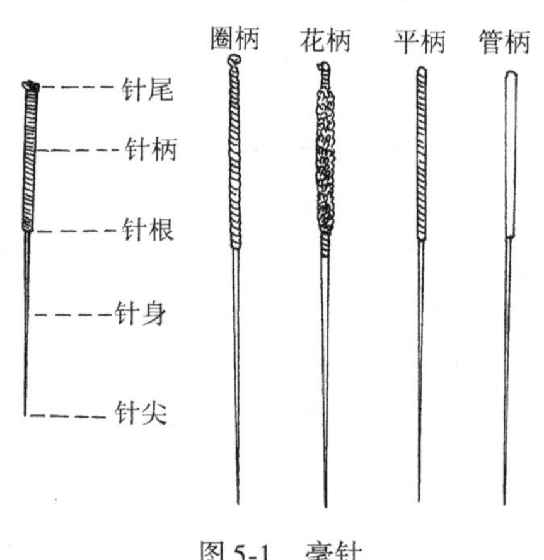

图 5-1　毫针

毫针的结构可分成针尖、针身、针根、针柄、针尾五个部分(图 5-1),其尖端锋锐的部分为针尖,又称针芒,是刺入穴位皮肤的关键所在;针尖与针柄间的主体部分称针身,又称针体,针身的长度因针刺深度的不同而有多种规格;针身与针柄连接的部分称针根,是测量针身长度的极限;针柄是针根至针尾的部分,是医者持针、运针的操作部位,也是温针灸时捻裹艾绒以及装置电针导线的部位;针柄的末梢部分称为针尾。针柄和针尾多用铜丝或铝丝缠绕,呈螺旋状或圆筒状。

根据毫针针柄和针尾构成的形状不同,可分为:环柄针(又称圈柄针),即针柄用金属丝缠绕成环状;花柄针(又称盘龙针),即针柄中间用两根金属丝缠绕,形似盘龙;平柄针(又称平头针),针柄也用金属丝缠绕,其针尾部平针柄;管柄针,即针柄用金属薄片制成管状。上述四种针形见(图 5-1),其中平柄针与管柄针,主要在毫针进针器或进针管的辅助下使用。

5.1.2　毫针的规格

毫针的规格主要以针身的直径和长度来区分，以“mm”为计量单位，临床一般以25～75mm（1～3寸）的长度和0.32～0.38mm粗细者（28～30号）最为常用。现将其长短、粗细规格分别列表如下（见表5-1、表5-2）。

表5-1　毫针的长度规格表

规格（寸） 法定计量（mm）	0.5	1	1.5	2	2.5	3	4	4.5	5	6
针身长度	15	25	40	50	65	75	100	115	125	150

表5-2　毫针的粗细规格表

号数	26	27	28	29	30	31	32	33	34	35
直径（mm）	0.45	0.42	0.38	0.34	0.32	0.30	0.28	0.26	0.23	0.22

5.1.3　毫针的选择

（1）毫针质量的选择

衡量针具的质量，主要是由“质”和“形”决定，质是指制作针具选料的优劣。不锈钢针，根据GB2024-87《针灸针》中华人民共和国国家标准规定，应以GB1220-75《不锈耐酸钢技术条件》规定的Cr18 Nig或Ocr18 Nig不锈钢制成为优。形是指毫针的形状、造型。具体选择应注意以下各方面：针尖，要端正不偏，尖中带圆，圆而不钝，形如“松针”；针身，要光滑挺直，圆正匀称，坚韧富有弹性；针根，要牢固不可有剥蚀伤痕；针柄，金属丝缠绕要均匀、牢固而不松脱或断丝，便于持针、运针。

（2）针具规格的选择

规格选择是指对针长短、粗细的选择。临床上，可根据患者的体质、体形、年龄、病情和腧穴部位等的不同，选用长短、粗细不同规格的毫针。

选择毫针时，可以用消毒干棉球捋针身和针尖，然后对着光线观察，看有无棉花纤维被挂，无者可用，有者弃之不用。

链接

5.2　针刺的练习

针刺练习就是对指力和手法的训练。良好的指力是掌握针刺手法的基础，熟练的手法是运用针刺治病的条件。毫针针体细软，若无一定指力和熟练手法，就很难随意进行提插、捻转，并顺利进针，甚至会影响针刺效果。因此指力和手法的锻炼，是初学者重要的基本技能训练。毫针练针法，一般分以下几步进行。

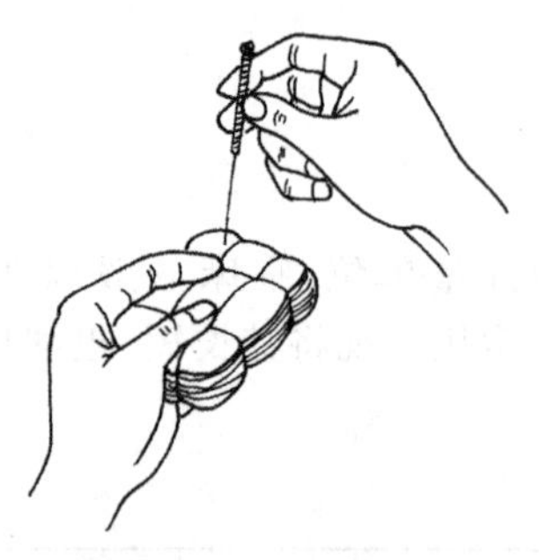

图 5-2 纸垫练针法

5.2.1 纸垫练针法

用松软的纸张，折叠成长约 8cm、宽约 5cm、厚 2～3cm 的纸块，用线如“井”字形扎紧，做成纸垫。练针时，左手平执纸垫，右手拇、食、中三指持针柄，如持笔状地持 1～1.5 寸毫针，使针尖垂直地抵在纸垫上，然后右手拇指与食、中指交替捻动针柄，并渐加一定的压力，待针穿透纸垫后另换一处，反复练习。纸垫练习主要是锻炼指力和捻转的基本手法(图 5-2)。

5.2.2 棉团练针法

用棉花一团，外用布将棉花包裹，用线将口扎紧，做成直径约 6～7cm 的棉团。棉团松软，可以练习提插、捻转、进针、出针等各种毫针操作，做提插练针时，以持毛笔式将针刺入棉球，在原处做上提下插动作，要求深浅适宜，幅度均匀，针身垂直，同时可将提插与捻转操作配合练习，要求上下提插幅度一致，来回捻转角度相同，操作频率快慢一致，达到得心应手，运用自如，手法熟练的程度(图 5-3)。

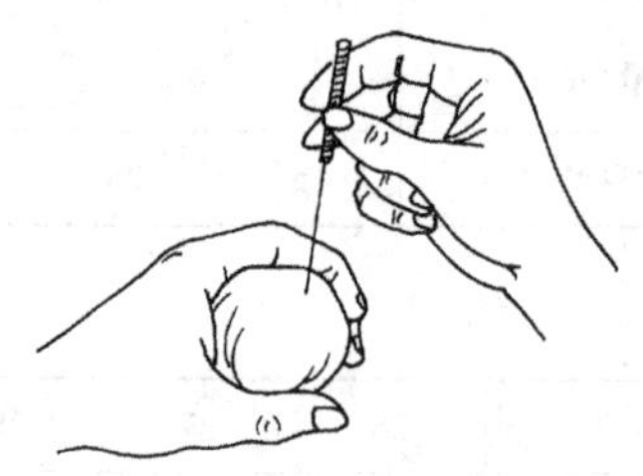

图 5-3 棉团练针法

> 当以纸垫、棉团练针达到提插幅度上下一致、捻转角度前后一致、频率一致，并且进针透皮不痛时，可在人体进行试针。
>
> 链接

5.2.3 人体练针法

通过以上练习，掌握了一定指力和手法后，可以在自己身上进行试针练习，以亲自体验指力的强弱、针刺的感觉以及各种针刺手法等。自身练针时，要求逐渐做到进针无痛或微痛，针身不弯，进针顺利，提插、捻转行针自如，指力均匀，手法熟练，同时仔细体会指力与进针，手法与得气的关系，以及持针手指感觉和受刺部位的感觉。

在自身练习熟练后，可两人交叉进行试针练习。

5.3 针刺前的准备

5.3.1 针具的选择

选择针具时，应根据患者的性别、年龄、形体的肥瘦、体质的强弱、病情的虚实、病变部位的表里深浅和腧穴所在的部位，选择长短、粗细适宜的针具。临床上选针时常以将针刺入腧穴应至的深度，而针身应露在皮肤上少许为宜。如应刺入 0.5 寸，可选用 1.0 寸的针。

5.3.2 体位的选择

体位选择首先应该以医者取穴准确，操作方便，而患者感到舒适并能持久留针为原则；其次，在可能的情况下尽可能选择一种体位使所刺腧穴都方便操作；一般可采用卧位，尤其是体弱或精神紧张的患者。

临床常用的体位一般有两种，即卧位和坐位。卧位又分为仰卧位、侧卧位和俯卧位，坐位可分为仰靠坐位、侧伏坐位和俯伏坐位。兹分述如下：

仰卧位：适用于前身部的腧穴，即头面、胸、腹、颈部和部分四肢部腧穴，比如印堂、天突、膻中、中脘、足三里等，如图5-4所示。

侧卧位：适用于侧身部腧穴，即侧胸、侧腹、侧头、上下肢外侧的腧穴，如太阳、臂臑、风市、阳陵泉等，如图5-5所示。

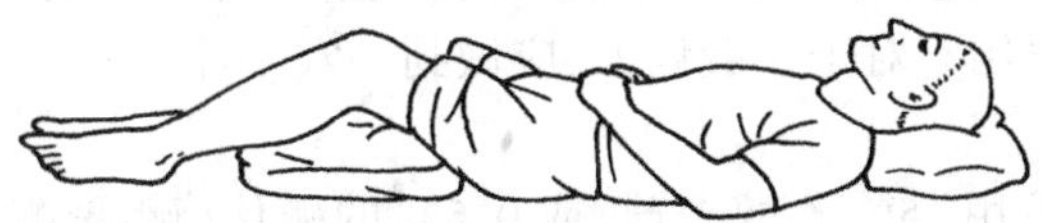

图5-4 仰卧位

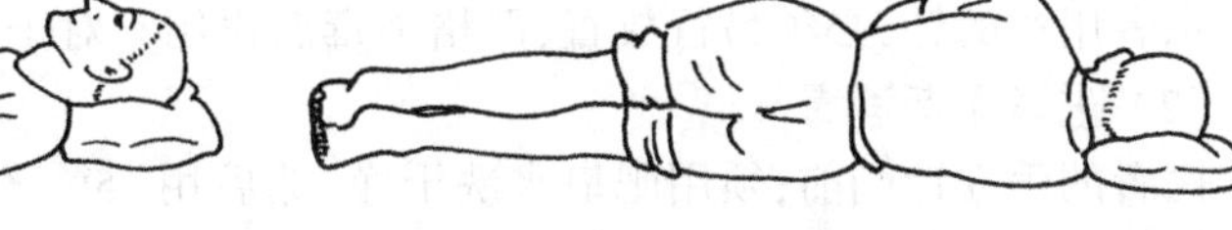

图5-5 侧卧位

俯卧位：适用于人体后部的腧穴，即后头、项背、腰、骶和下肢后面、外侧等部位的腧穴，如风池、肺俞、秩边、委中、阳陵泉等，如图5-6所示。

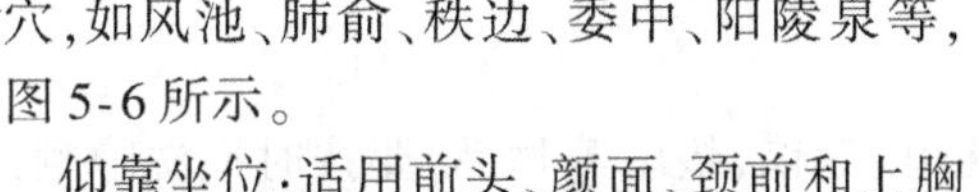

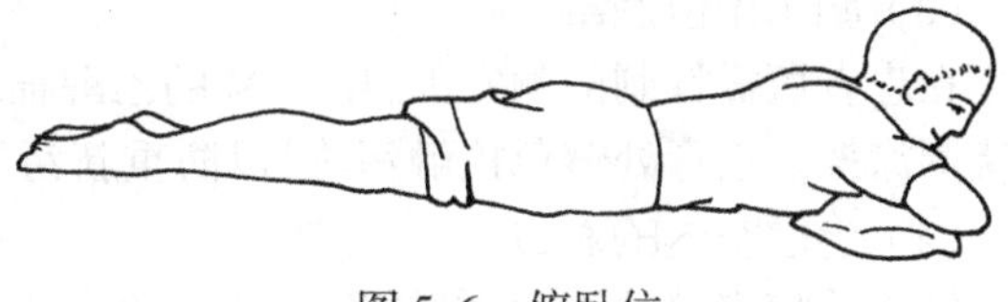

图5-6 俯卧位

仰靠坐位：适用前头、颜面、颈前和上胸部以及肩臂、腿膝、足踝部腧穴，如上星、天突、膻中、曲池、阳陵泉、绝骨等，如图5-7所示。

侧伏坐位：适用于侧头、颈侧部及耳颊部的腧穴，如头维、太阳、风池、颊车等穴，如图5-8所示。

俯伏坐位：适用于后头、项、肩、背部的腧穴，如风池、风府、肩井等穴，如图5-9所示。

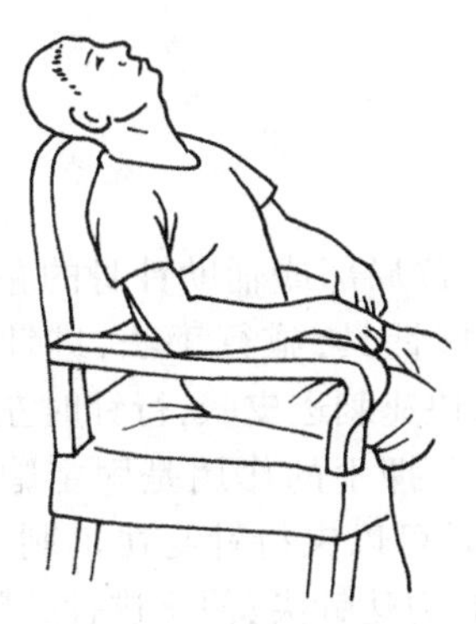

图5-7 仰靠坐位

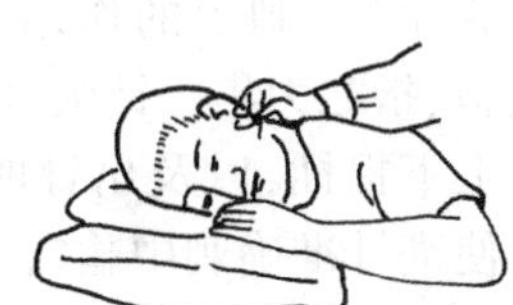

图5-8 侧伏坐位

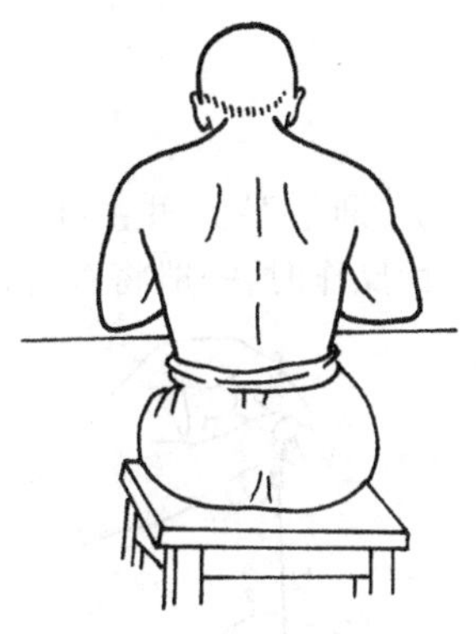

图5-9 俯伏坐位

5.3.3 消 毒

针刺治疗有可能造成某些疾病的交叉感染，同时由于不消毒或消毒不严，也容易引起感染，因此，针刺治疗要有无菌观念，切实做好消毒工作。消毒包括针具器械消毒、医者手指、施术部位以及治疗室内的消毒。

(1) 针具器械的消毒

针具器械消毒方法很多，以高压蒸汽灭菌法为最佳。

高压蒸汽灭菌法：将毫针等器具用布包好，放在密闭的高压蒸汽锅内灭菌。一般在1.0～1.4kg/cm^{2}的压力，115～123℃的高温下保持30min以上，可达到灭菌的要求。

药液浸泡消毒法：将针具放入75%的乙醇溶液内浸泡30～60min，拿出后用消毒巾或消毒棉球擦干后使用。

煮沸消毒法：将毫针等器具用纱布包扎后，放入盛有清水的消毒煮锅内，进行煮沸。一般在水沸后再煮15～20min，亦可达到消毒目的。但用煮沸消毒法对锋利的金属器械消毒，易使锋刃变钝，如在水中加入碳酸氢钠使成2%溶液，可以提高沸点至120℃，且能降低沸水对器械的腐蚀作用。

至于直接和毫针接触的针盘、针管、针盒、镊子等，可用2%来苏水或1∶1000升汞溶液浸泡1～2h后，达到消毒目的时才能用。经过消毒的毫针，一定放在消毒的针盘内。至于某些传染病患者用过的针，必须另行放置，严格消毒后再用。对于一般病人，应做到一穴一针。

（2）医者手指消毒

医者的手在针刺前，须用肥皂水洗干净，然后用75%乙醇棉球，或0.5%的碘伏（碘-聚醇醚溶液）棉球涂擦，最后方可持针施术。

（3）施术部位消毒

在患者所需针刺的腧穴上，用75%的乙醇棉球，或0.5%的碘伏棉球涂擦，擦时应从中心向外绕圈涂擦。消毒处避免接触污物，以防重新污染。

（4）治疗室内的消毒

针灸治疗室内的消毒，包括治疗台上的床垫、枕巾、毛毯、垫席等物品，要按时换洗晾晒，如采用一人一用的消毒垫布、垫纸、枕巾则更好。治疗室也应定期消毒净化，保持空气流通，环境卫生洁净。

5.4 毫针刺法

5.4.1 持针法

（1）“刺手”与“押手”以及各自的作用

毫针操作时，一般将医者持针操作的右手称为“刺手”，按压穴位局部或辅助针身的左手称为“押手”。刺手的作用，是掌握针具，施行手法，进针时将臂、腕、指之力集于针尖，使针尖快速刺透皮肤，行针时左右捻转，上下提插，以及出针时操作。押手的作用是固定腧穴位置，使毫针准确刺中腧穴，进针时可以夹持针身协助刺手，使针身有所依附，不致摇晃而弯曲，力达针尖，便于进针，减少刺痛，协助调节和控制针感，提高治疗效果。

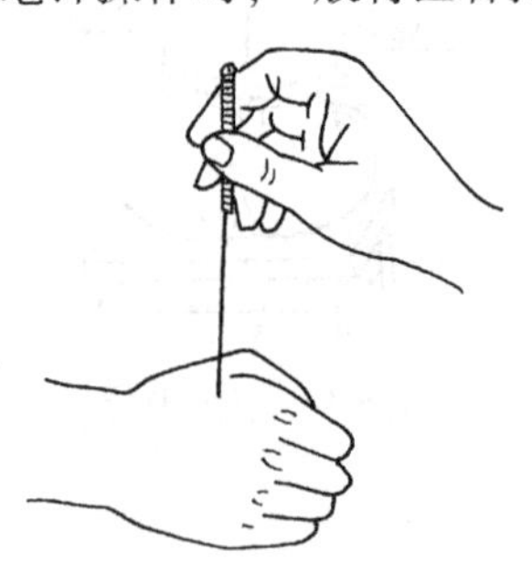

图5-10　持针姿势

（2）持针的姿势

一般用右手拇、食、中三指夹持针柄，拇指指腹与食指、中指之间相对，其状如持毛笔（图5-10）。

5.4.2 进针法

进针法，是指毫针在刺手和押手的配合下，运用各种手法将针刺入腧穴的方法，是毫针刺法的首要操作。进针时，要做到指力与腕力的协调，要求进针无痛或微痛。临床常用的进针方法有：

（1）单手进针法

单手进针法即只用刺手将针刺入腧穴的方法。用右手拇、食指夹持针柄，中指指端靠近腧穴,中指指腹抵住针身下端,当拇、食指向下用力按压时,中指随之屈曲将针刺入。此法多用于短毫针进针(图5-11)。此外还有两种单手进针法:一是夹持针柄进针法,即用右手拇、食指指腹夹持针柄下段,中指指腹紧贴针身旁,依靠拇、食指关节的屈伸运动将针刺入穴位(图5-12)。二是夹持针身进针法,以右手拇、食指指腹夹持针身下端,针尖露出少许,进针时针尖对准穴位快速针入,其后拇、食指沿针身上移夹持针身上端或针柄,将针刺向深层(图5-13)。

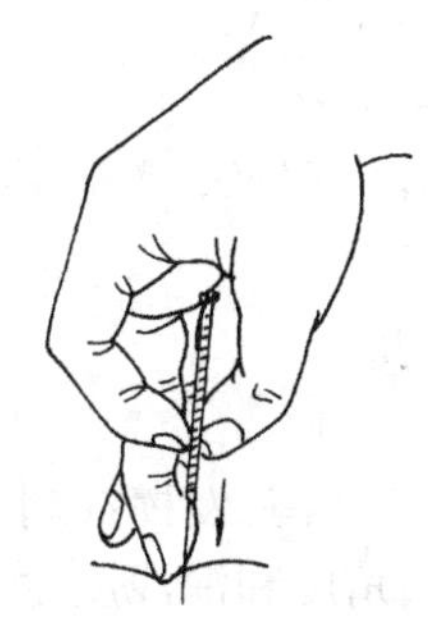

图5-11 基本单手进针法

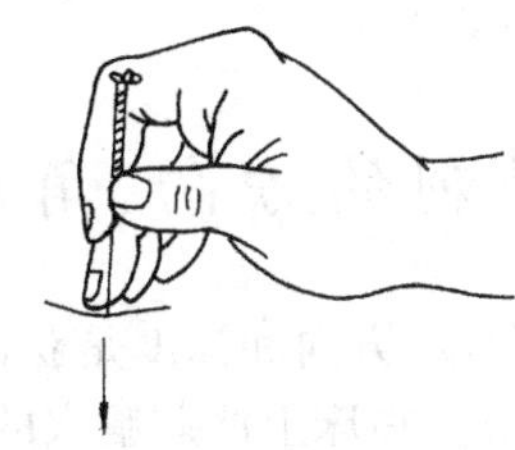

图5-12 夹持针柄进针法

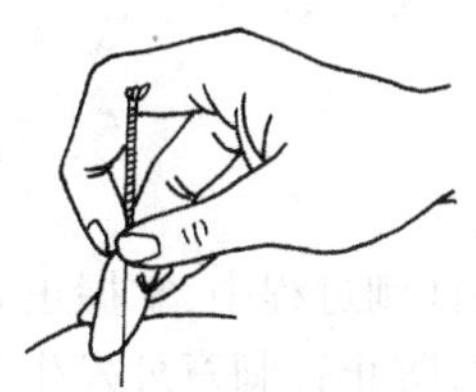

图5-13 夹持针身进针法

(2)双手进针法

双手进针法即刺手与押手互相配合,将针刺入,常用的方法有4种。

指切进针法:以左手拇指或食指或中指的指甲切按在穴位旁,右手持针,紧靠左手指甲将针刺入皮下的方法,适用于短针的进针(图5-14)。

夹持进针法:以左手拇、食二指夹持消毒干棉球,夹住针身下端,露出针尖,右手持针柄,将针尖对准穴位,当贴近皮肤时,右手指用力下压,左手拇、食两指同时用力,两手协同将针刺入皮肤,适用于长针的进针(图5-15)。

提捏进针法:以左手拇、食指将所刺部位的皮肤捏起,右手持针从捏起部上端刺入,此法适用于皮肉浅薄的穴位,尤其是面部的穴位(图5-16)。

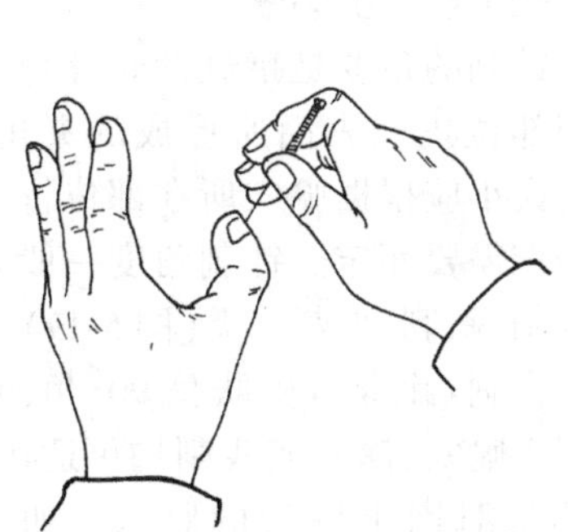

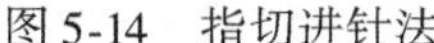

图5-14 指切进针法

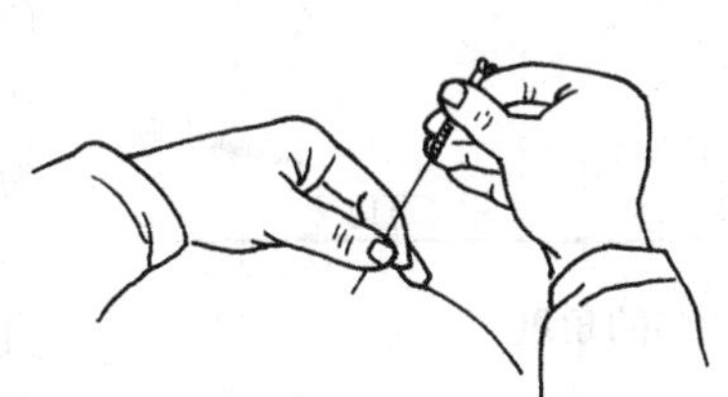

图5-15 夹持进针法

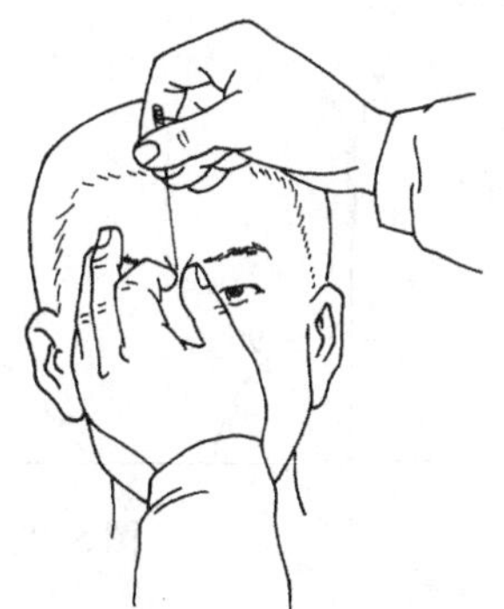

图5-16 提捏进针法

舒张进针法:用左手拇、食二指将所刺腧穴部位的皮肤向两侧撑开绷紧,右手持针,将针从左手拇、食指间刺入,适用于皮肤松弛部位腧穴的进针(图5-17)。

(3)管针进针法

管针进针法是利用金属、塑料、玻璃等制成的针管,代替押手进针的方法。针管一般比针短5mm,针管直径约为针柄的2~3倍,选用平柄毫针装入针管中,针尾露出针管上口,针管下口置于穴位上,用右手食指或中指快速叩打针尾,使针尖刺入穴位,再退出针管,以便施行各种手法(图5-18)。

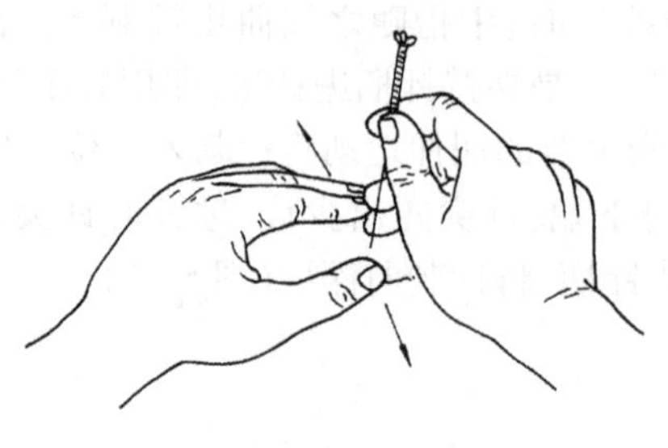

图 5-17 舒张进针法

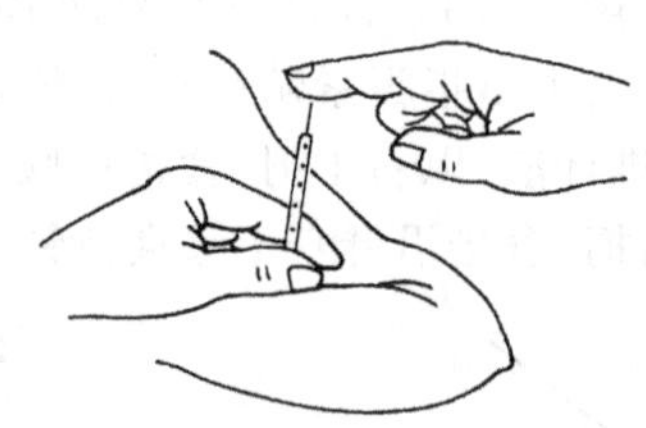

图 5-18 管针进针法

5.4.3 针刺的方向、角度和深度

在针刺过程中,掌握正确的针刺角度、方向和深度是获得针感,施行补泻,发挥针刺效应,提高疗效,防止针刺意外发生的重要环节。临床上所刺腧穴的针刺方向、角度和深浅度,主要根据施术部位、病情需要及患者的体质、体形等具体情况而灵活掌握。

(1) 针刺的方向

针刺的方向是指进针时和进针后针尖所朝的方向。简称"针向"。针刺方向,一般依经脉循行的方向、腧穴的部位特点和治疗的需要而定。

依循行定方向:根据针刺补泻的需要,为达到迎随补泻的目的,针刺时结合经脉循行方向,或顺经而刺,起到补的作用,或逆经而刺,达到泻的目的。

依腧穴定方向:根据腧穴所在部位的特点,为保证针刺安全,某些腧穴必须朝向某一特定的方向或部位。如夹脊穴,针尖要朝向脊柱;针刺哑门、风府,针尖必须朝向下颌方向。

依病情定方向:根据不同病情的治疗需要而定针尖的方向,从而达到"气至病所"的目的。如风池穴,针刺治疗假球麻痹而出现的吞咽困难时,针尖朝向下颌方向;治疗鼻疾时,针尖朝向鼻尖方向。

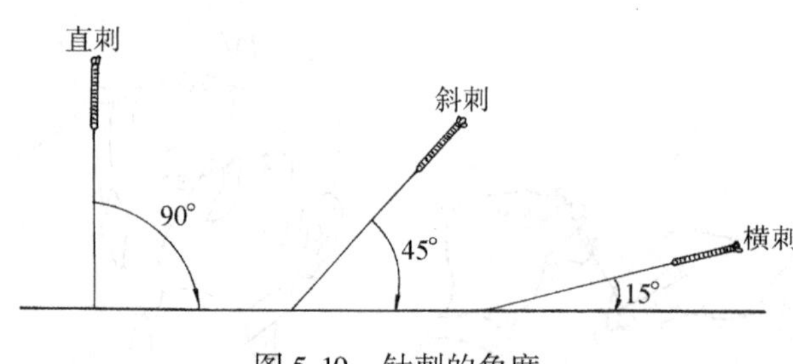

图 5-19 针刺的角度

(2) 针刺的角度

针刺的角度是指进针时针身与所刺部位皮肤表面所形成的夹角,角度大小应根据腧穴所在部位特点及治疗需要而定。针刺角度一般分为直刺、斜刺、平刺三类(图 5-19)。

直刺:针身与皮肤呈 90°角,垂直刺入腧穴,深刺或浅刺均可适用,尤其是肌肉丰厚处的腧穴。如四肢、腹部和腰部的穴位。

斜刺:针身与皮肤呈 45°角,倾斜刺入腧穴,适用于针刺皮肉较为浅薄处,或内有重要脏器,或不宜深刺、直刺的腧穴和在关节部的腧穴,或为避开血管及瘢痕部位而采用此法,如胸、背部腧穴。

横刺:又称平刺、沿皮刺,即针身与皮肤表面呈 15°角,横向刺入。适用于皮肉浅薄处腧穴,如头部、颜面部、胸骨部腧穴等。

(3) 针刺的深度

针刺的深度是指针刺入腧穴部位的深浅而言。针刺的深度,应以既有针下气至感觉又不伤及组织器官为原则。每个腧穴的针刺深度,在临床实际操作时,还必须结合患者的年龄、体质、病情、腧穴的部位等诸多因素,灵活掌握。

年龄 年老体弱,气血衰退,小儿娇嫩,稚阴稚阳,均不宜深刺;中青年身强体壮者,可适当深刺。

体质 对形瘦体弱者,宜浅刺;形盛体强者,宜深刺。

病情 阳证、新病宜浅刺;阴证、久病宜深刺。

部位 头面、胸腹及皮薄肉少处的腧穴宜浅刺;四肢、臀、腹及肌肉丰厚处的腧穴宜深刺。

针刺的角度和深度关系极为密切,一般来说,深刺多用直刺,浅刺多用斜刺、平刺。对天突、风府、哑门等穴以及眼区、胸背和重要脏器部位的腧穴,尤其应注意掌握好针刺角度和深度。至于不同季节对针刺深浅的影响,也应予以重视。

5.4.4 行针手法

毫针刺入腧穴后,为了使患者产生针刺感应,或进一步调整针感的强弱以及进行补泻而采取的操作方法,称为“行针”,亦称“运针”。行针的手法包括基本手法和辅助手法。

(1) 基本手法

提插法:是将针刺入腧穴一定深度后,施以上提下插的操作手法。使针由浅层向下刺入深层的操作谓之插,从深层向上引退至浅层的操作谓之提,如此反复地做上下纵向运动就构成了提插法(图5-20)。

捻转法:即将针刺入腧穴一定深度后,用拇指与食、中指夹持针柄作一前一后、左右交替旋转捻动的动作(图5-21)。

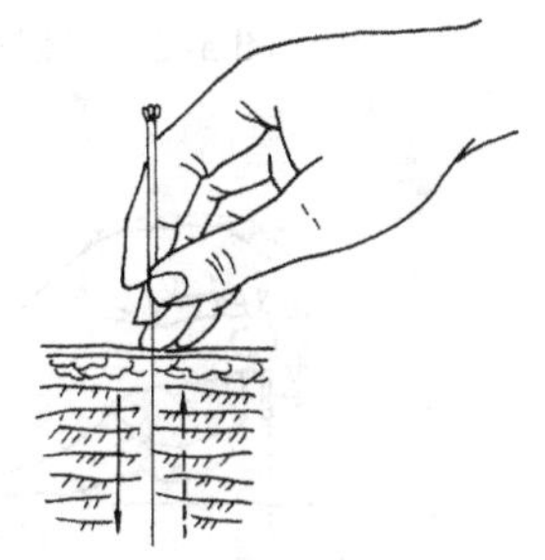

图5-20 提插法

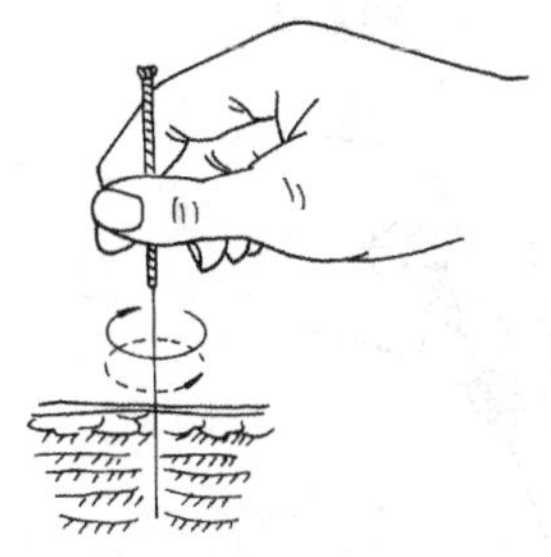

图5-21 捻转法

(2) 辅助手法

循法:针刺后如无针感或得气不显著时,用手指沿针刺穴位所属经脉的循行路线做上下左右轻轻地按揉或叩打,称循法(图5-22)。此法可宣通气血,激发经气,促使针感传导或缓解滞针。

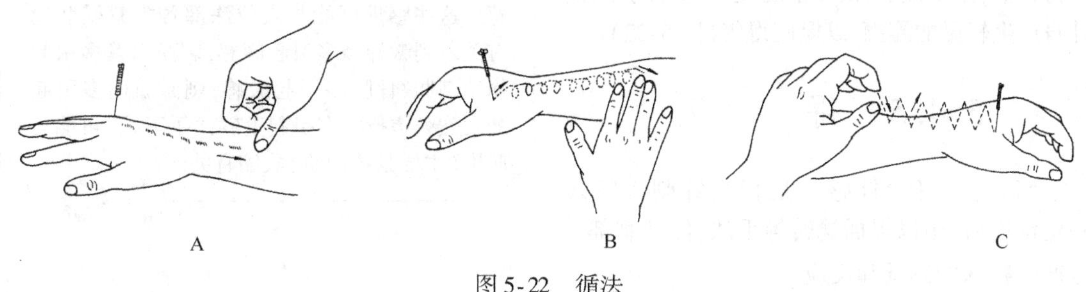

图5-22 循法

刮柄法:是指针刺到一定深度后,用指甲刮动针柄的方法。如以拇指或食指抵住针尾,用拇指、食指或中指指甲从下向上频频刮动针柄(图5-23A);或以拇指、中指夹持针根部,食指由上

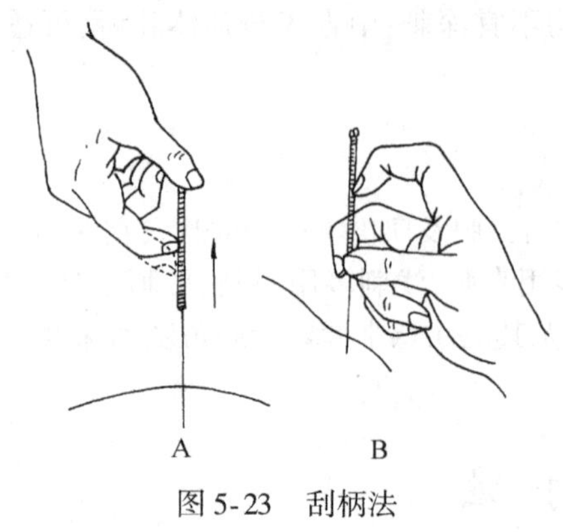

图 5-23 刮柄法

向下刮动针柄(图 5-23B)。此法可激发经气,是一种催气、行气方法。在针刺不得气时用之可激发经气,如已得气者可以加强针刺感应的传导与扩散。

弹柄法:是指将针刺入腧穴的一定深度后,用手指轻弹针柄,使针体微微振动的方法(图 5-24)。此法有催气、行气的作用。操作时应注意用力不可过猛,弹的频率也不可过快,避免引起弯针。

搓柄法:是指将针刺入腧穴一定深度后,将针向内或外如搓线之状单向捻转的方法。此法类同于捻转法,但搓法向一个方向捻针,幅度略大,故皮下组织往往有轻度缠绕针身现象(图 5-25)。此法可用于气至之前,使之得气;或用于得气之后,以增强得气感应。

摇柄法:是指将针刺入腧穴一定深度后,手持针柄进行摇动,如摇橹或摇辘轳之状。此法若直立针身而摇,多自深而浅的随摇随提,用以出针泻邪。若卧针斜刺或平刺而摇,可使针感单向传导(图 5-26)。

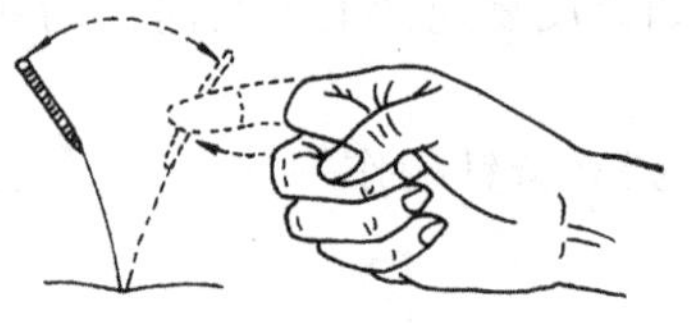
图 5-24 弹柄法

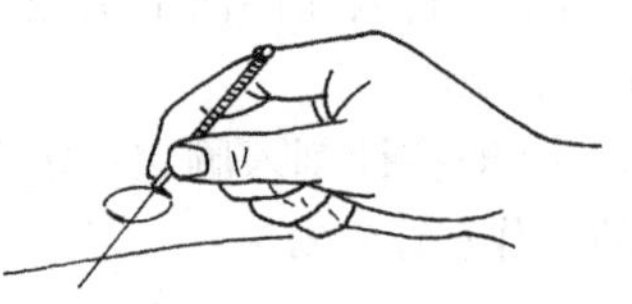
图 5-25 搓柄法

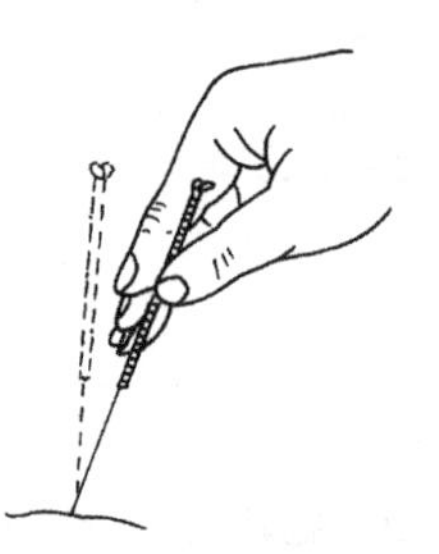
图 5-26 摇柄法

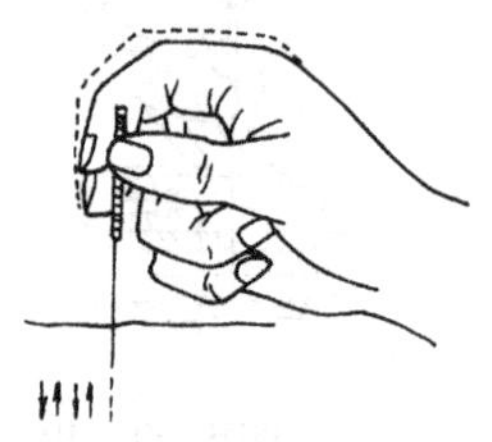
图 5-27 震颤法

震颤法:是指将针刺入腧穴一定深度后,右手持针柄,用小幅度、快频率的提插捻转动作,使针身产生轻微的震颤,以促使得气(图 5-27)。

> 得气包括患者的自我感觉和医者的手下感。这些感觉可能与穴位深部各类感受装置有关。刺激神经多引起麻感,刺激血管多引起痛感,刺激骨膜多引起酸感,刺激肌肉多引起酸、胀感,搓捻时多引起重感;"手下感"可能与肌肉(主要是梭内肌)收缩有关。
>
> 链 接

5.4.5 得 气

"得气"也称"针感",是指当针刺入腧穴一定深度后,施以提插捻转等手法,使针刺部位产生特殊的感觉和反应。

针下是否得气,可从临床两方面分析判断。一是患者对针刺的感觉和反应,另一方面是医者对刺手指下的感觉。当针刺腧穴得气时,患者的针刺部位有酸、麻、重、胀等感觉,有时或出现热、凉、痒、痛、抽搐、蚁行等感觉,或呈现沿着一定的方向和部位传导和扩散现象。当患者有自觉反应的同时,医者的刺手亦能体会到针下徐和或沉紧等反应。若针刺后未得气,医者则感到针下空虚无物,患者亦无酸、麻、胀、重等感觉。正如窦汉卿在《标幽赋》中所说:“轻滑慢而未来,沉涩紧而已至……气之至也,如鱼吞钩饵之浮沉;气未至也,如闲处幽堂之深邃。”这是对得气与否所作的形象的描述。

得气与否以及气至的迟速,不仅直接关系针刺的治疗效果,而且可以借此推测疾病的预后。《灵枢·九针十二原》说:“刺之要,气至而有效。”临床上一般是得气迅速时疗效较好,得气较慢时效果就差,若不得气时就可能无治疗效果。《金针赋》也说:“气速效速,气迟效迟。”在临床上若刺之而不得气时,要分析不得气的原因。或因取穴定位不准确,手法运用不当,或为针刺角度有误,深浅失度,对此就应重新调整腧穴的针刺部位、角度、深度,运用必要的针刺手法,促使得气。如患者病久体虚,正气虚惫,以致经气不足;或因其他病理因素,感觉迟钝、丧失而不易得气时,可采用行针催气,或留针候气,或用温针,或加艾灸,以助经气的来复,而促使得气。若用上法而仍不得气者,多属正气衰竭,当考虑配合或改用其他治疗方法。临床上常可见到,初诊时针刺得气较迟或不得气者,经过针灸等方法治疗后,逐渐出现得气较速或有气至现象,说明机体正气渐复,疾病向愈。

某些感觉功能减退甚至消失的患者(如腰椎横贯性截瘫等),在针刺时,可能得气差,甚至不得气。此时,并不能说明疗效差或无疗效。坚持治疗,往往可以收到较满意的疗效。

链接

5.4.6 针刺补泻

针刺补泻是根据《灵枢·经脉》:“盛则泻之,虚则补之,热则疾之,寒则留之,陷下则灸之,不盛不虚以经取之”的原则而确立的两种不同的治疗方法。

补法,是指能鼓舞人体正气,使低下的功能恢复旺盛的方法;泻法,是指能疏泄病邪,使亢进的功能恢复正常的方法。针刺补泻就是通过针刺腧穴,采用适当的手法激发经气以补益正气、疏泄病邪而调节人体脏腑经络功能,促使阴阳平衡而恢复健康的方法。

补泻效果的产生取决于以下三个因素。

机体所处的功能状态:人体处在不同的病理状态下,针刺可以产生不同的作用(即补泻效果)。如机体处于虚惫状态呈虚证时,针刺可以起到补虚的作用;若机体处于邪盛而表现为实热、闭证的实证情况下,针刺又可以泻邪,有清热启闭的泻实作用。如胃肠痉挛疼痛时,针刺可以解痉止痛;肠胃蠕动缓慢而迟缓时,针刺可以增强胃肠蠕动而使其功能恢复。大量的临床实践和实验研究表明,针刺当时的机体功能状态,是针刺补泻效果产生的主要因素。

腧穴作用的相对特异性:腧穴的功能不仅具有普遍性,而且有些腧穴具有相对的特异性。如有的腧穴适宜于补虚,而有的腧穴适宜于泻实。如足三里、关元具有强壮作用,多用于补虚;而人中、十二井穴、十宣穴等具有泻邪作用,多用于泻实。所以,针刺补泻的效果与腧穴的特性也有密切关系。

施术手法的不同:针刺补泻手法,是对机体不同虚实状态进行治疗的主要手段,也是取得不同效果的关键。因此,施术手法必须得当。临床上所使用的各种补泻手法,是古今医家在长期的医疗实践过程中创造和总结出来的。所以,欲想取得满意的补泻效果,其施术手法至关重要。

古代医家在长期的医疗实践中,创造和总结了不少针刺补泻手法,现将临床常用的补泻手法介绍如表5-3。

表 5-3 单式补泻手法表

名 称	补 法	泻 法
捻转补泻	捻转角度小,用力轻,频率慢,时间短;左转时角度大,用力重	捻转角度大,用力重,频率快,时间长;右转时角度大,用力重
提插补泻	先浅后深,重插轻提,幅度小,频率慢,时间短,以下插为主	先深后浅,轻插重提,幅度大,频率快,时间长,以上提为主
疾徐补泻	进针慢,出针快	进针快,出针慢
迎随补泻	针尖随经脉循行方向,顺经而刺	针尖迎着经脉循行方向,逆经而刺
呼吸补泻	呼气时进针,吸气时出针	吸气时进针,呼气时出针
开阖补泻	出针后按闭针孔	出针时不按闭针孔,或摇大针孔
平补平泻	进针得气后,均匀地提插捻转	

单式补泻手法

捻转补泻:针下得气后,捻转角度小,用力轻,频率慢,操作时间短者为补法;捻转角度大,用力重,频率快,操作时间长者为泻法。拇食指捻转时,左转时角度大,用力重者为补;右转时角度大,用力重者为泻。

提插补泻:针下得气后,先浅后深,重插轻提,提插幅度小,频率慢,操作时间短者为补;先深后浅,轻插重提,提插幅度大,频率快,操作时间长者为泻法。

疾徐补泻:进针时徐徐刺入,疾速出针者为补法;反之,进针时疾速刺入,徐徐出针者为泻法。

迎随补泻:进针时针尖随着经脉循行去的方向刺入为补法;针尖迎着经脉循行来的方向刺入为泻法。

呼吸补泻:患者呼气时进针,吸气时出针为补;反之,吸气时进针,呼气时出针为泻。

开阖补泻:出针后迅速揉按针孔为补法;出针时摇大针孔而不立即揉按为泻法。

平补平泻:"平"即"均"之意,即对虚实不太显著或虚实兼有的病证,得气后施以均匀地提插捻转手法。

复式补泻手法　是单式补泻手法的综合应用,也可以说是由单式补泻手法进一步组合而成,即将操作形式完全不同,而其作用相同的手法结合在一起,来达到补泻目的操作方法。常用的有烧山火、透天凉两种。

烧山火:针刺入腧穴应刺深度的上 1/3(天部),得气后行捻转补法,再将针刺入中 1/3(人部),得气后行捻转补法,然后再将针刺入下 1/3(地部),得气后行捻转补法,再将针提到上 1/3,如此反复操作 3 次,即将针紧按到地部留针。在操作过程中,配合呼吸补泻中的补法。多用于治疗冷痹顽麻,虚寒性疾病等。

透天凉:将针刺入腧穴应刺深度的下 1/3(地部),得气后行捻转泻法,再将针提至中 1/3(人部),得气后行捻转泻法,然后将针提至上 1/3(天部),得气后行捻转泻法,将针按至下 1/3。如此反复操作 3 次,将针提至上 1/3 即可留针。在操作过程中,配合呼吸补泻法中的泻法。多用于治疗热痹、急性痈肿等实热性疾病。

5.4.7 留针与出针

留针与出针,也是毫针刺法的主要内容。留针的时间须视病情而定,出针的操作也有不同的要求。

（1）留针

当毫针刺入腧穴，行针得气并施以或补或泻手法后，将针留置在穴内称为留针。留针是毫针刺法的一个重要环节，对于提高治疗效果有重要意义。通过留针，可以加强针刺感应和延长刺激作用，还可以起到候气和调气的目的。《素问·离合真邪论》记载："静以久留"。是当针刺入穴位之后，要安静地多留一些时间，这种静留以待气至的方法，称"静留针"。如果在留针过程中，由于病情需要，或为加强针感，或为达到补泻目的，还应继续施用手法，称为"动留针"。在临床上留针与否或留针时间的长短，不可一概而论，应依具体情况而定，一般病证可酌情留针15～30min。而慢性、顽固性、疼痛性、痉挛性疾病，可适当增加留针时间，如急性腹痛、三叉神经痛、痛经等，留针时间可达数小时。有些病证，只要针下得气，施术完毕即可出针，如感冒、发热等。小儿一般不便留针，点刺放血亦无须留针。

（2）出针

出针，是指在行针施术或留针达到预定针刺目的和治疗要求后，将针拔出的操作方法。《针灸大成》说："指拔者，凡持针欲出之时，待针下气缓，不沉紧，便觉轻滑，用指捻针，如拔虎尾之状也。"指出当穴下轻松，没有沉紧感觉的时候，才能拔针。拔针时应先以左手拇指、食指或食、中指固定腧穴周围皮肤，右手持针轻微捻转退至皮下，然后迅速拔出，或将针轻捷地直接向外拔出。出针的快慢，必须结合病情和各种补泻手法需要而定。出针后应用消毒干棉球按压针孔，以防出血。出针之后，应核对针数，防止遗漏。

5.5 针刺异常情况处理与预防

针刺治病，虽然比较安全，但操作不慎，疏忽大意，或犯禁忌，或针刺手法不当或对人体解剖部位缺乏全面了解，临床上有时会出现一些不应有的异常情况。一旦发生，应妥善处理，否则会给患者带来不必要的痛苦，甚至危及生命。为此，应随时注意加以预防。现将常见异常情况分述如下。

5.5.1 晕 针

晕针是指在针刺过程中患者发生的晕厥现象。

原因：多见于初次接受针灸治疗的患者，可因为精神紧张、体质虚弱、过度劳累、饥饿空腹，或大汗、大泻、大出血后，或因患者体位不当，施术者手法过重，而致针刺时或留针过程中发生此症。

症状：患者突然出现头晕目眩，面色苍白，恶心欲吐，精神疲倦，心慌气短，出冷汗，血压下降，脉沉细。严重者会出现四肢厥冷，神志昏迷，二便失禁，唇甲青紫，脉细微欲绝。

处理：立即停止针刺，将已刺之针迅速拔出，让患者平卧，头部放低，松开衣带，注意保暖。轻者静卧片刻，给予热茶或温开水饮之，糖水亦可，一般可渐渐恢复。重者在行上述处理后，可选取水沟、素髎、内关、合谷、太冲、涌泉、足三里等穴指压或针刺，亦可灸百会、气海、关元等穴，即可恢复。若仍不省人事，呼吸细微，脉细弱者，可配合其他治疗或采用急救措施。

预防：主要根据晕针发生的原因加以预防，对于初次接受针灸治疗和精神紧张者，应先做好解释工作，以消除疑虑。注意患者的体质，尽量采用卧位，并正确选择舒适自然且能持久体位。选穴宜少，手法宜轻。对于饥饿，过度疲劳者，应待其进食，休息后再进行针刺。在针刺过程中，医者应思想集中，谨慎细心，密切观察患者的神态变化，询问针后情况，一有不适等晕针先兆，应及早采取处理措施。只要做好预防，晕针现象完全可以避免。

5.5.2 滞 针

滞针是指在行针时或留针后医者感觉针下涩滞、捻转、提插、出针均感困难,而患者则感觉疼痛的现象。

原因:患者精神紧张,针刺入后局部肌肉强烈收缩;或因医者行针时手法不当,向单一方向捻针太过,而致肌纤维缠绕针体而致。若留针时间过长,有时也可出现滞针。

现象:针在体内,捻转不动,提插、捻转均感困难,若勉强捻转、提插时,则患者疼痛剧烈。

处理:若因患者紧张,肌肉挛缩而引起的可嘱其不要紧张,使局部肌肉放松,医者可用手指在临近部位做循按动作或弹动针柄,或在附近再刺1针,以宣散气血,缓解痉挛。若因单向捻转而致,须向相反方向将针捻回。

> 目前,临床上有一种滞针疗法也很盛行。人为滞针常用来治疗运动系统的疼痛性疾病,如肩周炎、腰肌劳损、筋膜炎等。
>
> 链接

预防:对于初诊患者和精神紧张者,要做好解释工作,消除顾虑。进针时应避开肌腱,行针时手法宜轻巧,不可捻转角度过大,或单向捻转。若用搓法时,应注意与提插法配合以防止肌纤维缠绕针身而发生滞针。

5.5.3 弯 针

弯针是指进针时或将针刺入腧穴后,针身在体内形成弯曲的现象。

原因:医者进针手法不熟练,用力过猛、过速,或针下碰到坚硬组织;或因患者体位不适在留针时改变了体位;或因针柄受外力撞击;或因滞针处理不当,而造成弯针。

现象:针柄改变了进针或刺入留针时的方向和角度,伴有提插、捻转和出针困难。若勉强捻转,提插,则患者感到疼痛。

处理:出现弯针后,便不能再行提插、捻转等手法。如系轻度弯曲,可按一般拔针法,将针慢慢退出。若针身弯曲较大,应顺着弯曲方向将针退出。如弯曲不止一处,须视针柄扭转倾斜方向,逐渐分段退出,切勿急拔猛抽,以防断针。若因患者体位改变而致,则应嘱患者恢复原来体位,使局部肌肉放松,再行退针。

预防:医者施术手法要熟练,用力要轻巧,避免进针过猛、过速。患者体位要舒适,留针期间不得随意变动体位。针刺部位和针柄不得受外物碰压。

5.5.4 断 针

断针又称折针,是指针体折断在人体内。

原因:多因针具质量不佳,或针身、针根有剥蚀损伤,术前失于检查;或针刺时将针身全部刺入,行针时强力提插、捻转,致肌肉强力收缩;或留针时患者体位改变;或遇弯针、滞针未及时正确处理,并强力抽拔;或外物碰压,均可出现断针。

现象:行针时或出针后发现针身折断,或部分针体浮露于皮肤之外,或全部没于皮肤之下。

处理:医者态度要镇静,并嘱患者切勿更动原有体位,以防断针陷入深层。若折断处针体尚有部分露于体外,用镊子起出。若折断时针身残端与皮肤相平或稍低,尚可见残端者,可用左手拇、食指挤压针孔两旁,使残端露出皮肤外,遂即用右手持镊子将针拔出。若折断部分全部深入皮下须在X线下定位,施行外科手术取出。

预防:针刺前必须检查针具,对不符合要求的全部剔除不用。选针长度必须比准备刺入深度长,针刺时切勿将针全部刺入,应留部分在体外,避免过强、过猛行针。在进针行针过程中,如发现弯针,应立即出针,不可强行刺入。对滞针应及时处理,不可强行硬拔。

5.5.5 血 肿

血肿是指针刺部位出现的皮下出血而引起的肿痛现象。

原因:针尖弯曲带钩,使皮肉受损,或刺伤血管所致。

现象:出针后,针刺部位肿胀疼痛,继则皮肤呈现青紫色。

处理:若微量皮下出血而出现局部小块青紫时,一般不必处理,可自行消退。若局部肿胀疼痛剧烈,青紫面积大而且影响到活动功能时,可先作冷敷之后,再作热敷,以促使局部瘀血消散吸收。

预防:仔细检查针具,熟悉人体解剖部位,避开血管针刺。针刺手法不宜过重,切忌强力捣针,并嘱患者不要随便移动体位。出针时立即用消毒干棉球按压针孔。

5.6 针刺注意事项

由于人体生理功能状态和生活环境条件等因素各有不同,故在针刺治病时,应注意以下几个方面。

(1) 患者在过于饥饿、疲劳、精神过度紧张时,不宜立即进行针刺。对于身体虚弱、气虚血亏的患者,针刺时手法不宜过强,并应尽量选用卧位。

(2) 妇女怀孕3个月者,不宜针刺其小腹部的腧穴。若怀孕3个月以上者,其腹部、腰部、骶部腧穴也不宜针刺。至于三阴交、合谷、昆仑、至阴等一些通经活血的腧穴,在怀孕期间应予禁刺。如妇女月经期,若非为了调经,亦不应针刺。

(3) 小儿囟门未合时,头顶部腧穴不宜针刺。

(4) 常有自发性出血或损伤后出血不止者,不宜针刺。

(5) 皮肤有感染、溃疡、瘢痕或肿瘤部位,不宜针刺。

(6) 对胸、胁、腰、背脏腑所居之处的腧穴,不宜直刺、深刺,肝脾肿大、心脏扩大、肺气肿等患者更应注意。

(7) 针刺眼区和项部的风府、哑门等穴和脊椎部的腧穴,要注意掌握一定的角度,更不宜大幅度的提插、捻转和长时间的留针,以免伤及重要组织器官,产生严重的不良后果。

(8) 对于尿潴留等患者,在针刺小腹部腧穴时,也应掌握适当的针刺方向、角度、深度等以免误伤膀胱等器官出现意外事故。

目标检测

一、名词解释

1. 押手 2. 行针 3. 循法 4. 晕针 5. 补法 6. 呼吸补泻 7. 得气 8. 滞针

二、填空题

1. 针刺治疗前的消毒包括___(1)___、___(2)___、___(3)___和(4)___的消毒。

2. 常用的进针方法有___(1)___、___(2)___和___(3)___三种。

3. 指切进针法适用于___(1)___的进针,提捏进针法适用于___(2)___的进针。

4. 针刺的角度一般分为___(1)___、___(2)___、___(3)___三种。

5. 行针的基本手法有____(1)____和____(2)____,补泻的基本手法有____(3)____和____(4)____。
6. 弹柄法有______的作用。
7. 得气,又称针感,窦汉卿在《标幽赋》中说“气之至也,如____(1)____;气未至也,如____(2)____。”
8. 常用的复式补泻手法有____(1)____、____(2)____等。

三、单项选择题

1. 取头、面、胸、腹部及下肢前面的腧穴应选择的体位是
A. 侧卧位　B. 仰卧位　C. 俯卧位　D. 仰靠坐位
2. 长针进针时,宜用哪种进针法
A. 舒张进针法　B. 指切进针法　C. 提捏进针法　D. 夹持进针法
3. 下列腧穴中,宜于用提捏进针法的是
A. 中脘　B. 足三里　C. 内关　D. 印堂
4. 徐疾补泻的泻法是
A. 进针快,出针快　B. 进针快,出针慢　C. 进针慢,出针快　D. 进针慢,出针快
5. 呼吸补泻的补法是
A. 患者吸气时进针,呼气时出针　B. 患者呼气时进针,吸气时出针
C. 患者吸气时进针,吸气时出针　D. 患者呼气时进针,呼气时出针

四、多项选择题

1. 影响得气的因素有
A. 患者体质的强弱　B. 病情的变化　C. 施术手法
D. 取穴是否准确　E. 针具的选择
2. 影响针刺补泻的因素有
A. 机体功能状态　B. 腧穴特性　C. 施术手法
D. 针具选择　E. 施术时间
3. 导致滞针的原因有
A. 体质强壮　B. 精神紧张　C. 大汗
D. 过度劳累　E. 行针手法不当

五、简答题

1. 试述晕针的表现及处理方法。
2. 何谓得气？医者和患者各有什么感觉？
3. 何谓押手？其作用如何？

6 灸　法

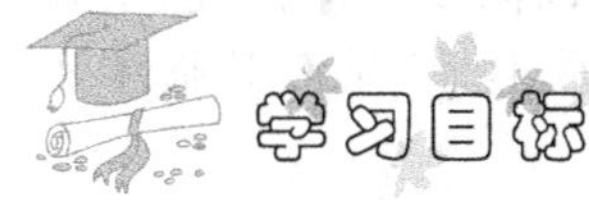

1. 理解灸法的作用
2. 掌握并熟练操作艾炷灸、艾条灸、温针灸，并掌握其适应证和注意事项
3. 灵活掌握灸法的禁忌证

灸法是指利用某些燃烧材料，熏灼或温熨体表一定部位，通过调整经络脏腑功能，达到防治疾病的一种外治法。

> 灸用艾绒以陈久干燥者为佳。《孟子·离娄》："七年之病，求三年之艾。"
>
> 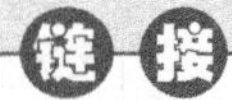
>

施灸的原料很多，但以艾叶为主，故有将艾作为灸法的代名词记载，如《素问·汤液醪醴论》说："镵石针艾治其外"，此处的"艾"即灸之意。艾叶气味芳香，辛温味苦，易燃烧且火力温和。《名医别录》说："艾味苦，微温，无毒，主灸百病。"干燥的艾叶加工成艾绒作为施灸的材料，有其他材料不可比拟的优点：便于搓捏成大小不同的艾炷，易于燃烧；烧燃时热力温和，能窜透皮肤，直到深部；艾叶全国各地均产，价格低廉。所以几千年来，一直为临床所采用。

6.1　灸法的作用

（1）温经散寒

《素问·调经论》曰："血气者，喜温而恶寒，寒则泣不能流，温则消而去之"，《素问·异法方宜论》曰："北方者，天地所闭藏之域也，其地高陵居，风寒冰冽，……藏寒生满病，其治宜灸焫。"由此可见灸法具有温经散寒的作用。临床上可以治疗寒湿痹痛和寒邪为患所致诸证，如胃脘痛、腹痛、泄泻等。

（2）扶阳固脱

《素问·生气通天论篇》说："阳气者，若天与日，失其所则折寿而不彰。"可见阳气在人体至关重要。阳衰则阴盛，阴盛为寒，为厥，甚则欲脱。当此之时，就可用灸法温补虚脱之阳气，故《扁鹊心书》说："真气虚则人病，真气脱则人死，保命之法，灼艾第一。"《伤寒论》曰："下利，手足逆冷，无脉者，灸之。"《灵枢·经脉》也说："陷下则灸之。"可见阳气下陷或欲脱之证，皆可用灸法。临床上多用于脱证和中气不足、阳气下陷引起的久泄、久痢、脱肛、阴挺、遗尿等。

（3）消瘀散结

《灵枢·刺节真邪》曰："脉中之血，凝而留止，弗之火调，弗能取之。"气为血帅，血随气行，气得温则行，气行则血行。灸能使气机通畅，营卫调和，故瘀结自散。因此，灸法可用于气血凝滞之疾，如乳痈初起，瘰疬、瘿瘤以及疖肿未化脓者。

（4）引热外行

艾火的温热能使皮肤腠理开放，毛窍通畅，热有去路，从而引热外行。《医学入门·针灸》

说:“热者灸之,引郁热之气外发。”故灸法同样可用于某些热性病,如疖肿、蛇丹、丹毒。对阴虚发热,也可使用灸法,可选用膏肓、四花穴等治疗骨蒸潮热、虚痨咳喘。

(5) 防病保健

《千金要方》说:“凡入吴蜀地游宦,体上常须三两处灸之,勿令疮暂瘥则瘴疠瘟疟毒气不能着人也。”《扁鹊心书·须识扶阳》曰:“人于无病时,常灸关元、气海、命门、中脘,虽未得长生,亦可保百年寿矣。”由此可见,灸法具有防病保健之功,可以激发人体正气,增强抗病能力,使人精力充沛,长寿不衰。因此,俗语说:“若要安,三里常不干”是有其临床实践依据的。

6.2 灸法的种类

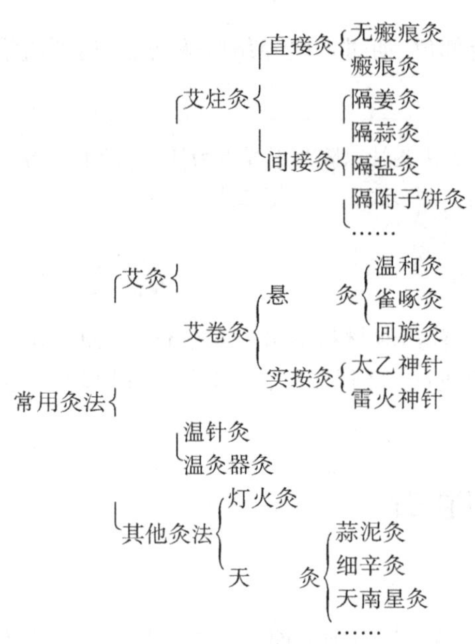

图 6-1 灸法的种类

灸法治疗疾病历史悠久。灸法的种类繁多,使用的灸材亦多种多样,临床上常用灸法可分为艾灸类和非艾灸类。艾灸类如艾炷灸、艾条灸、温针灸等,临床上以艾炷灸和艾条灸最为常用,是灸法的主体部分。非艾灸类如灯火灸、天灸等。灸法分类如图 6-1。

6.2.1 艾 炷 灸

将纯净的艾绒放在平板上,用拇、食、中三指边捏边旋转,把艾绒捏紧成规格大小不同的圆锥形小体,称艾炷。小者如麦粒大,中等如半截枣核大,大者如半截橄榄大(图 6-2)。将艾炷直接或间接置于穴位上施灸的方法,称艾炷灸法。每燃烧一个艾炷,称为一壮。艾炷灸可分为直接灸和间接灸两类。

(1) 直接灸

直接灸又称着肤灸、明灸,即将艾炷直接放置在穴位皮肤上施灸的一种方法(图 6-3)。

根据灸后对皮肤刺激程度的不同分为瘢痕灸与无瘢痕灸两种。若施灸时需将皮肤烧伤化脓,愈后留有瘢痕者,称为瘢痕灸。若不使皮肤烧伤化脓,不留瘢痕者,称为无瘢痕灸。

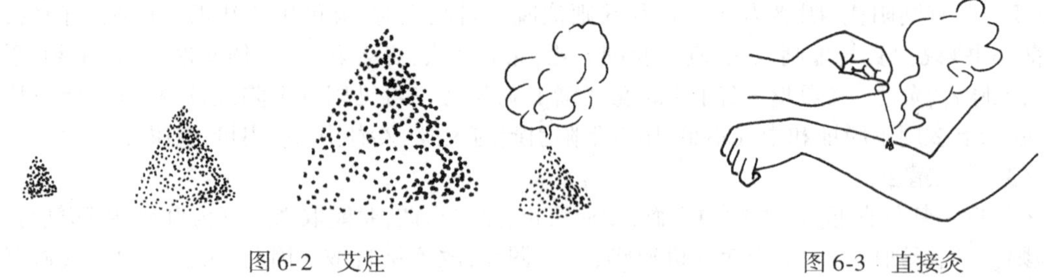

图 6-2 艾炷　　图 6-3 直接灸

无瘢痕灸 又称非化脓灸,临床上多用中、小艾炷。施灸时,先在施术部位涂以少量凡士林,以使艾炷易于黏附,然后将艾炷放在穴位上,从上端点燃,当燃剩 2/5 或 1/4 左右,患者感到

微有灼痛时,用镊子将艾炷夹去,换炷再灸,待规定壮数灸完为止。一般灸至局部皮肤充血,红晕为度。因灸后不化脓,不留瘢痕,易为病人接受。此法适用于慢性虚寒性疾病,如哮喘、慢性腹泻、风寒湿痹等。

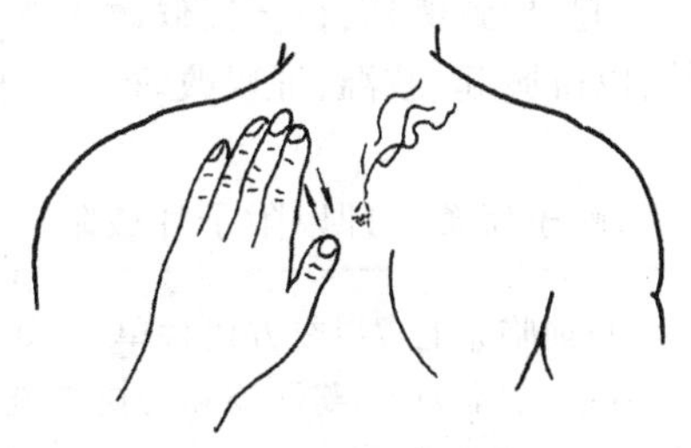

图 6-4 瘢痕灸缓痛拍打法

瘢痕灸 又称化脓灸,临床上多用小艾炷,亦有用中艾炷者。施灸前用大蒜汁涂敷施术部位,以增加黏附和刺激作用,然后放置艾炷,从上端点燃,燃近皮肤时患者有灼痛感,可用手在穴位四周拍打以减轻疼痛(图 6-4)。应用此法一般每壮艾炷须燃尽后,除去灰烬,方可换炷,每换 1 壮,即再涂大蒜汁一次,待预定壮数灸完为止。灸毕,在施灸穴位上可贴敷消炎药,正常情况下,灸后 1 周左右,施灸部位的组织产生化脓而形成"灸疮",化脓时可每天换膏药 1 次。5~6 周左右,灸疮自行痊愈,结痂脱落,留下瘢痕。因此,施灸前须征求患者同意与合作,方可使用本法。在灸疮化脓期间,局部需注意清洁,避免感染。临床上常用于治疗哮喘、慢性胃肠炎、瘰疬等疾病。

瘢痕灸因其痛苦大,灸后留有瘢痕,目前用之较少。除了用于顽固性的疾病,如慢性哮喘、阳痿、发育障碍,并得到患者的同意和合作,一般不用。

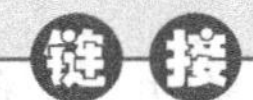

(2) 间接灸

间接灸又称隔物灸、间隔灸,是指在艾炷与皮肤之间隔上某种物品而施灸的一种方法。古代的间接灸法种类繁多,且广泛用于内、外、妇、儿、五官科等各种疾病。隔物品多属中药,既有植物,也有动物、矿物,因证、因病而定,有单方也有复方。施灸时既发挥艾灸作用,又发挥药物的作用,因而具有特殊的疗效。现将临床常用方法介绍如下。

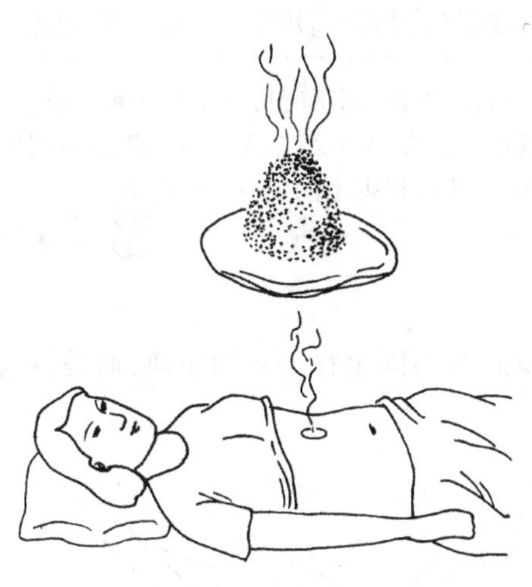

图 6-5 间接灸

隔姜灸 用鲜生姜切成直径大约 2~3cm,厚约 0.2~0.3cm 的薄片,中间以针穿刺数孔,然后将姜片放置应灸的部位,再将艾炷放在姜片上点燃施灸(图 6-5)。当艾炷燃尽后,可易炷再灸,灸完预灸壮数,以局部皮肤红晕而不起泡为度。施灸过程中,若患者感觉灼热不可忍受时,可将姜片上提,或慢慢移动姜片。此法简便易行,一般不会引起烫伤,临床应用较广。故此法多用于因寒而致的呕吐、腹痛、泄泻和风寒湿痹、外感表证等。

隔蒜灸 用鲜大头蒜切成 0.2~0.3cm 的薄片,中间以针穿刺数孔,放在应灸腧穴部位或患处,然后点燃施灸,待艾炷燃尽,易炷再灸,直至规定壮数灸完。因大蒜液对皮肤有刺激性,灸后易起泡,故应注意防护。若不使起泡,可将蒜片向上提起,或慢慢移动蒜片。此法多用于治疗肺痨,腹中积块及未溃疮疡等。此外,尚有一种自大椎穴至腰俞穴铺敷蒜泥一层的铺灸法(长蛇灸),民间用于治疗虚劳,顽痹等证。

隔盐灸 又称神阙灸,本法只适于脐部(图 6-5)。其方法是:用纯净干燥的食盐填敷于脐部,使其与脐平,上置放艾炷施灸,如患者脐部凸出,可用湿面条围脐如井口,再填盐于脐中,如上法施灸。施灸时患者稍感灼痛,即可更换艾炷。也可以于盐上放置姜片后施灸,以防止食盐受火爆起，导致烫伤，待至证候改善为止。此法具有回阳、救逆、固脱之功，但需连续施灸，不拘壮数，以待脉起、肢温，证候改善。临床上常用于急性寒性腹痛、吐泻、痢疾、四肢厥冷和中风脱证等。

隔附子饼灸　即以附子片或附子饼作间隔物。药饼制法是将附子研成细末，以黄酒调和制成直径约3cm，厚约0.8cm的附子饼，中间以针穿数孔，上置艾炷，放置应灸腧穴或患处，点燃施灸。由于附子辛温火热，有温补肾阳之功，故多用于治疗命门火衰而致的阳痿、早泄、遗精和疮疡久溃不敛等证。

目前临床上常以复方代替单方，如以白芥子、甘遂、细辛为末，姜汁调和为饼来进行隔物灸，可以治疗哮喘等。

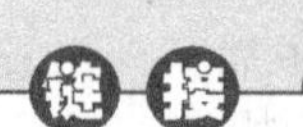

6.2.2 艾卷灸

艾卷灸又称艾条灸。将艾条一端点燃，对准穴位或患处施灸的方法称为艾卷灸。艾卷灸根据操作方法可分为悬灸、实按灸两种，现介绍如下。

（1）悬灸

悬灸是指点燃艾条一端悬于施灸部位之上的一种灸法。悬灸按其操作方法又可分为温和灸、雀啄灸、回旋灸。

温和灸　将艾卷的一端点燃，对准应灸的腧穴部位或患处，约距离皮肤2～3cm，进行熏烤（图6-6），使患者局部有温热感而无灼痛为宜，一般每穴灸10～15min，至皮肤红晕为度。如果遇到昏厥或局部知觉减退的患者及小儿时，医者可将食、中两指置于施灸部位两侧，以通过医者的手指来测患者局部受热程度，以便随时调节施灸时间和距离，防止烫伤。

目前，医院、药房所售艾条有两种，以纯艾绒卷制的清艾绒和以艾绒掺一些药物卷制的药条，临床可根据不同用途分别选用。

链接

雀啄灸　施灸时，艾卷点燃的一端与施灸部位的皮肤并不固定在一定的距离，而是像鸟雀啄食一样，一上一下施灸（图6-7）。

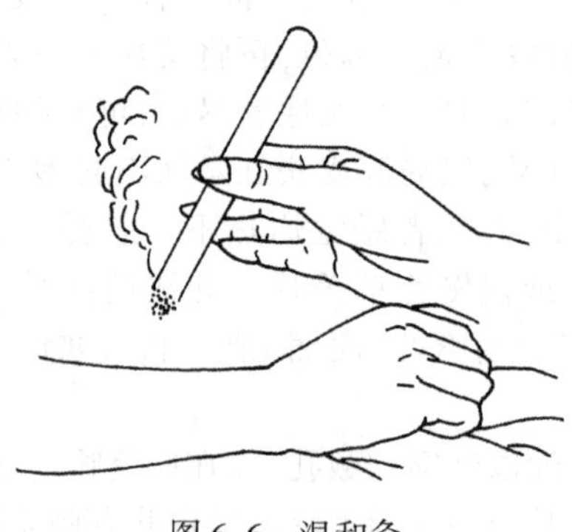

图6-6　温和灸

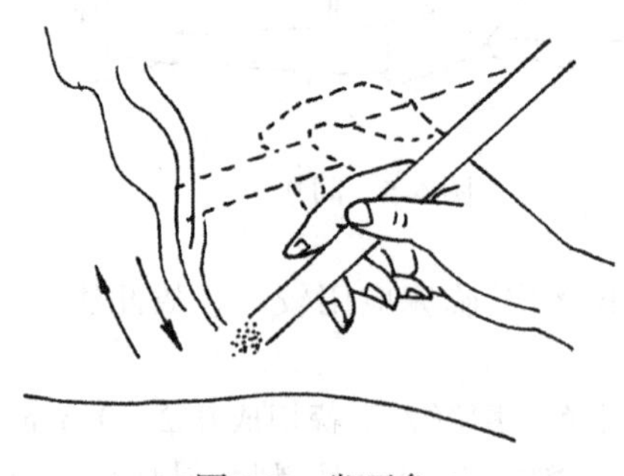

图6-7　雀啄灸

回旋灸　施灸时，艾卷点燃的一端与施灸部位皮肤虽保持一定距离，但位置不固定，而是均匀地向左右方向移动或反复旋转地施灸（见图6-8）。

（2）实按灸

施灸时，先在施灸腧穴或患处垫上布或纸数层，然后将药物艾卷的一端点燃，趁热按在施术部位上，使热力透达深部（图6-9）。由于用途不同，艾绒里掺入的药物处方各异，最常用的有太乙神针和雷火神针。

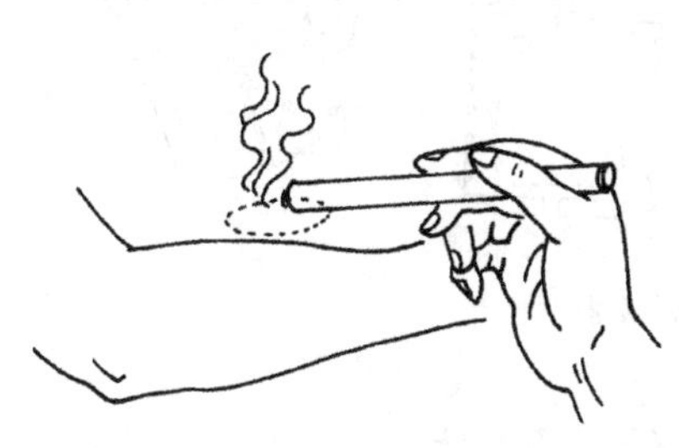

图 6-8 回旋灸

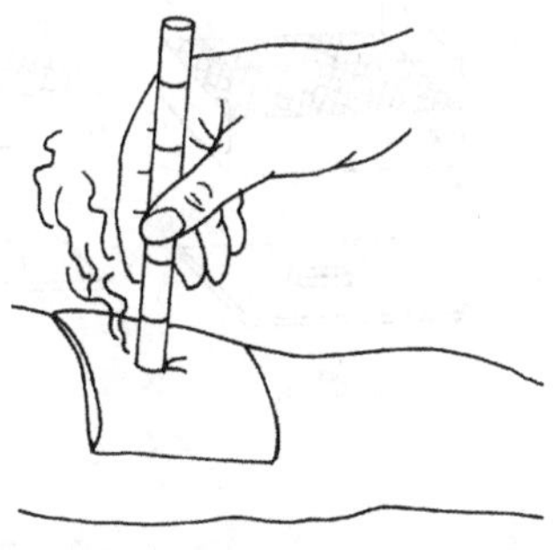

图 6-9 实按灸

太乙神针 操作时，用乙醇灯点燃特制药条的一端，以粗布数层包裹，趁热按熨于腧穴或患部，若艾火熄灭，再点再按，每次每穴灸 5~7 次。亦可在施灸部位上铺上 6~7 层棉纸或布，将艾火直接按其上，稍留 1~2 秒，若火熄灭，再点再灸，如此 5~7 次。此法适用于风寒湿痹、痿证和虚寒证。

太乙神针通用方：艾绒 100g，硫黄 6g，麝香、乳香、没药、松香、桂枝、杜仲、枳壳、皂角、细辛、川芎、独活、穿山甲、雄黄、白芷、全蝎各 1g。上药研成细末，和匀。以桑皮纸 1 张，约 30cm 见方，摊平，先取艾绒 24g，均匀铺在纸上，次取药末 6g，均匀掺在艾绒内，然后卷紧如爆竹状，外用鸡蛋清涂抹，再糊上桑皮纸 1 层，两头留空 3cm，捻紧即成。

雷火神针 首见于《本草纲目》，是太乙神针的前身。除药物处方不同外，其操作方法和适应证与太乙神针相同。

雷火神针的药物处方：沉香、木香、乳香、茵陈、羌活、干姜、穿山甲各 9g，麝香少许，艾绒 100g。

6.2.3 温针灸

温针灸是针刺与艾灸相结合的一种方法，适用于既需要针刺留针，又须施灸的疾病。操作时，在针刺得气基础上，将针留置适当的深度，在针柄上穿置一段长约 2cm 的艾卷施灸，或在针尾上搓捏少许艾绒点燃施灸，直待燃尽，除去灰烬，再将针取出。此法是一种简便易行的针灸并用方法。艾绒燃烧的热力，可通过针身传入体力，使其发挥针与灸的作用达到治疗目的（图 6-10）。应用此法须防止艾火脱落，烧伤皮肤或衣物，灸时嘱患者不要移动体位，并在施灸处垫上一纸片，防止艾火掉落烫伤皮肤。

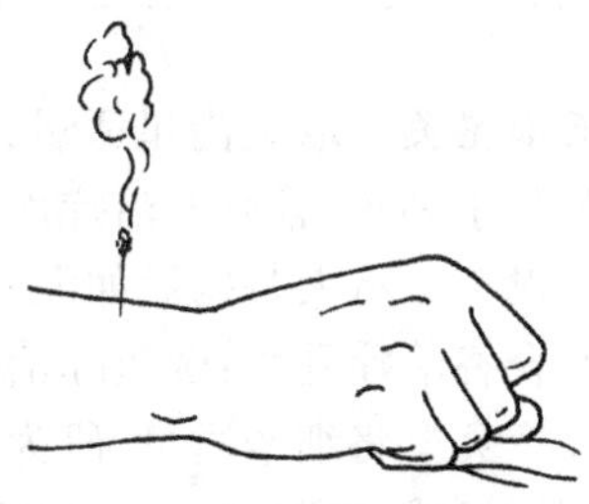

图 6-10 温针灸

6.2.4 温灸器灸

温灸器是一种专用于施灸的器具，用温灸器施灸的方法，称温灸器灸。临床常用有温灸盒与温灸筒（图 6-11）。施灸时，将艾绒点燃后放入温灸筒或温灸盒里的铁网上，然后放在施灸部位上来回熨烫，直到局部红润为止。本法多适用于小儿及惧怕灸治者。临床实用较广，多用于治疗腹部、腰部的常见病。

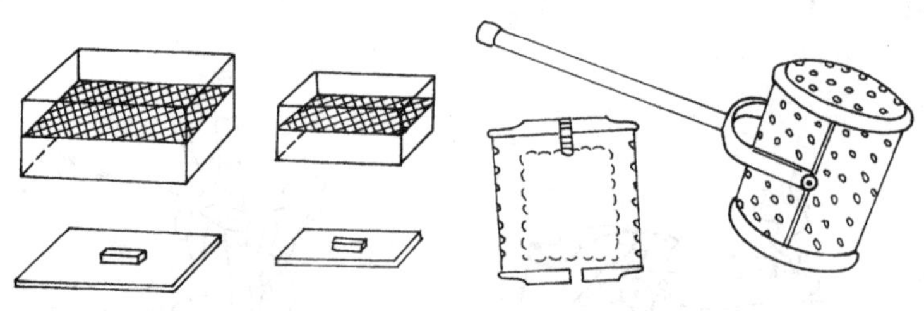

图 6-11 温灸器

6.2.5 其他灸法

又称非艾灸法,是指以艾绒以外的物品作为施灸材料的灸治方法。常用的有以下几种。

(1) 灯火灸

灯火灸是用灯芯草蘸麻油或其他植物油,在腧穴或病痛部位上焠烫的方法,又叫灯草灸、油捻灸、灯草焠,是民间沿用已久的简便疗法。施术时,取 10 ~ 15cm 长的灯芯草或纸绳,其一端蘸上少许麻油或其他植物油,点燃起火苗时,用快速的动作,对准穴位点灸,当听到"叭"的一声就迅速离开,如无爆焠之声可重复一次。灸后皮肤有点发黄,偶然也会起小泡,为恰到好处。本法具有疏风解表、行气化痰之功,主要用于治疗小儿惊风、痄腮、乳蛾、吐泻、麻疹等病证。

(2) 天灸

天灸又称药物灸、自灸。现代又称为"发泡疗法"。是用具有刺激性的药物,涂敷于穴位或患处,敷后皮肤可起泡,或仅使局部充血潮红。所用药物多为单味中药,也有用复方的,古代著作中此法的记载很多,介绍常用的几种方法如下。

> 天灸也有复方,有的还针对不同疾病,有的还在中药复方中加进一些西药,以提高临床疗效。
>
> 链 接

白芥子灸 适量的白芥子研末,用醋或水调和成糊状,敷贴于腧穴或患处,敷以油纸,胶布固定。敷灸时间约为 2 ~ 4 小时,以局部充血潮红,或皮肤起泡为度。此法适用于风寒湿痹、口眼㖞斜、哮喘等证。

天南星灸 取天南星适量,研成细末,用生姜汁调成糊状,敷于穴位上,上盖油纸,用胶布固定。如敷于颊车、颧髎穴治疗面瘫。

蒜泥灸 将大蒜捣烂如泥,取 3 ~ 5g 贴敷于穴位,敷灸 1 ~ 3 小时,以局部发痒发赤或起泡为度。敷合谷治疗乳蛾;敷鱼际治疗喉痹;敷涌泉治疗衄血。

细辛灸 将细辛适量,研为细末,用陈醋调成糊状,敷于穴位上,上敷盖油纸,用胶布固定。如敷于涌泉或神阙治疗小儿口疮。

葱白灸 将适量葱白,捣成泥状,敷于患处或穴位上。敷于患部治疗乳痈。若与生姜、鲜甘草合用,共捣成膏,于临睡前敷于涌泉穴上,次日晨取掉,治疗小儿脾虚羸瘦。

6.3 施灸的注意事项

6.3.1 施灸的先后顺序

施灸顺序,一般是先灸上部,后灸下部;先背部,后腹部;先头部,后四肢;先灸阳位,后灸阴位；施灸的壮数先少后多。正如《千金要方》说："凡灸当先阳后阴，言从头左而渐下，次后从头右而渐下，先上后下。"《明堂灸经》也说："先灸上，后灸下，先灸少，后灸多。"按这种次序进行，取其从阳引阴而无亢盛之弊；先上后下，取其循序不乱；先少后多，是使艾灸的火力由弱增强，以使患者易于耐受。但在特殊情况下，亦可酌情灵活运用，不可拘泥。对气虚下陷病证，则宜从下而上施灸，如脱肛，可先灸长强以收肛，后灸百会，以举陷等，这样会提高临床疗效。

6.3.2 施灸的禁忌

（1）施灸时，对颜面五官、乳头、有大血管分布等部位不宜选用直接灸法，以免烫伤形成瘢痕。关节活动部位亦不适宜用化脓灸，以免化脓溃破，不易愈合，甚至影响功能活动。

（2）一般空腹、过饱、极度疲劳和对灸恐惧者，应慎施灸。对于体弱患者，灸治时艾炷不宜过大，刺激量过强，以防"晕灸"。

（3）孕妇的腹部和腰骶部也不宜施灸。

6.3.3 灸后的处理

施灸后，局部皮肤出现微红灼热，属于正常现象，无需处理。如因施灸过量，时间过长，局部出现水泡，只要不擦破，可任其自然吸收。如水泡较大，可用消毒毫针刺破水泡，放出水液，或用注射器抽出水液，再涂以甲紫。瘢痕灸者，在灸疮化脓期间，在 1 个月内慎做重体力劳动，要注意适当休息，加强营养，疮面局部勿用手搔，以保护痂皮，并保持清洁，防止感染。

目标检测

一、名词解释

1. 明灸　2. 天灸　3. 回旋灸　4. 温针灸

二、填空题

1. 灸法是指利用某些____(1)____熏灼或温熨体表一定部位，通过____(2)____功能，达到____(3)____的一种方法。

2. 艾灸分为艾炷灸、艾卷灸、____(1)____、____(2)____等四种。

3. 间接灸又称______。

4. 悬灸按其操作方法分为______种。

5. 温灸器灸适用于灸治______的一般常见病。

6. 长蛇灸是一种自____(1)____穴起至____(2)____穴铺敷蒜泥的铺灸法。

三、单项选择题

1. 中风脱证最适宜的间接灸是

A. 隔姜灸　B. 隔盐灸　C. 隔附子饼灸

D. 隔蒜灸　E. 隔细辛灸

2. 小儿痄腮最适宜的灸法是

A. 灯火灸　B. 雀啄灸　C. 天灸

D. 直接灸　E. 太乙神针

3. 不用艾作为灸用材料的是

A. 直接灸　B. 间接灸　C. 雀啄灸

D. 天灸　E. 悬灸

四、多项选择题

1. 艾卷灸包括

A. 温和灸　　B. 悬灸　　C. 雀啄灸

D. 实按灸　　E. 回旋灸

2. 隔附子饼灸多用于

A. 腹痛　　B. 早泄　　C. 疮疡久溃不敛

D. 遗精　　E. 泄泻

3. 下列疾病中可选用化脓灸治疗的有

A. 呕吐　　B. 慢性胃肠病　　C. 痛经

D. 哮喘　　E. 瘰疬

五、简答题

1. 灸法的作用是什么？

2. 简述常用灸法。

7 拔 罐 法

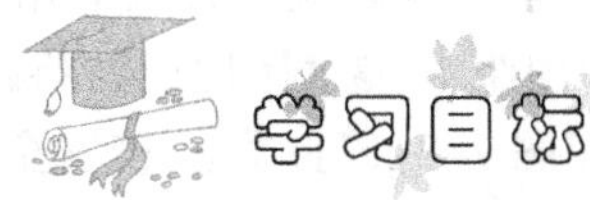

1. 了解拔罐法的概念
2. 灵活掌握拔罐法的临床应用
3. 熟练操作拔火罐的方法

拔罐法，古称“角法”，是指用罐为工具，借助热力或抽气等方法使罐内空气排除，造成负压，使之吸附于腧穴或应拔部位的体表，从而产生刺激，使局部皮肤充血、瘀血，以达到防治疾病目的的方法。拔罐疗法，在马王堆出土的“帛书”《五十二病方》中已有记载，历代医著中亦多论述。拔罐法在古代主要是治疗疮疡时，用来吸血排脓，后来扩大应用于肺结核、风湿病等内科病证。随着医疗实践的不断发展，罐具得到不断改进和创新，使古老的拔罐法与电、磁、光、药等理化物质有机结合，从而拓宽了治疗范围，并经常与针刺配合使用。因而成为针灸治疗中一种重要方法。

7.1 罐的种类

（1）竹罐

用直径 3～5cm 坚固的竹子，截成长约 6～10cm 长的竹筒，一端留节作底，另一端作罐口，削去青皮与内膜，罐壁约 3～5mm，打磨光滑而成。此种罐特点是：轻巧价廉，取材容易，制作简单且不易损坏，适合于药煮。缺点是易燥裂漏气，吸附力弱（图 7-1）。

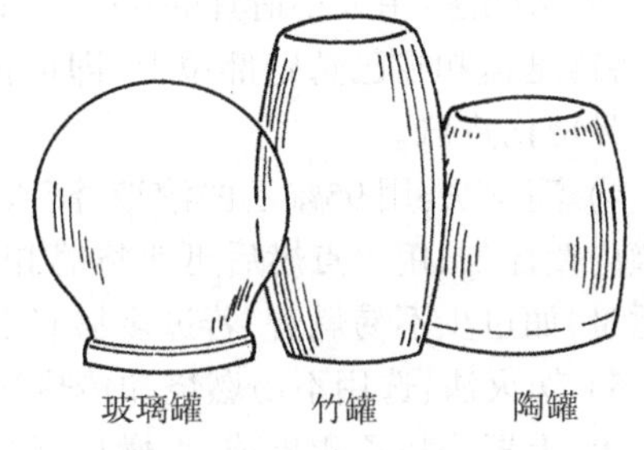

图 7-1 常用罐

（2）陶罐

用陶土烧制而成，罐的两端较小，中间略向外凸出，形如腰鼓，罐口平滑，口径大小不一，口径小的略短，口径大的则较长。特点是吸附力大，但质地重，易摔碎损坏（图 7-1）。

（3）玻璃罐

用玻璃制成，罐口平滑，形如球状，肚大口小，口边外翻，有大中小等多种型号。其优点是质地透明，可以直接观测罐内局部皮肤的变化，便于掌握时间。其缺点是易破碎（图 7-1）。

> 现在以针灸拔罐方法为基础，一些家庭保健仪器（如哈磁罐、康祝罐）为广大人民的健康和疾病的治疗做出了贡献。
>
> 链接

（4）抽气罐

用青、链霉素药瓶或类似的小药瓶，将瓶底切去磨平、磨光滑，瓶口橡胶塞须保留完整，以便抽气使用。现也有用透明塑料罐，配有一外接抽气唧筒，使用时需将抽气唧筒与罐嘴对接，将罐吸于施治部位。此罐优点可以避免烫伤，操作方法易掌握。不足之处是没有火罐的温热刺激。

7.2 拔罐的方法

拔罐的方法很多,常用的有以下几种。

(1) 火罐法

利用燃烧时火的热力排出罐内空气,形成负压,将罐吸附在皮肤上。具体操作有以下几种:

1) 闪火法:用镊子或止血钳夹住95%的乙醇棉球,点燃后在罐内绕1~3圈(切记勿将罐口烧灼,以免灼伤皮肤)后,将火退出,并迅速将罐扣在应拔的部位上(图7-2)。此方法较安全,是临床常用的拔罐方法。

2) 投火法:用乙醇棉球或纸片,点燃后迅速投入罐内,乘火旺时,将罐迅速扣在应拔的部位上(图7-3)。此方法宜在侧面横拔。

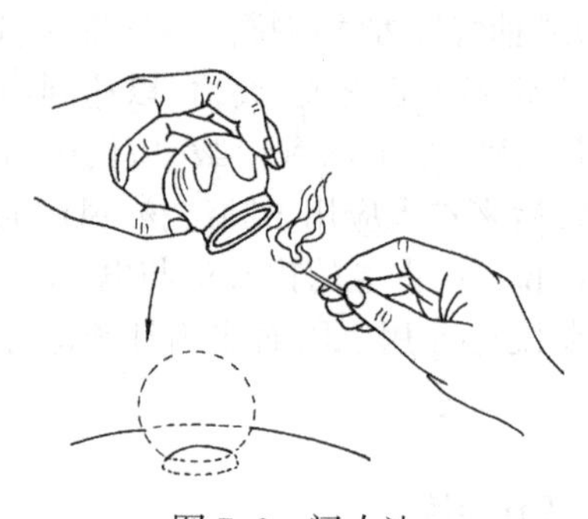

图7-2 闪火法

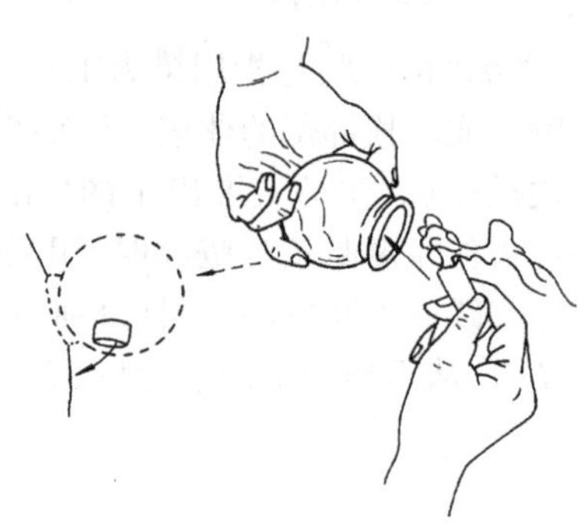

图7-3 投火法

3) 贴棉法:用大小适宜的95%乙醇棉球一块,贴于罐内壁中、下段(注意要贴牢),用火点燃后,将罐迅速扣在已选定部位上,即可拔住。此法须注意棉花浸乙醇不宜过多,否则燃烧的乙醇滴下易烫伤皮肤。

4) 滴酒法:用95%乙醇溶液,滴入罐内1~3滴(切勿滴过多,以免拔罐时流出灼伤皮肤),沿罐内壁摇匀,用火点燃后迅速将罐扣在应拔部位,即可吸附于皮肤上。此法须注意滴入乙醇要适量,如过少不易燃着,若过多易淌下灼伤皮肤。

5) 架火法:选用不易燃烧和传热的物体,如瓶盖、小酒盅等(其直径要小于罐口),放在应拔部位上,上置小块乙醇棉球,点燃后迅速将罐扣上。此法吸附力也较强,但要注意扣罐准确,不要碰掉燃烧的乙醇棉球,以防烧灼皮肤,常多用于平卧位。

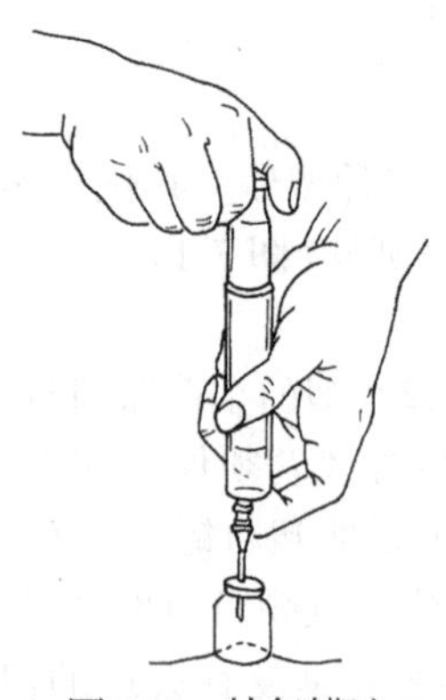

图7-4 抽气罐法

(2) 煮罐法

此法多适用于竹罐。将竹罐放在锅内,加水或药液煮沸,煮沸1~2min后,用镊子夹住罐底,罐口朝下,甩去水液,迅速用凉毛巾扪紧罐口,乘热将竹罐扣拔在应拔部位,即能吸附在皮肤上。此方法所需药液,可根据病情决定。

(3) 抽气罐法

先将抽气罐的瓶底紧扣在穴位上,用注射器从原瓶口的橡皮塞抽出瓶内空气,造成负压,即能吸附于皮肤上。或用抽气筒套在塑料杯罐活塞上,将空气抽出,使之吸附于选定的部位上(图7-4)。

以上各种方法,一般留罐10~15min,待拔罐处皮肤充血、瘀血时，将罐取下。若罐大吸附力强时，可适当缩短留罐时间，以防起泡。

7.3 拔罐法的应用

临床拔罐时，可以根据病情需要，选用不同的拔罐方法，常用的拔罐法如下。

（1）留罐法

留罐法又称坐罐法，即拔罐后将罐吸拔留置于施术部位 10 ~ 15min，然后将罐起下。罐大吸拔力强的应适当减少留罐时间，以免起泡。此方法一般疾病均可应用，单罐、多罐皆可用。

（2）走罐法

走罐法又称推罐法，一般用于面积较大，肌肉丰厚的部位，如腰背部、大腿部等。可选用口径较大的罐，罐口要求平滑且最好是玻璃罐，先在罐口或欲拔部位涂一些凡士林等润滑油，再将罐拔住，然后用手握住罐底，向上下或左右往返推移。至所拔部位的皮肤潮红、充血，甚或瘀血时，将罐起下（图 7-5）。

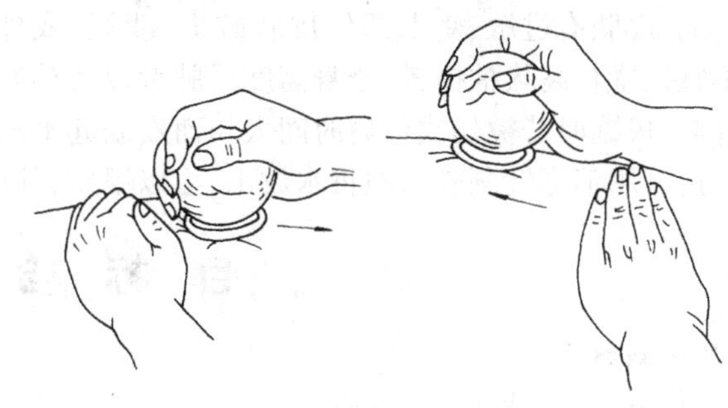

图 7-5　走罐法

（3）闪罐法

闪罐法即将罐拔住后，又立即起下，反复吸拔多次，至皮肤潮红、充血为度。

此法多用于局部皮肤麻木、疼痛或功能减退等疾患。

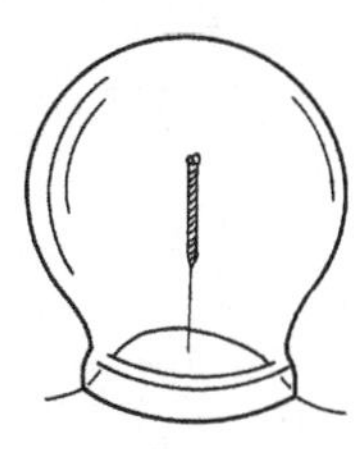

图 7-6　针罐法

（4）针罐法

此法是针刺和拔罐相结合应用的一种方法。即先针刺得气后留针，再以针为中心点，将火罐拔上，留置 10 ~ 15min，然后起罐起针（图 7-6）。

（5）刺血拔罐法

此法又称刺络拔罐。即在应拔部位的皮肤消毒后，用三棱针点刺出血，或用皮肤针叩刺，然后将罐吸拔于点刺的部位，使之出血，以加强刺血治疗的作用。本法多用于治疗各种急慢性软组织损伤、丹毒、神经性皮炎等。施用本法不可在大血管上行刺血拔罐，以免造成出血过多。

7.4 起 罐 法

起罐时一般先用一手夹住火罐，另一只手将火罐口边缘的皮肤轻轻按下，使空气进入罐内，即可将罐起下，若罐吸附力过强时，切不可硬行上提或旋转提拔，以免给患者造成剧痛。

7.5 拔罐的作用和适用范围

拔罐法具有通经活络、行气活血、消肿止痛、祛风除湿等作用，其适应证广，临床多用于以下几个方面：

（1）风湿痹痛：如肩痛、腰腿痛等可在痛处拔罐。

（2）急慢性软组织损伤：可在患处刺络拔罐。

（3）肺部疾病：如咳嗽、哮喘等可在背部拔罐。

（4）胃肠疾病：如胃痛、腹痛、腹泻等可在腹部或背部拔罐。

(5) 外科、皮肤病:如丹毒、神经性皮炎、疮疡初起未溃等可在局部刺络拔罐。

(6) 妇科病:如带下、痛经等可在八髎穴处拔罐。

7.6 拔罐注意事项

(1) 患者要取舒适体位,根据不同部位选择不同口径的火罐,注意选择肌肉丰满,没有毛发和骨骼凸凹的部位,防止罐脱落。

(2) 拔火罐时动作要做到稳、准、轻、快,以免火灼伤或烫伤皮肤。

(3) 皮肤有过敏、受术部位皮肤破损、溃烂,或外伤骨折部位或肿瘤部位或大血管分布部位,不宜拔罐。高热抽搐者,全身高度浮肿者以及孕妇腰骶部、腹部,亦不宜拔罐。

(4) 拔罐时若烫伤或留罐时间太长而皮肤起水泡时,小泡勿需处理,任其自然吸收;若水泡较大时,可用消毒针刺破水泡将水放出,涂以甲紫,并以消毒纱布包敷,防止感染。

目标检测

一、名词解释

1. 角法 2. 闪火法 3. 走罐

二、填空题

1. 拔罐法古称___(1)___。

2. 拔罐法在古代主要是治疗___(1)___,用来___(2)___。

3. 留罐又称___(1)___,走罐又称___(2)___,刺络拔罐又称___(3)___。

三、单项选择题

1. 拔罐法最早用于治疗

A. 疮疡　B. 肺结核　C. 风湿病
D. 痛经　E. 哮喘

2. 最常用的拔火罐法是

A. 投火法　B. 滴酒法　C. 闪火法
D. 架火法　E. 贴棉法

四、简答题

1. 简述拔罐法的作用和适应证。

2. 闪罐如何操作?多用于哪些疾病?

8 其他针法

学习目标

1. 掌握三棱针法和皮肤针法的操作和适应证
2. 了解三棱针法和皮肤针法的注意事项
3. 初步了解皮内针法、电针法、火针法和水针法的操作和应用

8.1 三棱针法

三棱针法是用三棱针点刺穴位或浅表血络，放出少量血液，以防治疾病的方法，古人称之为"刺血络"或"刺络"，今有人称之为"放血疗法"。

三棱针古称"锋针"，用于泻热出血。《灵枢·九针十二原》提出"宛陈则除之，去血脉也。"《灵枢·官针》篇中提出的"络刺"、"赞刺"、"豹文刺"等都是刺络放血的方法，说明古人十分重视此方法。临床实践证明此法具有醒脑开窍、泄热消肿、去瘀止痛等作用。

8.1.1 针　具

三棱针一般用不锈钢制成，针长约6cm，针柄呈圆柱形，针身呈三棱状，尖端三面有刃，针尖锋利(图8-1)。针具使用前须经高压消毒或用70%～75%乙醇溶液浸泡20～30min。

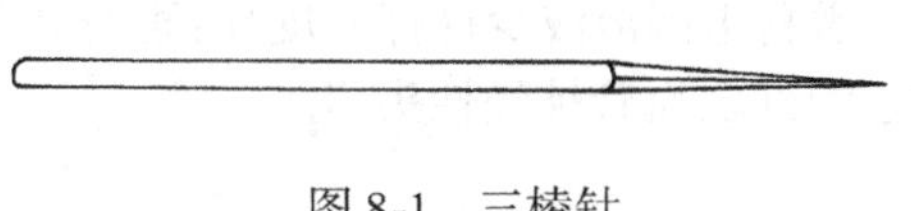

图8-1　三棱针

8.1.2 操作方法

(1) 点刺法

点刺法是点刺腧穴放出少量血液或挤出少量液体的方法。针刺前先在预定针刺部位上推按，使血液积聚于针刺部位，继而用2%碘酒棉球消毒，再用75%乙醇棉球脱碘，针刺时用左手拇、食、中三指夹紧被刺部位，右手持针，用拇、食两指捏住针柄，中指指腹紧靠针身下端，针尖露出3～5mm，对准已消毒的部位，快速刺入3～5mm深，随即将针迅速退出，轻轻挤压针孔，使出血少许，然后用消毒干棉球按压针孔(图8-2)。此法多用于四肢末端的穴位，如十二井穴、十宣穴等。临床上多用于泻热开窍。

(2) 散刺法

散刺法又称豹纹刺，是对病变局部周围进行点刺的一种方法。临床应用时可根据病变部位大小的不同，可刺10～20针，由病变外缘环形向中心点刺(图8-3)，以消除瘀血或水肿，达到通经活络、活血祛瘀目的。此法多用于治疗局部瘀血、血肿或水肿、顽癣等。

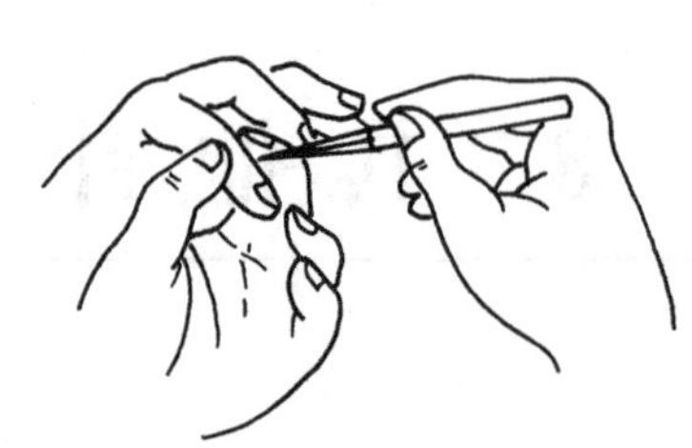

图 8-2 点刺法

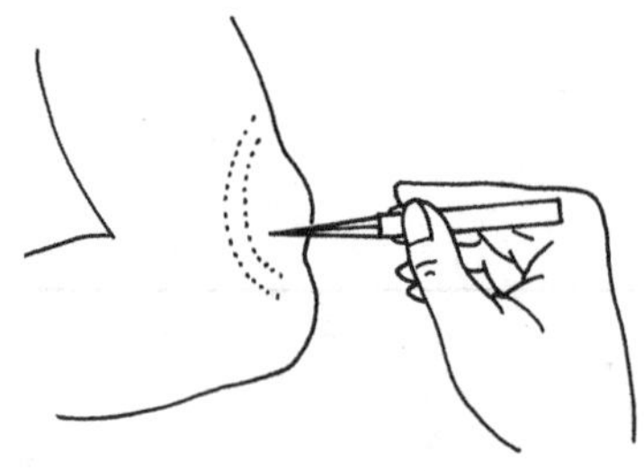

图 8-3 散刺法

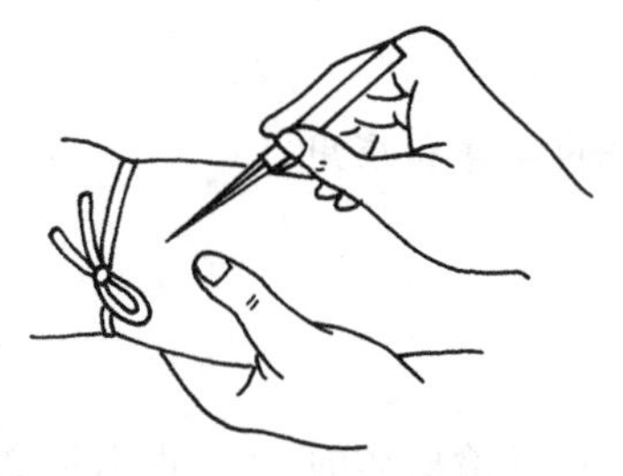

图 8-4 刺络法

（3）刺络法

刺络法是刺入浅表血络或静脉放出适量血液的方法。先用带子或橡皮管，结扎针刺部位上端（近心端），然后迅速进行常规消毒，左手压在被刺部位的下端，右手持三棱针对准针刺部位的静脉，刺入脉中立即将针退出，使其流出少量血液，出血停止后，用消毒干棉球按压针孔。当出血时，也可轻轻按静脉上端，以助瘀血排出，毒邪得泄（图 8-4）。此法多用于肘窝、腘窝等处的浅表静脉，用以治疗中暑、急性吐泻、急性腰扭伤等疾病。

（4）挑刺法

挑刺法是用三棱针挑断皮下白色纤维组织，以治疗某些疾病的方法。操作时先常规消毒，用左手按压施术部位两侧，或夹起皮肤固定，右手持针迅速刺入皮肤 1～2mm，随即将针身倾斜挑破皮肤，使之出少量血或黏液，然后再深入 5mm 左右，将针身倾斜而针尖轻轻抬高，挑断皮下部分纤维组织，然后出针，经过局部消毒后，敷上无菌纱布，胶布固定。对于惧怕疼痛者，可先用 0.5% 普鲁卡因溶液少许打一皮丘，再行挑治。挑刺法常用于治疗肩周炎、胃痛、颈椎病、失眠、支气管哮喘、血管神经性头痛。

8.1.3 适用范围

三棱针刺法适用于实证、热证、急证、瘀证、痛证等病证。临床上较常用于某些急症和慢性病，如中暑、高热、昏厥、中风闭证、急性咽喉肿痛、目赤肿痛、疖痈初起、顽癣、丹毒、扭挫伤、久痹、指（趾）麻木等。

8.1.4 注意事项

（1）三棱针刺激较强，治疗时要注意患者体位要舒适，防止晕针。

（2）操作时手法宜轻、宜稳、宜准，不可用力过猛，防止刺入过深，伤及深部动脉。

（3）必须无菌操作，以防感染。

（4）对于体弱、明显贫血、低血压，以及孕妇、产妇等要慎重使用。常有自发性出血或损伤后出血不止者，不宜使用本法。

三棱针的放血量应根据具体情况适当掌握。一般不宜太多，如确系瘀血实证，可稍多，但不宜超过 20ml。

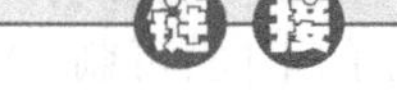

（5）每日或隔日治疗 1 次，1～3 次为一疗程，对某些病证的治疗须出血量多者，每周 1～2

次。急证也可每日刺治 2 次。一般每次出血量以数滴至 3～5ml 为宜。

8.2 皮肤针刺法

皮肤针刺法属于丛针浅刺法，是运用皮肤针叩刺人体一定部位或穴位，激发经络之气，调整脏腑气血，以达到防病治病目的的方法。皮肤针刺法是由古代的“半刺”、“扬刺”、“毛刺”等法发展而来。十二皮部与人体的经络脏腑联系密切，运用皮肤针叩刺皮部，可以调节脏腑经络功能，以达到防治疾病的目的。

8.2.1 针　　具

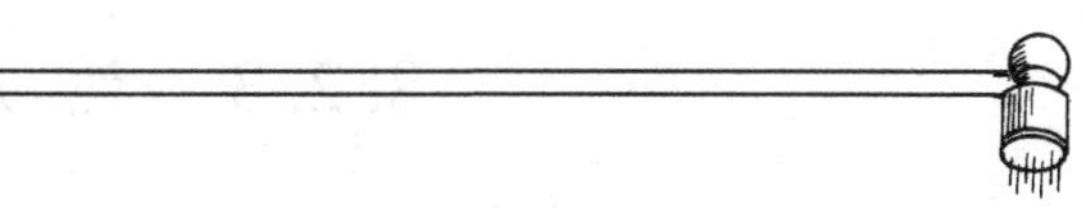

图 8-5　皮肤针

皮肤针针头呈小锤状，由多支短针组成，每支针的针尖不宜太锐，针柄一般长 15～19cm。根据针头短针的数目不同，可分别称为梅花针（五支针）、七星针（七支针）、罗汉针（十八支针）等。现代又创造了一种滚刺筒，是用金属制成的筒状皮肤针，具有刺激面广，刺激量均匀，使用方便等优点。皮肤针的针尖要求不可太锐，应呈松针形。全束针尖要平齐，防止偏斜、钩曲、锈蚀和缺损。针具检查时，可用棉球沾针尖，如针尖有钩曲或有缺损，则棉絮易被带动（图 8-5）。

8.2.2 操 作 方 法

（1）叩刺部位

皮肤针叩刺部位一般分三种，即循经叩刺、穴位叩刺和局部叩刺。

循经叩刺　是指沿着经脉循行路线进行叩刺，常用于项背腰骶部的督脉、膀胱经。督脉为阳脉之海，能调节一身之阳气；五脏六腑之背俞穴，皆分布于膀胱经，故取督脉与膀胱经为主；也常用于四肢肘膝以下的三阴、三阳经，因其分布有五输穴、原穴、络穴、郄穴等可以用来治疗其相应的脏腑经络疾病。

穴位叩刺　指选取穴位进行叩刺，主要是根据穴位的主治作用，选择适当的穴位进行叩刺，临床常用各种特定穴、华佗夹脊穴和阿是穴等。

局部叩刺　指在病变局部叩刺，如扭伤、顽癣等可在局部进行围刺或散刺。

（2）刺激强度与疗程

刺激的强度是根据刺激的部位、患者的体质和病情的不同而决定，一般分为轻、中、重三种。

轻刺激　用较轻腕力叩刺，皮肤仅显潮红、充血为度。适用于老年人、久病体弱、儿童以及头面五官肌肉浅薄处，病属虚证。

重刺激　用较重腕力叩刺，以皮肤有明显潮红，并有微出血为度。适用于年轻体壮，以及肩、背、腰、臀、四肢等肌肉丰厚处，病属实证、新病者。

中刺激　介于轻刺与重刺之间，以局部皮肤有较明显潮红，但不出血为度，适用于一般患者和一般部位。

每日或隔日 1 次，10 次为 1 疗程，疗程间可间隔 3～5 日。

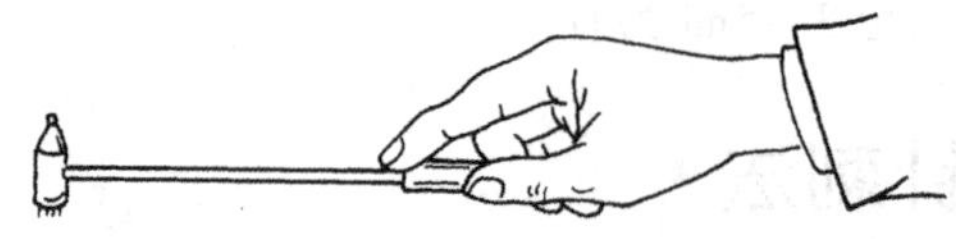

图 8-6　皮肤针持针姿势

(3) 操作

叩刺　针具和叩刺部位用乙醇消毒后，以右手拇指、中指夹持针柄，无名指和小指将针柄固定在掌根部，食指伸直置于针柄中段，针头对准叩刺部位，运用手腕之力，使针尖垂直叩打在皮肤上，并立即弹起，如此反复叩击。叩刺的频率和腕力要均匀，弹刺要准确，可根据病情不同选用不同刺激强度(图 8-6)。

滚刺　是指用特制的滚刺筒，经乙醇消毒后，手持筒柄，将针筒在皮肤上来回滚动，使刺激范围成为一狭长的面。

皮肤针与电、磁结合成为电磁皮肤针，用于美容、皮肤病、功能改变等方面，因其疗效好，痛苦少，深受患者欢迎。

链接

8.2.3　适 用 范 围

皮肤针的应用范围较广，临床各科疾病均可使用，临床上多用于不寐、头痛、腰痛、皮肤麻木、近视、视神经萎缩、神经性皮炎、斑秃、痛经、感冒、咳嗽、高血压等。

8.2.4　注 意 事 项

(1) 术前要检查针具，注意针尖是否钩曲、不齐、缺损等；滚刺筒转动是否灵活。

(2) 针刺前必须消毒。叩刺后有出血，须用消毒干棉球擦拭干净，保持清洁，以防感染。

(3) 操作时针尖须垂直而下，用力均匀，避免斜刺或钩刺，以免造成患者疼痛。

(4) 局部皮肤有创伤或溃疡者不宜使用本法，急性传染病和急腹症也不宜使用本法。

(5) 滚刺筒不要在骨骼突出部位滚动，以免产生疼痛或出血。

8.3　皮内针刺法

皮内针刺法又称“埋针法”，是以特制的小型针具固定于腧穴部位皮内，进行较长时间留针的方法，与古代“静以久留”意义相似。正如《素问·离合真邪论》记载的“静以久留”刺法。其作用是给皮肤以弱而长时间的刺激，达到防治疾病的目的。

8.3.1　针　　具

皮内针是以不锈钢制成的小针，有颗粒型和揿钉型两种。

(1) 颗粒型又称麦粒型，针身一般约 1cm 长，针柄形似麦粒，针身与针柄呈一直线(图 8-7A)。

(2) 揿钉型又称图钉型，针身长约 0.2～0.3cm，针柄呈环形，针身与针柄垂直(图 8-7B)。

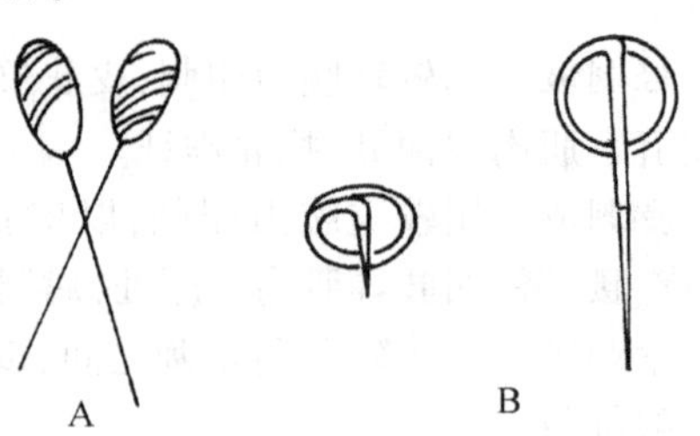

图 8-7　皮内针

8.3.2　操 作 方 法

(1) 颗粒型皮内针刺法：常规皮肤消毒后，以左手拇指、食指按压穴位皮肤上下，稍用力将针刺部位皮肤撑开固定，右手用镊子夹住针柄，对准腧穴，沿皮下将针刺入真皮内，针身可沿皮下平行进入0.5～0.8cm，针柄留于皮外，针刺的方向与经脉循行方向呈十字形交叉，然后用胶布顺着针身进入的方向粘贴固定。

(2) 揿钉型皮内针刺法：皮肤常规消毒后，用镊子夹住针柄，对准腧穴，直刺揿入，然后用胶布固定。也可以将针柄贴在小块胶布上，手持胶布直压揿入所刺穴位。

皮内针可根据病情决定其留针时间的长短，一般为3～5日，最长可达1周。若天气炎热，留针时间不宜长，以1～2日为好，以防感染。在留针期间，可每隔4h用手按压埋针处1～2min，以增强刺激，提高疗效。

8.3.3 适用范围

本法常用于某些慢性顽固性疾病以及经常性发作的疼痛疾病，而且在治疗上有需要久留者的。如高血压、神经衰弱、神经性头痛、三叉神经痛、腰痛、痛经、支气管哮喘等。

8.3.4 注意事项

(1) 埋针要选择较好固定和不妨碍肢体活动的穴位。关节附近不可埋针，以免活动时产生疼痛或折针；胸腹部因呼吸活动，亦不宜埋针；皮肤有化脓性炎症或破溃处，亦不宜埋针。

(2) 埋针期间，注意清洁，针处不要着水，以免感染。热天出汗较多，埋针时间不宜过长，以防感染。

(3) 埋针后，如患者感觉疼痛或妨碍肢体活动时，应将针取出，改穴重埋。

8.4 火针刺法

火针刺法是用特制的粗针，烧红后刺入一定部位以治疗疾病的方法。火针刺法具有温经散寒、通经活络的作用，临床常用于治疗风湿痹痛、痈疽、瘰疬等疾病。

8.4.1 针具

火针针体较粗，质体坚韧，由不锈钢制成，一般长约75～100mm，直径约0.5～1mm，根据深刺、浅刺的不同，分为细火针（针尖直径为0.5mm）、中火针（针尖直径为0.75mm）、粗火针（针尖直径为1.2mm），针柄套上木柄，以防烫手（图8-8），近人还制作了一些特制针具，如弹簧式火针，三头火针，以及钨合金制成的火针。弹簧式火针进针迅速，易于掌握深度；三头火针用于体痣、疣的治疗；钨合金物理性能好，有耐高温，不退火、不易折、高温下硬度强等特点。

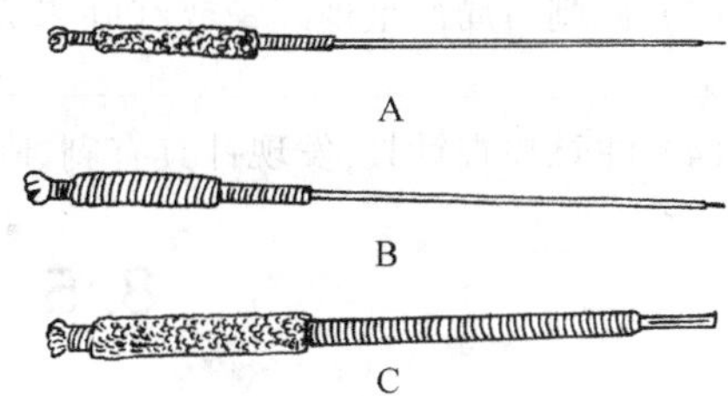

图8-8 火针针具

A. 细火针； B. 粗火针； C. 三头火针

8.4.2 操作方法

(1) 选穴与消毒

火针选穴与毫针选穴基本相同,根据不同病证辨证取穴,或"以痛为腧"的局部取穴法选穴。针刺前要注意消毒,先用碘酒消毒,再以乙醇棉球脱碘。

(2) 烧针

烧针是使用火针的关键步骤,火针烧灼程度有三种,若针刺较深者,需烧至白亮,速进疾出,否则不易刺入,也不易产生剧痛;属较浅的点刺法,可以烧至通红,速入疾出,轻浅点刺;若属浅表皮肤的烙熨法,则将针烧至微红,在表皮部位轻而稍慢地烙熨。

烧针的灯火多用乙醇灯,一般左手持灯,右手持针,靠近施术部位,烧针后迅速刺入。烧针次序是先烧针身,后烧针尖,若针身红而针尖变冷者则不宜进针。

(3) 针刺的深度

火针的针刺深度要根据病情、体质、年龄和针刺部位肌肉厚薄、血管深浅而定。一般而言,四肢、腰腹部针刺稍深,可刺2~5分深,胸背部穴位宜浅,可刺1~2分深。

火针刺后,立即用棉球按压针孔,但不可揉搓,以免出血。针孔的处理,视针刺深浅而定,如果针刺1~3分深,不做特殊处理,若针刺4~5分深,可用消毒纱布敷贴,胶布固定1~2天,以防感染。

> 现在火针常用于皮肤病如痣、疣,损美性疾病如黄褐斑、雀斑等。
>
> 链接

8.4.3 适用范围

火针具有温通经络、祛风散寒、软坚散结的作用。主要用于痹证、胃下垂、慢性泄泻、阳痿、痛经、月经不调、瘰疬、腱鞘囊肿、象皮腿,以及某些皮肤病如疣、痣、癣等。

8.4.4 注意事项

(1) 面部应用火针宜慎重。因火针刺后,易留较小瘢痕,因此面部除治疗痣和扁平疣之外一般不用火针,尤其靠近五官的穴位不宜火针针刺。

(2) 避开血管、肌腱、神经干部位,以防损伤。

(3) 针刺后局部呈现红晕或红肿未完全消退时,应避免洗浴;局部发痒者,不能用手抓,以防感染。

(4) 注意检查针具,发现针具有剥蚀或缺损时,则不宜使用,以防意外。

8.5 水针疗法

水针又称穴位注射,水针疗法是一种针刺和药物相结合来治疗疾病的方法。它是在针刺腧穴治疗疾病的基础上,结合药物的药理作用,使针刺与药物对穴位的双重刺激作用有机结合,发挥其综合效应,达到治疗疾病的目的。

8.5.1 针具和常用药物

（1）针具

根据使用药物的剂量及针刺的深浅，选用不同规格的注射器和针头，经过常规消毒即可使用。

（2）常用药物

水针疗法常用药物有以下几种：

中草药制剂　如复方当归注射液、丹参注射液、板蓝根注射液、徐长卿注射液、威灵仙注射液等。

维生素类制剂　如维生素 B_1、B_6、B_{12} 注射液、维生素 C 注射液、维生素 D 胶性钙注射液等。

其他常用药物　如葡萄糖注射液、生理盐水、注射用水、盐酸普鲁卡因、利多卡因等。

8.5.2 操作方法

（1）穴位选择

选穴原则同针刺法，但作为水针疗法的特点，临床上常结合经络、腧穴的触诊法选取阳性反应点进行治疗。即用拇指或食指指腹以均匀的力量在患者体表进行按压、触摸，以检查其有无压痛、条索状或结节等阳性反应物，以及皮肤的凹陷、隆起、色泽的变化等。触诊检查常用部位是腰背部的背俞穴；胸腹部的募穴；四肢部按经络路线触摸，尤其是原穴、郄穴、合穴等特定穴；软组织损伤可选取最明显的压痛点。一般每次 2～4 穴，不宜多，以精为要。

（2）注射剂量

穴位注射的用药剂量决定于注射部位及药物的性质和浓度，并应根据药物说明书规定的剂量，不能过量。做小剂量注射时，可用原药物剂量的 1/5～1/2。一般以穴位部位来分，耳穴可注射 0.1ml，头面部可注射 0.3～0.5ml，四肢部可注射 1～2ml，胸背部可注射 0.5～1ml，腰臀部可注射 2～5ml。5%～10% 葡萄糖溶液每次可注射 10～20ml，而刺激性较大的药物和特异性药物一般用量较小。

（3）操作程序

根据所选穴位的部位不同及用药剂量的差异，选择比较合适的注射器和针头。穴位局部常规消毒后，右手持注射器对准穴位或阳性反应点，快速刺入皮下，然后将针慢慢推进，达一定深度后产生得气感应，回抽一下，若回抽无血，便将药注入。凡急性病、体强者可用较强刺激，推液可快；慢性病，体弱者，宜用较轻刺激，推液可慢；一般疾病，则用中等刺激，推药用中等速度。如用药量较多时，可由深至浅，边推药液边退针，或将注射针向几个方向注射药液。

（4）疗程

急症患者每日 1～2 次，慢性病一般每日或隔日 1 次，6～10 次为 1 疗程。反应强烈者，可隔 2～3 日 1 次，穴位可左右交替使用。每个疗程间可休息 3～5 日。

8.5.3 适用范围

水针疗法适应范围很广，凡是针灸的适应证大部分可用本法治疗，如痹证、腰腿疼等。

8.5.4 注意事项

(1) 严格无菌操作,防止感染。

(2) 进行水针治疗时应注意药物的性能、药理作用、剂量、禁忌、不良反应和过敏反应。凡是能引起过敏反应的药物,必须先做皮试。不良反应较强的药物应慎用。

(3) 一般药液不宜注入关节腔、脊髓腔、血管内。

(4) 在主要神经干通过的部位做水针治疗时,应避开神经干,以不达到神经干所在的深度为宜。如针尖触到神经干,患者有触电感,要稍退针,然后再注入药物,以免损伤神经。

(5) 躯干部穴位进行水针治疗时不宜过深,防止伤及内脏。背部脊柱两侧穴位针尖宜斜向脊柱,以免直刺引起气胸。

(6) 孕妇的下腹部、腰骶部及合谷、三阴交等穴,一般不宜用水针。

(7) 年老体弱者,用水针时穴位不宜过多,药量也应酌减。

8.6 电针刺法

电针刺法是在针刺得气后,在针上通以接近人体生物电的微量电流,利用针和电两种刺激相结合,以防治疾病的一种方法。低频脉冲电流通过毫针刺激穴位,具有调整人体功能,加强止痛、镇静,促进气血运行,调节肌肉张力的作用。其优点是能代替人做较长时间的持续运针,节省人力;且能比较客观地控制刺激量,便于掌握刺激强度。

8.6.1 操作方法

(1) 操作程序

针刺入穴,有了得气感应以后,将输出电位器调至"0"位,负极接主穴,正极接配穴,也可不分正负,将两根导线任意接在两个针柄上,然后打开电源开关,选好波形,慢慢调高至所需输出电流量。临床治疗时间一般为 15～20min,如感觉弱时,可适当加大电流量,或暂时断电 1～2min,然后再通电。达到预定时间后,将输出电位器退回"0"位,然后关闭电源,取下导线,最后按一般起针方法将针取出。若需做较长时间的电针治疗,患者会逐渐产生适应性,此时可适当增加刺激强度,或采用间歇通电的方法。

对不同的疾病,其疗程也可不同。一般 5～10 天为一疗程,每日或隔日治疗一次,急症患者也可每日电针治疗两次。两个疗程中间可间隔 3～5 天。

如果只用单穴电针时,可选取有主要神经干通过的穴位,针刺得气后,接通电针器的一个电极上,另一针则接在用水浸湿的纱布上,固定到同侧经络的皮肤上作无关电极。

(2) 电针选穴

电针选穴与针刺法的治疗选穴相同。即可按经络的循行分布选穴,也可结合神经的分布,选取有神经干通过和肌肉神经运动点。一般选用其中的主穴,配用相应的辅助穴位,多取同侧肢体的 1～3 对穴位为宜。

(3) 电流的刺激强度

当电流开到一定强度时,患者有麻刺感,这时的电流强度称为"感觉阈"。如电流强度再稍增加,患者会突然产生刺痛感,能引起疼痛感觉的电流强度称为电流的"痛阈"。脉冲电流的"痛阈"强度因人而异,在各种病理状态下其差异也较大。一般情况下在感觉阈和痛阈之间的电流强度，是治疗最适宜的刺激强度。超过痛阈的电流强度，患者不易接受，应以患者能耐受的强度为宜。一般穴位可看到针体的跳动，肢体的穴位通电后可见肢体有节律的抽动。

8.6.2 适用范围

电针的适用范围基本和毫针刺法相同，故其治疗范围较广。临床常用于各种痛证、痹证、痿证和心、胃、肠、胆、膀胱、子宫等器官的功能失调，以及癫狂和肌肉、韧带、关节的损伤性疾病等，并可用于针刺麻醉。

电针电流的波型、频率不同，其作用亦不同，现分述如下：

(1) 密波：频率在每秒 50～100 次为密波(高频)，能降低神经应激功能。先对感觉神经起抑制作用，接着对运动神经也产生抑制作用。常用于止痛、镇静、缓解肌肉和血管痉挛、针刺麻醉等。

(2) 疏波：频率在每秒 2～5 次为疏波(低频)，其刺激作用较强，能引起肌肉收缩，提高肌肉韧带的张力，对感觉和运动神经的抑制发生较慢。常用于治疗痿证和各种肌肉、关节、韧带、肌腱的损伤等。

(3) 疏密波：是疏波、密波自动交替出现的一种波形，疏、密交替持续的时间各约 1.5 秒，能克服单一波形易产生适应的缺点。治疗时兴奋效应占优势，能增强代谢，促进气血循环，改善组织营养，消除炎性水肿。常用于外伤、关节周围炎、气血运行障碍、坐骨神经痛、面瘫、肌无力、局部冻伤等。

(4) 断续波：是有节律的时断、时续自动出现的一种波形。断时，在 1.5 秒时间内无脉冲电输出；续时，是密波连续工作 1.5 秒。断续波形，机体不易适应，其作用较强。能提高肌肉组织的兴奋性，对横纹肌有良好的刺激收缩作用。常用于治疗痿证、瘫痪等。

(5) 锯齿波：是脉冲波幅按锯齿形自动改变的起伏波，每分钟 16～20 次或 20～25 次，其频率接近人体的呼吸频率，故可刺激膈神经(相当于天鼎穴部)做人工电动呼吸、抢救呼吸衰竭(心脏尚有微弱跳动者)，又称呼吸波。并有提高神经肌肉兴奋性、调整经络功能、改善气血循环等作用。

8.6.3 注意事项

(1) 电针器在使用前须检查性能是否完好，如电流输出时断时续，须注意导线接触是否良好，应检查修理后再用。

(2) 温针用过的毫针，针柄表面氧化不导电，不宜使用。若使用，输出导线应夹持针体。

(3) 电针刺激量较大，要防止晕针，体质虚弱者尤应注意电流不宜过大。

(4) 调节电流应慢慢增大，切勿突然增强，防止引起肌肉强烈收缩，造成弯针、折针。

(5) 电针器最大输出电压超过 40V 者，最大输出电流应限制 1mA 以内，防止发生触电。

(6) 心脏病患者，应避免电流回路通过心脏，在接近延髓、脊髓部位使用电针时，电流输出量宜小，切勿通电太强，以免发生意外，孕妇亦当慎用电针。

(7) 治疗后，先将输出调节旋钮全部退到 0 位，然后关闭电源，撤去电线。

目标检测

一、名词解释

1. 皮内针法　2. 循经叩刺　3. 豹纹刺

二、填空题

1. 三棱针古称___(1)___,是一种常用的___(2)___工具。
2. 散刺法又叫___(1)___,多用于___(2)___、___(3)___、___(4)___、___(5)___等。
3. 三棱针的操作方法有___(1)___、___(2)___、___(3)___、___(4)___。
4. 用三棱针放血一般每次出血量以___(1)___至___(2)___毫升为宜。
5. 皮肤针又叫___(1)___、___(2)___、___(3)___是以多针叩刺皮肤的治疗方法。
6. 穴位叩刺的部位临床常用的有___(1)___、___(2)___、___(3)___等。
7. 皮内针法临床多用于某些需要久留针的___(1)___和久治不愈的___(2)___。

三、单项选择题

1. 四肢末端放血,一般多采用

A. 点刺法　B. 散刺法　C. 挑刺法
D. 刺络法　E. 毛刺

2. 用三棱针法治疗急性吐泻、中暑发热时多选用

A. 点刺　B. 散刺法　C. 挑刺法
D. 刺络法　E. 毛刺

3. 现代临床所用的三棱针在古代“九针”中称为

A. 镵针　B. 大针　C. 锋针
D. 铍针　E. 毫针

4. 皮肤针法运用的理论依据是

A. 经脉理论　B. 络脉理论　C. 经别理论
D. 经筋理论　E. 皮部理论

四、多项选择题

1. 刺络法多选用的穴位有

A. 委中　B. 承山　C. 曲泽
D. 曲池　E. 照海

2. 三棱针的操作方法有

A. 点刺法　B. 刺络法　C. 挑刺法
D. 散刺法　E. 滚刺法

3. 散刺法多用于治疗

A. 局部瘀血　B. 水肿　C. 急性吐泻
D. 失眠　E. 顽癣

4. 皮肤针的叩刺部位分为

A. 全身叩刺　B. 循经叩刺　C. 局部叩刺
D. 分部叩刺　E. 穴位叩刺

五、简答题

三棱针法的作用与适应范围是什么?

9 头针疗法

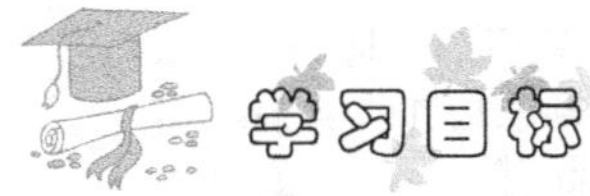

1. 理解头针的立论依据和适应证
2. 熟悉头针的操作和注意事项
3. 了解标准头穴线的定位和主治

头针疗法,又称头皮针疗法,是在头皮部特定的穴点或穴线上运用针刺,以防治疾病的一种方法。本法是在针灸头部腧穴治病基础上通过大量的临床实践总结出来的。头针疗法简便,疗效较好,尤其对脑源性疾病疗效显著。头针的理论依据主要有二:一是根据传统的脏腑经络理论,二是根据大脑皮层的功能定位在头皮的投影,选取相应的头穴线。

头针疗法有的是在头皮上划分出相应的刺激区进行针刺,刺激区的命名是以大脑皮层功能区而定,如运动区、感觉区等;有的是以脏腑经络学说为基础,结合头部穴位治疗全身疾病的临床经验,扩大了前一种头针的主治范围,调整了一些施术部位而成。目前,头针广泛应用于临床,正在成为世界一些国家临床医生常用的治疗方法之一。为了适应国际间头针疗法的推广和交流,促进其进一步发展,中国针灸学会按分区定经,经上选穴,并结合古代透刺穴位方法的原则,拟定了《头皮针穴名标准化国际方案》,并于1984年在日本召开的世界卫生组织西太区会议上正式通过。本书对头穴线标准线的名称和定位的编写,以该方案为准。

9.1 头与脏腑经络的关系

头针是在传统的针灸理论基础上发展起来的,早在《素问・脉要精微论》中就指出"头为精明之府"。头为诸阳之会,手足六阳经皆上循于头面,六阴经中手少阴与足厥阴经直接循行于头面部,所有阴经的经别和阳经相合后上达于头面。故《灵枢・卫气》说:"气在头者,止之于脑"。有关头针治疗各种疾病《内经》有所记载,后世《针灸甲乙经》、《针灸大成》等文献中记载头部腧穴治疗全身各种疾病的就更多了。

9.2 标准头穴线的定位和主治

标准头穴线均位于头皮的部位,按颅骨的解剖名称分额区、顶区、颞区、枕区4个区,14条标准线(左侧、右侧、中央共25条)(图9-1~图9-4)。兹将定位及主治分述如下(表9-1)。

表9-1 标准头穴线的功能与主治

部位	名称	别称	穴位连线	主治提要
额区	额中线		神庭向前引1寸长直线	神志病和五官病
	额旁1线	胸腔区	眉冲向前引1寸长直线	心、肺等胸部疾病
	额旁2线	胃区	头临泣向前引1寸长直线	胃、肝、胆等上腹部病
	额旁3线	生殖区	头维内0.75寸起向前引1寸长直线	泌尿、生殖等下腹部病

续表

部位	名称	别称	穴位连线	主治提要
顶区	顶中线	足运感区	百会至前顶连线	腰腿足疾病及皮层性多尿、脱肛、高血压
	顶颞前斜线	运动区	前神聪至悬厘连线	运动功能失常疾病
	顶颞后斜线	感觉区	百会至曲鬓	感觉功能失常疾病
	顶旁1线		通天至络却	腰腿疾病
	顶旁2线		正营至承灵	肩、臂、手等病证
颞区	颞前线		颔厌至悬厘	偏头痛、面、口等疾病
	颞后线		率谷至曲鬓	耳病
枕区	枕上正中线		强间至脑户	目病、足疾
	枕上旁线	眼区	脑户旁0.5寸起向上引1.5寸长直线	眼病
	枕下旁线	平衡区	玉枕向下引2寸长直线	小脑功能失调

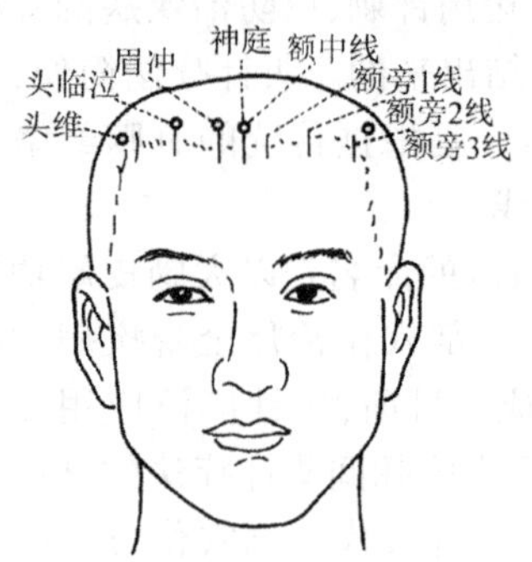

图 9-1 标准化方案额区

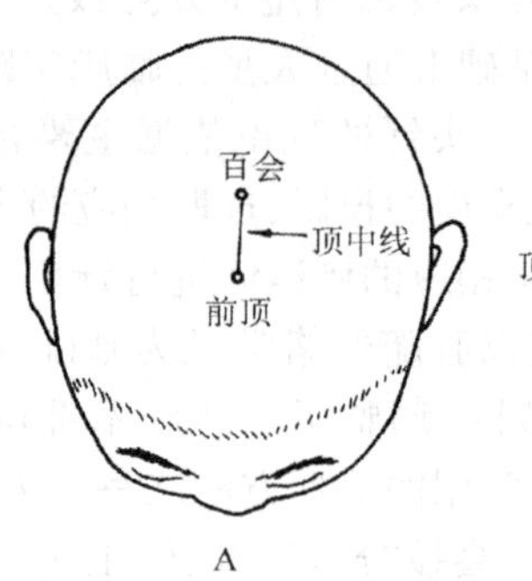

前神聪
百会
顶颞前斜线
顶颞后斜线
悬厘
曲鬓
B

图 9-2 标准化方案顶区

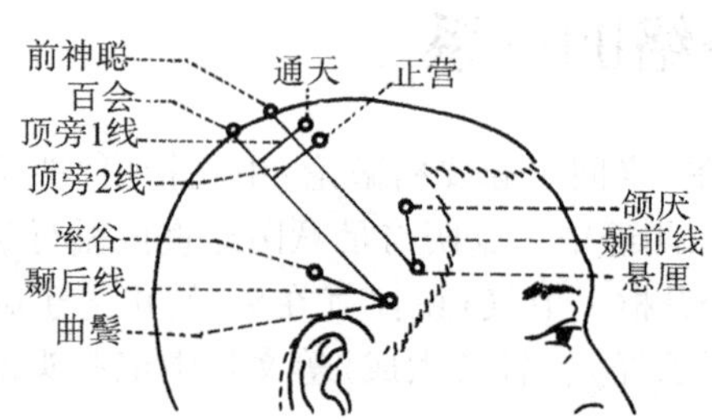

图 9-3 标准化方案顶区与颞区

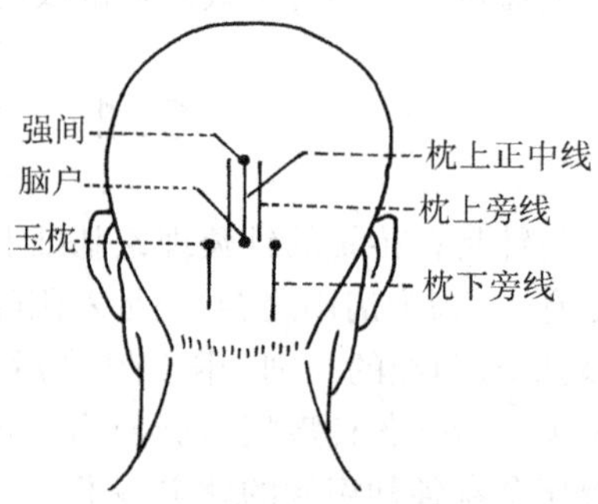

图 9-4 标准化方案枕区

9.3 头针的适应证

> 头针在治疗运动神经功能受损疾病时，最好让患者活动病变肢体，可明显提高疗效。但因头针刺激较强，易发生晕针，应当注意。
>
> **链接**

头针主要用于治疗脑源性疾病，如脑血管疾病后遗症、皮层性多尿、舞蹈病、癫痫、脑瘫、小儿弱智、震颤麻痹、假性球麻痹等。此外，还可治疗脊髓性截瘫、面神经麻痹、三叉神经痛、肩周炎、腰腿痛、高血压、精神病、失眠等，以及眼病、鼻病等各种常见病和多发病。另外，头针还用于外科手术的针刺麻醉。

9.4 操作方法

(1) 针具:一般选用28~30号,长1.5~3寸的毫针。

(2) 体位:根据患者病情,治疗要求和施术部位,可采取坐位或卧位。

(3) 进针法:选定刺激部位后,局部常规消毒,针尖与头皮呈30°夹角快速将针刺入头皮下,当针尖达到帽状腱膜下层时,指下感到阻力减小,然后使针与头皮平行,沿刺激线继续刺入,根据不同穴区可刺入0.5~3寸。

(4) 行针:头针的行针,只捻转不提插。一般以拇指掌面和食指桡侧面夹持针柄,以食指的掌指关节快速连续屈伸,使针身左右旋转,捻转速度每分钟200次左右。每次可连续捻转2~3min,留针20~30min,留针期间反复操作2~3次即可起针。按病情需要可适当延长留针时间,偏瘫患者留针期间嘱其活动肢体(重症患者可做被动活动),有助于提高疗效。一般经3~5 min刺激后,部分患者在病变部位会出现热、麻、胀、抽动等感应。也可使用电针代替手捻针治疗。对于某些疼痛性疾病可适当延长留针时间。

(5) 起针:如针下无沉紧感,可快速抽拔出针,也可缓慢出针。出针后需用消毒干棉球按压针孔片刻,以防出血。

(6) 疗程:一般每日针治1~2次,病久者可隔日1次,10次为1疗程,休息3天再做下一疗程。

9.5 注意事项

(1) 因为头部有毛发,故必须严格消毒,以防感染。

(2) 毫针推进时,医生指下如有阻力感或患者感觉疼痛,应停止进针,改变角度再进针。

(3) 由于头针的刺激较强,刺激时间较长,医者必须注意观察患者表情,以防晕针。

(4) 婴儿由于颅骨缝骨化不完全,不宜采用头针治疗。

(5) 中风患者,急性期如因脑出血引起有昏迷、血压过高时,暂不宜用头针治疗,须待血压和病情稳定后方可做头针治疗。如因脑血栓形成引起偏瘫者,宜及早采用头针治疗。凡有高热、急性炎症和心力衰竭等症时,一般慎用头针治疗。

(6) 由于头皮血管丰富,容易出血,故出针时必须用干棉球按压针孔1~2min。

目标检测

一、名词解释

头针

二、填空题

1. 标准头穴线位于头皮的部位,按颅骨的解剖名称分额区、____(1)____、____(2)____、____(3)____ 4个区,14条标准线。

2. 头针主要用于治疗______。

三、简答题

1. 头针治疗疾病的理论依据是什么?

2. 头针如何操作?

10 耳针疗法

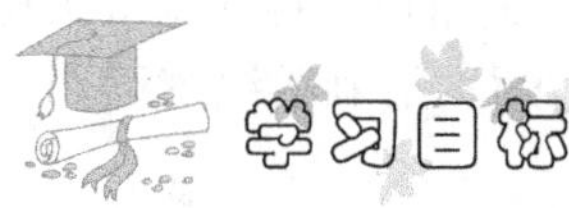

1. 熟练掌握耳穴的分布规律
2. 熟悉耳穴的临床应用
3. 了解常用耳穴的定位与主治

耳针疗法是用针刺或其他方法刺激耳郭穴位,以防治疾病的一种方法。其治疗范围较广,操作方便,且对疾病的诊断也有一定的参考意义。古代医著中就有"耳脉"、耳与脏腑经络的生理病理关系的记载,也有介绍用针、灸、熨、按摩、耳道塞药、吹药等方法刺激耳郭以防治疾病,以望、触耳郭诊断疾病的记载,并一直为很多医家所应用。

为了便于国际间的研究和交流,我国制定了《耳穴名称与部位的国家标准方案》。

10.1 耳与经络脏腑的关系

耳与经络脏腑的关系是耳穴诊治疾病的理论基础。耳与经络之间有着密切的联系,手太阳、手足少阳等经脉,经别都入耳中,足阳明、足太阳的经脉则分别上耳前、至耳上角。六阴经虽不直接入耳,但都通过经别与阳经相合,而与耳相联系。因此,十二经脉都直接或间接上达于耳。奇经八脉中阴跻、阳跻脉并入耳后,阳维脉循头入耳。所以,《灵枢·口问》说:"耳者,宗脉之所聚也。"

耳与脏腑的关系也很密切,如《灵枢·脉度》篇说:"肾气通于耳,肾和则耳能闻五音矣"。《厘正按摩要述》进一步将耳郭分为心肝脾肺肾五部,曰"耳珠属肾,耳轮属脾,耳上轮属心,耳皮肉属肺,耳背玉楼属肝"。说明耳与脏腑在生理病理方面是息息相关的。在临床上可通过观察耳郭形态和色泽的改变来判断脏腑的病理变化,诊断疾病。

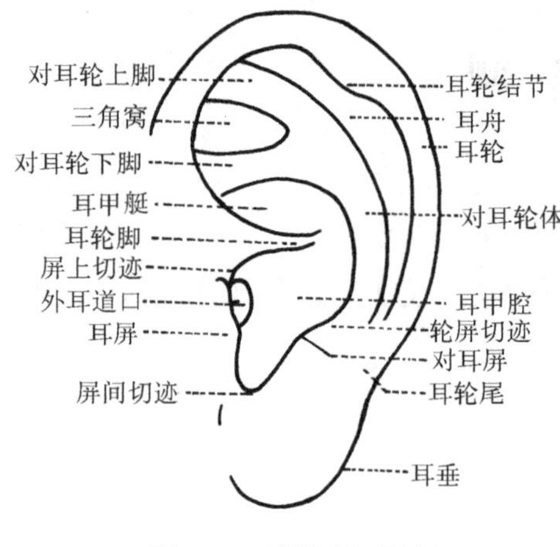

图 10-1 耳郭表面解剖

10.2 耳郭表面解剖

耳郭分为凹面的耳前和凸面的耳背,其体表解剖见图 10-1。

耳轮:耳郭卷曲的游离部分。

耳轮结节:耳轮后上部的膨大部分。

耳轮尾:耳轮向下移行于耳垂的部分。

耳轮脚:耳轮深入耳甲的部分。

对耳轮:与耳轮相对呈"Y"字型的隆起部,由对耳轮体、对耳轮上脚和对耳轮下脚三部分组成。

对耳轮体:对耳轮下部呈上下走向的主

体部分。

对耳轮上脚:对耳轮向上分支的部分。

对耳轮下脚:对耳轮向前分支的部分。

三角窝:对耳轮上、下脚与相应耳轮之间的三角形凹窝。

耳舟:耳轮与对耳轮之间的凹沟。

耳屏:耳郭前方呈瓣状的隆起。

屏上切迹:耳屏与耳轮之间的凹陷处。

对耳屏:耳垂上方、与耳屏相对的瓣状隆起。

屏间切迹:耳屏和对耳屏之间的凹陷处。

轮屏切迹:对耳轮与对耳屏之间的凹陷处。

耳垂:耳郭下部无软骨的部分。

耳甲:部分耳轮和对耳轮、对耳屏、耳屏及外耳门之间的凹窝。由耳甲艇、耳甲腔两部分组成。

耳甲腔:耳轮脚以下的耳甲部。

耳甲艇:耳轮脚以上的耳甲部。

外耳门:耳甲腔前方的孔窍。

10.3 耳穴的分布规律

耳穴是指分布在耳郭上的一些特定刺激区域。人体的内脏或躯体发病时,往往在耳郭的相应部位出现压痛敏感、皮肤电特异性改变和变形、变色等反应。参考这些现象来诊断疾病,通过刺激这些部位可防治疾病。

耳穴在耳郭的分布有一定的规律,一般来说,耳郭好像倒置的胎儿,头部朝下,臀部朝上。其分布规律是:与头面相应的穴位在耳垂,与上肢相应的穴位居耳舟,与躯干和下肢相应的穴位在对耳轮体部和对耳轮上、下脚,与内脏相应的穴位集中在耳甲,消化道在耳轮脚周围环形排列。

10.4 耳穴的定位和主治

按《耳穴名称与部位》,耳郭上有 91 个穴位(见图 10-2),现将部位和主治分述如下(见表 10-1)。

表 10-1 耳穴的分布与主治概要表

分布	耳穴名	主治概要
耳轮部	直肠、肛门	主治痔疾、脱肛、便秘等
	尿道、外生殖器	主治前阴疾病
耳舟部	指、腕、肘、肩、锁骨	主治相应部位的痹证、痛症等
	风溪	主治哮喘、过敏性鼻炎及皮肤病等
对耳轮上脚	跟、踝、膝	主治相应部位的痹证、痛症等
对耳轮下脚	坐骨神经	主治坐骨神经痛、下肢瘫痪等
	交感	调节内脏自主神经主治内脏疾病
对耳轮体部	腹、胸、颈	主治相应部位的组织、器官疾患
	腰骶椎、胸椎、颈椎	主治相应部位的痹证、痛症等

续表

分布	耳穴名	主治概要
三角窝	内生殖器	主治妇科及性功能障碍疾病
	盆腔	主治盆腔炎、附件炎等
	角窝上	主治高血压
	角窝中	主治哮喘
	神门	镇静安神主治失眠、多梦及各种痛症
耳屏	外耳、外鼻、内鼻、咽喉	主治相应部位的痛症、炎症等
	屏尖、肾上腺	肾上腺皮质功能紊乱及过敏性疾病
对耳屏	额、颞、枕	主治头晕、头痛等
	缘中	主治脑垂体及内分泌功能紊乱疾病
	皮质下	主治失眠、自主神经紊乱和各种痛症
耳轮脚及周围	耳中	主治呃逆、出血性疾病和皮肤病
	口、食道、胃、十二指肠	
	小肠、大肠	主治胃肠疾病
耳甲艇	膀胱、肾、胰胆、肝、脾	主治相应脏腑及五官疾病
耳甲腔	心	主治心、神志病及口舌病
	肺、气管	主治肺、鼻及皮肤病
	三焦	主治浮肿、二便不利等症
	内分泌	调节内分泌功能主治甲亢、妇科病等
耳垂部	牙、舌、眼、内耳、面颊	主治相应部位及官窍炎症
耳背部	降压沟(耳背沟)	主治高血压、皮肤瘙痒症

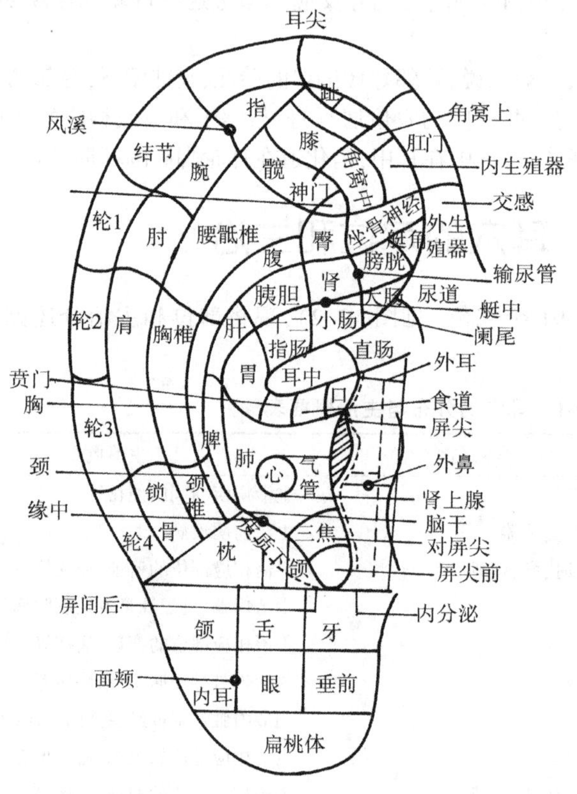

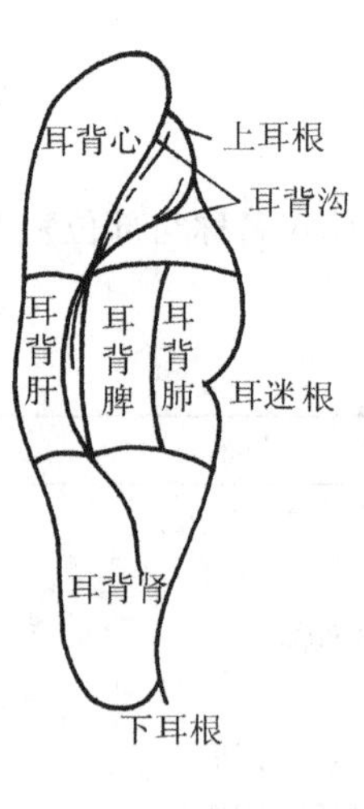

图 10-2　常用耳穴示意图

10.5 耳穴的临床应用

10.5.1 耳穴的适应证

耳穴治病广，不仅治疗功能性且对部分器质性疾病也有效，而且操作简便。适应证如下：

1）疼痛性疾病：如各种扭挫伤、神经性疼痛、手术后所产生的伤口痛等。

2）各种炎症性病证：如咽喉炎、扁桃体炎、盆腔炎等，有一定的消炎止痛功效。

3）功能紊乱和变态反应性疾病：如眩晕综合征、高血压、心律不齐、神经衰弱、荨麻疹、哮喘、鼻炎、紫癜等。

4）内分泌代谢紊乱性疾病：甲状腺功能亢进或低下、糖尿病、肥胖症、更年期综合征等。

5）一部分传染病：如对菌痢、腮腺炎等有恢复和提高机体免疫防御功能，以加速疾病的治愈。

6）其他：耳针除上述病证外，还可用于针刺麻醉，也可用于妇产科疾病如催乳、催产，另外预防和治疗输血、输液反应，同时还有美容、戒烟、戒毒、延缓衰老、防病保健等作用。

10.5.2 选穴原则

1）按相应部位选穴：根据病人的患病部位选取相应穴位。如胃病取“胃”穴等。

2）按脏腑辨证取穴：根据脏腑学说的理论，按各脏腑的生理功能和病理反应进行辨证取穴。如脱发取“肾”穴，皮肤病取“肺”、“大肠”穴等。

3）按经络辨证取穴：即根据十二经脉循行和其病候选取穴位。如坐骨神经痛，取“膀胱”或“胰胆”穴；牙痛取“大肠”穴等。

4）按现代医学理论取穴：“交感”、“肾上腺”、“内分泌”等。这些穴位的功能基本上与现代医学理论一致，故在选穴时应考虑其功能，如炎性疾病取“肾上腺”穴。

5）按临床经验取穴：临床实践发现有些耳穴具有治疗本部位以外疾病的作用，如“耳尖”穴可以治疗发热。

10.5.3 操作程序

首先，要定准耳穴，根据处方所列耳穴，在穴区内探寻阳性反应点，作为施治的刺激点；要严格消毒，先用2%碘酒消毒，再用酒精消毒并脱碘；正确选用刺激方法，刺激方法应根据患者、病情、穴位、时令具体灵活选用。

10.5.4 刺激方法

耳穴治疗疾病的刺激方法随着现代科学和新技术的发展，日益增加，仅介绍一些目前临床常用的方法，供治疗选择应用。

（1）毫针法

毫针法是利用毫针针刺耳穴，治疗疾病的一种常用方法。其操作程序如下：

定穴和消毒　诊断明确后，用探棒或耳穴探测仪在穴区内寻找阳性反应点或耳穴，行针刺之前耳穴必须严格消毒，先用2%碘酒消毒，再用酒精脱碘，待乙醇干后施术。

体位和进针 一般采用坐位，如年老体弱、病重或精神紧张者宜采用卧位，针具选用26～30号粗细的0.3～0.5寸长的不锈钢针。进针时，医者左手拇食二指固定耳郭，中指托着针刺部的耳背，既可以掌握针刺的深度，又可以减轻针刺疼痛。然后用右手拇、食二指持针，在选定的反应点或穴位针刺即可，用快速插入的速刺法或慢慢捻入的慢刺法进针。刺入深度应视患者耳郭局部的厚薄灵活掌握，一般刺入皮肤2～3分，达软骨后毫针站立不摇晃为准，但不可刺透耳郭背面皮肤。刺激强度和手法依病情、体质、证型、耐受度等综合考虑。

留针和出针 留针时间一般约15～30min，慢性病、疼痛性疾病留针时间适当延长，儿童、年老者不宜多留。留针期间为提高疗效，可每隔10min运针1次。出针时医者左手托住耳郭，右手迅速将毫针垂直拔出，再用消毒干棉球压迫针眼，以免出血。

（2）电针法

针刺获得针感后，接上电针机两个极，具体操作参照电针法。通电时间一般以10～20min为宜。适用于神经系统疾患、内脏痉挛、哮喘等。

（3）埋针法

埋针法是将皮内针埋入耳穴治疗疾病的方法，适用于慢性疾病和疼痛性疾病，起到持续刺激、巩固疗效和防止复发的目的。使用时，左手固定常规消毒后的耳郭，右手用镊子夹住皮内针柄，轻轻刺入所选耳穴，再用胶布固定。一般埋患侧耳郭，必要时埋双耳，每日自行按压3次，每次留针3～5日，5次为一疗程。

（4）压丸法

压丸法即在耳穴表面贴敷压丸替代埋针的一种简易疗法。此法既能持续刺激穴位，又安全无痛，无不良反应，目前广泛应用于临床。压丸所选材料就地取材，如王不留行籽、油菜籽、小米、绿豆、白芥子等。临床现多用王不留行籽，应用时将王不留行籽贴附在0.6cm×0.6cm大小胶布中央，用镊子夹住贴敷在选用的耳穴上，每日自行按压3～5次，每次每穴按压30～60s，3～7日更换1次，双耳交替。刺激强度以患者情况而定，一般儿童、孕妇、年老体弱、神经衰弱者用轻刺激法，急性疼痛性病证宜用强刺激法。

（5）穴位注射法

该法是用微量药物注入耳穴，通过注射针对穴位的刺激和药物的药理作用，协同调整机体功能，促进疾病恢复，达到防治疾病的目的。

一般使用结核菌素注射器配26号针头，依病情选取相应的药物，左手固定耳郭，右手持注射器刺入耳穴的皮内或皮下，行常规皮试操作，缓缓推入0.1～0.3ml药物使皮肤成小皮丘，耳郭有痛、胀、红、热等反应，完毕后用消毒干棉球轻轻压迫针孔，隔日1次。

10.6 注意事项

1）严格消毒，防止感染。因耳郭暴露在外，表面凹凸不平，结构特殊，血液循环较差，易感染且感染后易波及软骨导致软骨坏死、萎缩而导致耳郭畸变。针刺前必须严格消毒，有疮面和炎症部位禁针。针刺后如针孔发红、肿胀应及时涂2.5%碘酒，防止化脓性软骨膜炎的发生。

2）对扭伤和肢体运动障碍的患者，进针后宜配合活动患部，有助于提高疗效。

3）有习惯性流产的孕妇应禁针，怀孕期间宜慎用。

4）年老体弱、患有严重器质性病变不宜针刺，对严重心脏病、高血压者不宜行强刺激法。

5）耳针亦可发生晕针，应注意预防，并及时处理。

目标检测

一、名词解释

耳针

二、填空题

1. 按耳穴分布规律，与消化道有关的耳穴多分布在____(1)____，与头面部相应的耳穴多分布在____(2)____，与内脏相应的耳穴多分布在____(3)____。

2. 耳穴压丸法常用的材料有____(1)____、油菜籽、小米、____(2)____等。

3. 按脏腑辨证取穴，脱发取____(1)____穴，皮肤病取____(2)____、____(3)____穴。

三、简答题

1. 简述耳穴的适应证和耳针的取穴原则。

2. 简述耳穴毫针法的操作要领。

3. 简述耳穴的分布规律。

11 针灸治疗总论

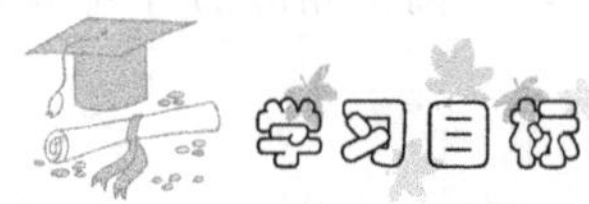

1. 掌握针灸的治疗原则和作用
2. 灵活应用针灸处方的取穴原则和常用的配穴方法
3. 理解并掌握特定穴的临床应用

针灸治疗疾病,是以中医基础理论为指导,运用针刺和艾灸的方法进行辨证论治。疾病的发生和发展、临床证候表现虽然错综复杂,但究其原因则不外乎脏腑、经络功能失调。针灸治疗就是根据阴阳、脏腑、经络学说,运用“四诊”诊察病情,进行“八纲”辨证,将临床上各种不同证候进行分析归纳,以明确疾病的病因病机;疾病的部位是在脏在腑,在表在里;疾病的性质是属寒属热,属虚属实以及病情的标本缓急。然后,根据辨证,进行相应的配穴处方,依方施术,或针或灸,或针灸并用,或补或泻,或补泻兼施,以通其经脉,行其气血,调和脏腑,使阴阳归于相对平衡,从而达到防病治病的目的。

11.1 针灸治疗作用

11.1.1 疏通经络

疏通经络是针灸治病最主要、最直接的作用。经络“内属于府藏,外络于肢节”,其主要生理功能是运行气血,经络功能正常,气血运行通畅,则“内溉脏腑,外濡腠理”,各脏腑器官得以濡养,体表脏腑得以沟通,使人体成为一个有机的整体,发挥其正常的生理功能。

若经络功能失调,气血运行不畅,甚至气滞血瘀,从而引起肢体或脏腑的肿胀、疼痛;气血不能正常运行到相应肢体、脏腑,又会引起肢体的麻木、痿软、拘挛或者脏腑功能活动失去平衡。凡此,均应“以微针通其经脉,调其血气”。即以针灸之法疏通经络。

11.1.2 扶正祛邪

扶正祛邪是针灸治病的根本法则和手段。《内经》云:“正气存内,邪不可干”;“邪之所凑,其气必虚”。疾病的发生、发展及其转归过程,就是邪正相争的过程,正盛邪怯则病情缓解,正虚邪盛则病情加重。因此,扶正祛邪是保证疾病趋向转归的基本法则。

针灸治病,不外乎扶正与祛邪两个方面。扶正就是扶助正气,提高机体的抗病能力,正气得复又有利于祛邪;祛邪就是祛除病邪,减轻疾病症状,消除致病因素,病邪得除又减轻对正气的损伤。针灸治病的过程,就是不断发挥扶正祛邪的作用。凡邪盛正气未衰者(新病),治宜祛邪为主;正虚邪不盛者(久病),治宜扶正为主。若正已虚而邪未衰,治宜扶正与祛邪同时进行;其中以正虚为主者,扶正兼祛邪;邪盛为主,则宜祛邪兼扶正。

针灸扶正祛邪作用的实现,除了与补泻手法有关外,还与部分腧穴偏补偏泻的性能有关。

偏补的腧穴如关元、气海、命门、肾俞、膏肓,多在扶正时选取;偏泻的腧穴如曲泽、委中、人中、十宣、十二井穴,多在祛邪时选取;大部分腧穴具有双向良性调整作用,如中脘、内关、天枢、三阴交、合谷、太冲、足三里等,临床既可用于扶正,又可用于祛邪。

11.1.3 调和阴阳

调和阴阳是针灸治病的最终目的。人体在正常情况下,保持着阴阳相对平衡的状态,如果因各种致病因素使阴阳的平衡遭到破坏时,就会导致"阴胜则阳病,阳胜则阴病"等病理变化,而产生"阳盛则热,阴盛则寒"等临床证候。针灸治病的关键就在于根据证候的属性来调节阴阳的偏盛偏衰,使机体转归于"阴平阳秘",恢复其正常的生理功能,从而达到治愈疾病的目的。

针灸调和阴阳的作用,基本上是通过经穴配伍和针刺手法来完成的。例如:由肾阴不足,肝阳上亢而引起的头痛,治当育阴潜阳,可取足少阴经穴针以补法,配足厥阴经穴针以泻法。又如阳气盛、阴气虚可导致失眠,阴气盛、阳气虚则可引起嗜睡,两者都可以取阴跻的照海和阳跻的申脉进行治疗,但失眠应补阴泻阳,嗜睡应补阳泻阴。还有从阳引阴,从阴引阳等法,都具有调和阴阳的作用。

11.2 针灸治疗原则

针灸治疗原则是针灸治疗疾病必须遵循的准则,在整个治疗过程中应以治疗原则为指导。关于针灸对疾病的治疗原则,在《灵枢·九针十二原》说:"凡用针者,虚则实之,满则泄之,宛陈则除之,邪盛则虚之。"又《灵枢·经脉》也说:"盛则泻之,虚则补之,热则疾之,寒则留之,陷下则灸之,不盛不虚,以经取之。"据此归纳起来,有补虚与泻实,清热与温寒等治疗原则。

11.2.1 补虚与泻实

补虚泻实就是扶助正气,祛除邪气。《素问·通评虚实论》说:"邪气盛则实,精气夺则虚。"因此,"虚"指正气不足,"实"指邪气盛。虚则补,实则泻,是属于正治法则。《灵枢·经脉》说"盛则泻之,虚则补之,……陷下则灸之,不盛不虚以经取之。"在针灸临床上补虚泻实原则有其特殊的含义。

(1) 虚则补之,陷下则灸之

"虚则补之"就是虚证采用补法治疗。针刺治疗虚证用补法,主要是通过针刺手法的补法和穴位的选择和配伍等而实现的。如在有关脏腑经脉的背俞穴、原穴施行补法,可改善脏腑功能,补益阴阳、气血等的不足;另外,应用偏补性能的腧穴如关元、气海、命门、肾俞等穴,也可起到补益正气的作用。

"陷下则灸之",属于虚则补之的范畴,也就是说气虚下陷的治疗原则是以灸治为主。当气虚出现陷下证候时,应用温灸方法可较好地起到温补阳气、升提举陷的目的。如子宫脱垂灸百会、气海、关元等。

(2) 实则泻之,宛陈则除之

"实则泻之"就是实证采用泻法治疗。针刺治疗实证用泻法,主要是通过针刺手法的泻法、穴位的选择和配伍等而实现的。如在穴位上施行捻转、提插、开阖等泻法,可以起到祛除人体病邪的作用;应用偏泻性能的腧穴如十宣穴、水沟、素髎、丰隆、血海等,也可达到祛邪的目的。

“宛陈则除之”，“宛”同“瘀”，有瘀结、瘀滞之义，“陈”即“陈旧”，引申为时间长久。“宛陈”泛指络脉瘀阻之类的病证；“除”即“清除”，指清除瘀血的刺血疗法等，就是对络脉瘀阻不通引起的病证，宜采用三棱针点刺出血，达到活血化瘀的目的。如由于闪挫扭伤、丹毒等引起的肌肤红肿热痛、青紫肿胀，即可在局部络脉或瘀血部位施行三棱针点刺出血法，以活血化瘀、消肿止痛；如病情较重者，可点刺出血后加拔火罐，这样可以排出更多的恶血，促进病愈；又如腱鞘囊肿、小儿疳证的点刺放液治疗也属此类。

（3）不盛不虚以经取之

“不盛不虚”，并非病证本身无虚实可言，而是脏腑、经络的虚实表现不甚明显。主要是由于病变脏腑、经脉本身的病变，而不涉及其他脏腑、经脉，属本经自病。治疗应按本经循经取穴。在针刺时，多采用平补平泻的针刺手法。

11.2.2 清热温寒

“清热”就是热性病证治疗用“清”法；“温寒”就是寒性病证治疗用“温”法。《灵枢·经脉》说：“热则疾之，寒则留之。”这是针对热性病证和寒性病证制定的清热、温寒的治疗原则。

（1）热则疾之

即热性病证的治疗原则是浅刺疾出或点刺出血，手法宜轻而快，可以不留针或针用泻法，以清泻热毒。例如，风热感冒者，当取大椎、曲池、合谷、外关等穴浅刺疾出，即可达到清热解表的目的；若伴有咽喉肿痛者，可用三棱针在少商穴点刺出血，以加强泻热、消肿、止痛的作用。

（2）寒则留之

即寒性病证的治疗原则是深刺而久留针，以达温经散寒的目的。因寒性凝滞而主收引，针刺时不易得气，故应留针候气；加艾灸更能助阳散寒，使阳气得复，寒邪乃散。如寒邪在表，留于经络者，艾灸法较为相宜；若寒邪在里，凝滞脏腑，则针刺应深而久留，或配合“烧山火”针刺手法，或加用艾灸，以温针法最为适宜。

11.3 配穴处方

配穴处方是在分析病因病机、明确辨证立法的基础上，选择适当腧穴和刺灸、补泻方法组合而成的，是针灸治疗疾病的关键。腧穴的选取是否恰当，处方组成是否合理，直接关系到治疗效果。故针灸配穴处方必须在中医学基本理论和针灸治疗原则的指导下，根据经脉的循行分布、交叉交会和腧穴的分布、功能和特异性，结合疾病涉及的脏腑、病情的标本缓急进行严密组合，做到有法有方，配穴精练，酌情加减，灵活多变，从临床实际情况需要出发，择优选用一种或多种配穴方法组成处方。

11.3.1 取穴原则

取穴原则是指选取腧穴的基本法则，它是配穴处方的基础。针灸处方中腧穴的选取是以脏腑经络学说为指导，以循经取穴为主，根据病证又可分为近部取穴、远部取穴和随证取穴。

（1）近部取穴

近部取穴是指选取病痛的所在部位或邻近部位的腧穴，这一原则是根据腧穴的近治作用提出来的，多用于治疗体表部位明显和较局限的症状。如鼻病取迎香，齿痛取地仓、颊车，腹痛取天枢、神阙等皆是属于近部取穴，应用比较广泛。

(2) 远部取穴

远部取穴是指选取距病痛较远部位的腧穴,这一原则是根据腧穴的远治作用提出来的,在临床上的运用非常广泛,具体取穴时既可取所病脏腑、经脉的本经腧穴,也可取表里经或其他相关经脉上的腧穴。例如,咳嗽、咯血属肺系病证,可选取手太阴肺经的尺泽、列缺;胃脘疼痛属胃的病证,可选取足阳明胃经的足三里,同时可选足太阴脾经(表里经)的公孙,还可以加取内关(即其他相关经脉上的腧穴);面部疾病取合谷,目赤肿痛取行间,久痢脱肛取百会,急性腰痛取人中等,均为远部取穴的具体应用。

(3) 随证取穴

随证取穴,亦名对症取穴或称辨证取穴,是指针对某些全身症状或疾病的病因病机而选取腧穴,这一取穴原则是根据中医理论和腧穴主治功能而提出的。它与近部取穴、远部取穴有所不同。近部或远部取穴,都是以病痛部位为依据,但对于许多疾病往往难以明确其病变部位,如发热、失眠、多梦、自汗、盗汗、虚脱、昏迷等全身症状,并不能完全概括,就应用随证取穴法。例如,外感发热取大椎、曲池、合谷;治盗汗取阴郄、后溪;治虚脱取气海、关元;痰多者取丰隆或中脘等,均属对证取穴的范畴。但有些腧穴对某一方面的病证有特殊的治疗效果,在治疗中经常选用,如属气病的胸闷、气促等取膻中;血虚或慢性出血疾患取膈俞;筋病取阳陵泉等。这些也都属随证取穴的范畴。

以上三种方法,在临床上既可单独选取,也可相互配合应用。如《灵枢·四时气》记载:"腹中常鸣,气上冲胸,喘不能久立,邪在大肠,刺肓之原、巨虚、上廉、三里。"既有近部取穴(肓之原,气海穴),又有远部取穴和随证取穴(巨虚上廉、三里)。这是近部、远部和随证取穴较为典型的处方。

11.3.2 配穴方法

配穴方法是在取穴原则的基础上,将主治相同或相近似的腧穴,同时配合应用,以发挥其协同作用,使其相得益彰。现将临床上常用的配穴方法分述如下。

(1) 本经配穴法

本法是指某一脏腑、经脉发生病变时,即选某一脏腑、经脉的腧穴,配成处方。如肺病咳嗽,可取局部腧穴肺募中府,也可远取本经之尺泽、太渊。《灵枢·厥病》载"厥头痛,项先痛,腰脊为应,先取天柱,后取足太阳"等,均属于本法的具体运用。

(2) 表里配穴法

本法是以脏腑、经脉的阴阳表里配合关系作为配穴依据,即某一脏腑、经脉有病,专取其表里经腧穴组成处方施治。在临床上既可单取其表经腧穴,也可单取里经,或表里经配合均可。如《灵枢·厥病》载"厥心痛,与背相控,善瘛,如从后触其心,伛偻者,肾心痛也。先取京骨、昆仑。"这是里病取表经腧穴。《灵枢·五邪》载:"邪在肾,则病骨痛、阴痹……取之涌泉,昆仑。"这是表里配合应用。《灵枢·厥病》:"厥心痛,腹胀,胸满,心尤痛也,胃心痛也,取之大都、太白。"这是表证取里经腧穴。特定穴中的原络配穴法,也是本法在临床上的具体运用。

(3) 前后配穴法

本法亦称"腹背阴阳配穴法"。前,指胸腹为阴;后,指腰背为阳。本法是以前后部位的腧穴相互配伍的方法。《内经》中称"偶刺"。如咳嗽、气喘者,前取天突、膻中,后配肺俞、定喘;胃脘疼痛者,前取中脘、建里,后配胃俞、脊中;中风失语者,前取廉泉、承浆,后配风府、哑门等,均属于前后配穴法。特定穴中俞募配穴法,也是本法在临床上的应用。

(4) 上下配穴法

"上"指上肢或腰部以上,"下"指下肢或腰部以下。将《灵枢·终始》篇中"病在上者下取之，病在下者高取之，病在头者取之足，病在足者取之腘”结合在一起综合应用，就成为上下配穴法。例如，风火牙痛，上取合谷，下配内庭；胸腹满闷，上取内关，下配公孙等。《百症赋》载“强间(上)丰隆(下)之际，头痛难禁……观其雀目肝气，睛明(上)，行间(下)而细推。”均属于本法的具体应用。特定穴中八脉交会穴的运用也属于本法的范畴。

(5) 左右配穴法

本法是指选取肢体左右两侧腧穴配合应用的方法。在临床具体应用时，一般左右穴同时取用治疗脏腑疾病，以加强协同作用，如心病取双侧心俞、内关；胃痛取双侧胃俞、足三里等。风中经络出现面瘫、偏瘫、偏头痛、痹痛等。也可左病取右，右病取左，如左侧面瘫，取右侧合谷，右侧头角痛，取左侧阳陵泉、侠溪等。在《内经》中的“巨刺”和“缪刺”就是左右配穴法的应用。

附 针灸处方上常用符号

在针灸处方时，对于针具、灸法的类别与补泻时，可不用文字说明，而以下列符号代之：

符号	含义	符号	含义
丨	针刺平补平泻法	⊥	针用泻法
⊤	针用补法	↓	三棱针点刺出血
*	皮肤针	×	艾条灸
△	艾炷灸	个	温针
/ϟ	电针	Im	水针
○	拔罐		

11.3.3 特定穴的临床应用

特定穴是十四经穴中具有某种特殊治疗作用的腧穴，其内容系统，形式固定，又有不同的含义和名称，在临床应用上范围也很广，现将各类特定穴的应用分述如下。

(1) 五输穴的临床应用

五输穴是指十二经脉的井、荥、输、经、合穴(见表11-1、表11-2)。五输穴除治疗局部病证外，对经脉循行远端部位(头面、躯干、内脏)乃至全身性疾病，均有较好的治疗作用。

按五输主病对证选用 关于五输穴的主病，《内经》中总结了一定的经验，如“治脏者治其输，治腑者治其合。”“荥、输治外经，合治内腑。”“病在阴之阴者，刺阴之荥、输。”总结最为全面的是《灵枢·顺气一日分为四时》篇：“病在脏者，取之井；病变于色者，取之荥；病时间时甚者，取之输；病变于音者，取之经；经满而血者，病在胃及以饮食不节得病者，取之于合。”

《难经·六十八难》根据《内经》的经旨，又结合经脉的生理、病理特点，进一步总结出“井主心下满，荥主身热，输主体重节痛，经主喘咳寒热，合主逆气而泄。”

表 11-1 阴经经脉五输穴

经 脉	五 输				
	井(木)	荥(火)	输(土)	经(金)	合(水)
手太阴肺经	少商	鱼际	太渊	经渠	尺泽
手厥阴心包经	中冲	劳宫	大陵	间使	曲泽
手少阴心经	少冲	少府	神门	灵道	少海
足太阴脾经	隐白	大都	太白	商丘	阴陵泉
足厥阴肝经	大敦	行间	太冲	中封	曲泉
足少阴肾经	涌泉	然谷	太溪	复溜	阴谷

表 11-2 阳经经脉五输穴

经 脉	五 输				
	井(金)	荥(水)	输(木)	经(火)	合(土)
手阳明大肠经	商阳	二间	三间	阳溪	曲池
手少阳三焦经	关冲	液门	中渚	支沟	天井
手太阳小肠经	少泽	前谷	后溪	阳谷	小海
足阳明胃经	厉兑	内庭	陷谷	解溪	足三里
足少阳胆经	足窍阴	侠溪	足临泣	阳辅	阳陵泉
足太阳膀胱经	至阴	足通谷	束骨	昆仑	委中

子母补泻法 子母补泻法是根据疾病的虚实性质,结合脏腑、经脉和五输穴的五行属性,虚则补其母,实则泻其子,这一取穴方法又称为子母补泻取穴法,它包括本经子母补泻法和异经子母补泻法两种。

本经子母补泻法:选取病变经脉上的五输穴进行补泻。如肺(经)五行属金,经渠五行属金,故为其本穴,太渊五行属土而为其母穴,尺泽五行属水则为其子穴,故肺的虚证宜补太渊,肺的实证应泻尺泽。

异经子母补泻法:按十二经脉配合五行的关系,选取病变经脉的母经或子经腧穴进行治疗的方法。例如,肺的虚证宜补足太阴脾经太白(母经本穴),肺的实证应泻足少阴肾经阴谷(子经本穴)。另外,也可用相表里经的子母穴进行补泻。如肺实证取手阳明大肠经的子穴二间泻之,肺虚证取手阳明大肠经的母穴曲池补之。

现将五输穴子母补泻的具体应用列表 11-3 如下。

表 11-3 五输穴子母补泻取穴法

经 脉	虚实	本经取穴	异经取穴
手太阴肺经	虚	太渊	太白
	实	尺泽	阴谷
手少阴心经	虚	少冲	大敦
	实	神门	太白
手厥阴心包经	虚	中冲	大敦
	实	大陵	太白
手阳明大肠经	虚	曲池	足三里
	实	二间	足通谷
手太阳小肠经	虚	后溪	足临泣
	实	小海	足三里
手少阳三焦经	虚	中渚	足临泣
	实	天井	足三里
足太阳脾经	虚	大都	少府
	实	商丘	经渠
足少阴肾经	虚	复溜	经渠
	实	涌泉	大敦
足厥阴肝经	虚	曲泉	阴谷
	实	行间	少府

续表

经 脉	虚实	本经取穴	异经取穴
足阳明胃经	虚	解溪	阳谷
	实	厉兑	商阳
足太阳膀胱经	虚	至阴	商阳
	实	束骨	足临泣
足少阳胆经	虚	侠溪	足通谷
	实	阳辅	阳谷

因时而用 《难经·七十四难》说:“春刺井,夏刺荥,季夏刺输,秋刺经,冬刺合”是结合四季应用五输穴的方法。春夏之季,阳气在上,人体之气也行于浅表,故应浅刺井荥;秋冬之季,阳气在下,人体之气也深伏于里,故宜深刺经合。

此外,子午流注针法也是以五输穴为取穴依据的。

(2)原穴和络穴的临床应用

原穴是脏腑的原气输注、经过、留止的部位。原气导源于脐下“肾间动气”,以三焦为别使,宣上导下,调和内外,关系着整个机体的气化功能,特别对促进五脏六腑的生理活动有着很重要的意义。《灵枢·九针十二原》篇:“五脏有疾也,应出十二原……十二原者,主治五脏六腑之有疾也。”说明原穴可以直接反映脏腑的病变,具有一定的诊断价值。刺灸原穴,能通达一身之原气,调节脏腑的各种功能,促使阴阳平衡。原穴对本脏腑、本经脉的急慢性虚实证有较好的调治作用。

络穴是络脉由经脉别出部位的腧穴,也是表里两经联络之处,故络穴在临床上具有主治表里两经有关病证的作用。

原穴和络穴,在临床上既可单独应用,也可相互配合应用。本经原穴与相表里经的络穴相互配合应用,治疗表里两经的病变,这称为“主客原络配穴法”。它是以脏腑、经络先病后病为依据,一般是先病脏腑为主,取其经的原穴,后病脏腑为客,取其经的络穴。例如,肺经先病,即取其经的原穴太渊为主;大肠经后病,即取其经络穴偏历为客。反之若大肠经先病,即取其经的原穴合谷为主;肺经后病,即取其经的络穴列缺为客,属于表里配穴法的一种。

现将十二经原穴、络穴列表11-4如下。

表11-4 十二经脉原穴、络穴表

经 脉	原穴	络穴	经 脉	原穴	络穴
手太阴肺经	太渊	列缺	手阳明大肠经	合谷	偏历
手厥阴心包经	大陵	内关	外关	手少阳三焦经	阳池
手少阴心经	神门	通里	支正	手太阳小肠经	腕骨
足太阴脾经	太白	公孙	丰隆	足阳明胃经	冲阳
足厥阴肝经	太冲	蠡沟	光明	足少阳胆经	丘墟
足少阴肾经	太溪	大钟	飞扬	足太阳膀胱经	京骨

(3)俞穴和募穴的临床应用

俞穴、募穴是各脏腑之气输注聚集的部位,脏腑发生病变时,每在俞穴、募穴上有疼痛或过敏等病理反应。因此,在临床上通过观察、触、扪俞募穴处的异常变化,来诊断相应的脏腑疾病,又可利用针刺、艾灸作用于俞募穴来治疗相应的脏腑疾病。俞穴和募穴主治各有一定特点,一般五脏有病，多取背俞穴，六腑有病多取募穴。这就是《难经》所说“阴病行阳，阳病行阴”的意义。如肺经病变，出现咳嗽、多痰、胸闷等症状，可以针刺背部的肺俞；胃病疼痛、呕吐，可以针刺胃的募穴中脘。另外，背俞穴还可主治与五脏相关的组织、器官的病证，如肝主筋，开窍于目，肝俞还可以治疗筋病和目疾。

在临床上具体应用时，同一脏腑的背俞穴和募穴常常配合使用，称“俞募配穴法”，用来治疗各脏腑的病变。如《素问·奇病论》说：“口苦者……此人者，数谋虑不决，故胆虚，气上溢，而口为之苦，治之以胆募、俞。”即是俞募穴配合使用的举例。现将各脏腑的俞穴、募穴列表11-5如下。

表11-5 十二脏腑俞募穴表

	脏					
	肺	心包	心	脾	肝	肾
俞穴	肺俞	厥阴俞	心俞	脾俞	肝俞	肾俞
募穴	中府	膻中	巨阙	章门	期门	京门
	腑					
	大肠	三焦	小肠	胃	胆	膀胱
俞穴	大肠俞	三焦俞	小肠俞	胃俞	胆俞	膀胱俞
募穴	天枢	石门	关元	中脘	日月	中极

（4）八脉交会穴的临床应用

八脉交会穴是古人根据腧穴的主治特点，认为在四肢部有与奇经八脉相通的八个腧穴，这八个腧穴的主治范围比较广泛，不仅主治本经脉循行所过的四肢躯干、头面五官的病变，也可以主治奇经八脉的病证，如后溪通于督脉，可主治脊柱强痛、角弓反张的督脉病证，公孙通于冲脉，可主治胸腹气逆而拘急、气上冲心的冲脉病证。同时也可根据两脉相合的腧穴，互相配合应用，如公孙通冲脉，内关通阴维脉，二穴相配合可以治疗胃、心、胸部的病证；后溪通督脉，申脉通于阳跷脉，二穴相配合，可以治疗目内眦、颈项、耳、肩部的疾患。这是属于上、下配穴法的范畴。具体配伍应用治疗病证如图11-1。

公孙通冲脉
内关通阴维脉 } 合于心、胸、胃

后溪通督脉
申脉通阳跷脉 } 合于目内眦、颈项、耳、肩

临泣通带脉
外关通阳维脉 } 合于目锐眦、耳后、颊、颈、肩

列缺通任脉
照海通阴跷脉 } 合于肺系、咽喉、胸膈

图11-1 八脉交会八穴表

（5）八会穴的临床应用

八会穴是指人体气、血、筋、骨、脉、髓、脏、腑的精气聚会处的八个腧穴。《难经·四十五难》说：“热病在内者，取其会之气穴也。”在临床应用时，则不限于热病，而更重要的是，每穴均能治疗相关的脏腑、组织的病证。如筋病，取筋会阳陵泉；腑病，取腑会中脘；气病，取气会膻中等。因此，临床上与此有关的各种病证，都可取其会穴进行治疗。列八会穴如下。

脏会——章门　腑会——中脘
气会——膻中　血会——膈俞
筋会——阳陵泉　脉会——太渊
骨会——大杼　髓会——绝骨(悬钟)

（6）郄穴的临床应用

郄穴是各经经气深聚的部位,在临床上常用于治疗本经循行部位及其所属脏腑的急性病证,根据古代文献记载,阴经郄穴多治血证,阳经郄穴多治急性痛证。如肺病咳血,可取肺经郄穴孔最;急性胃脘痛,可取胃经郄穴梁丘等。现将各经脉郄穴列表11-6如下。

表11-6　各经郄穴

郄穴	郄穴		经　脉
手太阴肺经	孔最	手阳明大肠经	温溜
手厥阴心包经	郄门	手少阳三焦经	会宗
手少阴心经	阴郄	手太阳小肠经	养老
足太阴脾经	地机	足阳明胃经	梁丘
足厥阴肝经	中都	足少阳胆经	外丘
足少阴肾经	水泉	足太阳膀胱经	金门
阴维脉	筑宾	阳维脉	阳交
阴跻脉	交信	阳跻脉	跗阳

（7）下合穴的临床应用

下合穴是六腑之气下合于足三阳的六个腧穴。《灵枢·邪气脏腑病形》载:“合治内府”,概括了下合穴的临床应用。在临床上,六腑的病证均可取其相应的下合穴治疗。如大肠的病证取上巨虚,胆的病证取阳陵泉治疗等。六腑所属的下合穴,列表11-7如下。

表11-7　六腑下合穴

六腑	大肠	三焦	小肠	胃	胆	膀胱
下合穴	上巨虚	委阳	下巨虚	足三里	阳陵泉	委中

（8）交会穴的临床应用

交会穴,是指两经或两经以上经脉相交、会合部位的腧穴,具有治疗本经和交会经病证的作用,临床上常选用交会穴治疗多经病证,例如,三阴交是足太阴脾经的腧穴,但它是足三阴经的交会穴,因此,不仅可以治脾经的病证,也可治足厥阴肝、足少阴肾经的病证。又如关元、中极是任脉的腧穴,又是任脉与足三阴经之交会穴,故不仅能治疗任脉病证,也可治疗足三阴经病证。历代文献对交会穴的记载略有不同,但绝大部分内容出自《针灸甲乙经》。

目标检测

一、名词解释

1. 配穴　2. 本经配穴法　3. 原络配穴法　4. 俞募配穴法

二、填空题

1. 针灸调和阴阳的作用是通过___(1)___和___(2)___完成的。
2. 阳气盛、阴气虚可导致___(1)___,阴气盛,阳气虚则引起___(2)___。
3. 针灸处方的腧穴选取,以______为主。
4. 随证取穴,也称___(1)___或___(2)___。

5. 列缺通____(1)____,照海通____(2)____,合于膈喉咙。

6. 根据子母补泻法,心经实证宜取____(1)____和____(2)____。

三、单项选择题

1. 合穴的五行属性是

A. 阳经属金,阴经属木　　B. 阳经属木,阴经属金

C. 阳经属水,阴经属土　　D. 阳经属土,阴经属水

2. 治疗胃心胸病当取

A. 列缺、照海　　B. 后溪、申脉

C. 公孙、内关　　D. 临泣、外关

3. 按照子母补泻法,脾虚当取

A. 隐白　　B. 大都

C. 太白　　D. 商丘

4. 脾之募穴是

A. 期门　　B. 章门

C. 日月　　D. 京门

5. 太溪配飞扬穴属

A. 本经配穴法　　B. 前后配穴

C. 表里配穴　　D. 上下配穴

四、多项选择题

1. 属于八会穴的是

A. 阳陵泉　　B. 膈俞　　C. 公孙

D. 后溪　　E. 绝骨

2. 足临泣与申脉相配合治疗

A. 目内眦　　B. 颈　　C. 颊

D. 耳后　　E. 肩

3. 主治脏腑疾病的有

A. 原穴　　B. 下合穴　　C. 八脉交会穴

D. 郄穴　　E. 络穴

4. 针灸的治疗作用是

A. 调和阴阳　　B. 补虚泻实　　C. 扶正祛邪

D. 行气活血　　E. 疏通经络

五、简答题

1. 举例说明原络配穴法的临床运用。

2. 什么叫郄穴?如何应用?

3. 举例说明俞募穴的临床应用。

4. 举例说明针灸的取穴原则?

5. 举例说明针灸的配穴方法。

12 针灸治疗各论

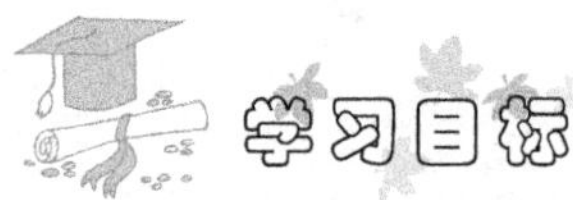

1. 熟练掌握内科各病证的辨证分型、针灸治疗、处方、方义及随证配穴
2. 掌握一般病证的针灸处方
3. 熟悉重点病证的病因病机
4. 熟悉一般病证的辨证分型、随证配穴
5. 重点掌握月经不调、痛经、带下、胎位不正、乳少、小儿惊风、小儿遗尿等疾病的病因病机和针灸治疗
6. 重点理解风疹、斑秃、落枕、乳痈、蛇丹等疾病的针灸治疗
7. 理解并熟悉目赤肿痛、耳鸣耳聋、牙痛、咽喉肿痛的针灸治疗

12.1 内科病证

12.1.1 中　风

中风是以突然昏仆、不省人事，或突然发生口角㖞斜、言语不利、半身不遂为主证的一种疾病。由于本病起病急骤、证见多端、变化迅速，与风邪善行数变的特征相似而名中风，又因其发病突然亦称“卒中”。本病易反复发作，常留有后遗症状，发病率和病死率均较高，是威胁人类生命的一大疾患。

本病属于脑血管病范围，相当于现代医学的脑出血、脑血栓形成脑梗死、蛛网膜下腔出血、短暂性脑缺血发作等病。

12.1.1.1 病因病机

中风的发生是多种因素所导致的复杂的病理过程，风、火、痰、瘀是其主要的病因，脑府为其病位。因肝肾阴虚，水不涵木，肝风妄动；或五志过极，肝阳上亢，引动心火，风火相煽，气血上冲；或饮食不节，恣食厚味，痰浊内生；或气机失调，气滞而血运不畅，或气虚推动无力，日久血瘀。当风、火、痰浊、瘀血等病邪，上扰清窍，导致“窍闭神匿，神不导气”时，则发生中风。“窍”指脑窍、清窍；“闭”指闭阻、闭塞；“神”指脑神；“匿”为藏而不现；“导”指主导，引申为支配；“气”指脑神所主的功能活动，如语言、肢体运动、吞咽功能等。

12.1.1.2 辨证分型

（1）中经络

病位浅，病情轻，多无神志改变。证见半身不遂，麻木不仁，语言不利。兼见面红目赤，眩晕头痛,心烦易怒,口苦咽干,便秘尿黄,舌红或绛,苔黄或燥,脉弦有力,为肝阳暴亢;肢体麻木或手足拘急,头晕目眩,苔白腻或黄腻,脉弦滑,为风痰阻络;口黏痰多,腹胀便秘,舌红,苔黄腻或灰黑,脉弦滑大,为痰热腑实;肢体软弱,偏身麻木,手足肿胀,面色淡白,气短乏力,心悸自汗,舌暗,苔白腻,脉细涩,为气虚血瘀;肢体麻木,心烦失眠,眩晕耳鸣,手足拘挛或蠕动,舌红,苔少,脉细数,为阴虚风动。

(2) 中脏腑

病位较深,病情急重。证见突然昏倒,不省人事,半身不遂,口㖞流涎,舌强不语。根据病因病机不同,又可分为闭证和脱证。

闭证:兼见神志不清,牙关紧闭,两手握固,面赤气粗,喉中痰鸣,二便闭塞,脉弦滑而数。

脱证:兼见昏睡不醒,目合口张,手撒遗溺,鼻鼾息微,四肢逆冷,脉象细弱。如见汗出如油,面赤如妆,脉微欲绝或浮大无根,为真阳外越之象,最为危候。

12.1.1.3 治疗

(1) 针刺法

1) 中经络

治则 醒脑开窍,滋补肝肾,疏通经络。

主穴 内关 水沟 三阴交 极泉 尺泽 委中

配穴 肝阳暴亢者,加太冲、太溪;风痰阻络者,加丰隆、合谷;痰热腑实者,加曲池、内庭、丰隆;气虚血瘀者,加足三里、气海;阴虚风动者,加太溪、风池;口角歪斜者,加颊车、地仓;上肢不遂加肩髃、手三里、合谷;下肢不遂者,加环跳、阳陵泉、阴陵泉、风市;头晕者,加风池、完骨、天柱;足内翻者,加丘墟透照海;便秘者,加水道、归来、丰隆、支沟;复视者,加风池、天柱、睛明、球后;尿失禁、尿潴留者,加中极、曲骨、关元。

方义 心主血脉藏神,内关为心包经络穴,可调理心神,疏通气血;脑为元神之府,督脉入络脑,水沟为督脉穴,可醒脑开窍,调神导气;三阴交为足三阴经交会穴,可滋补肝肾;极泉、尺泽、委中,疏通肢体经络。

操作 内关用泻法;水沟用雀啄法,以眼球湿润为佳;刺三阴交时,沿胫骨内侧缘与皮肤成45°角,使针尖刺到三阴交穴,用提插补法;刺极泉时,在原穴位置下2寸心经上取穴,避开腋毛,直刺进针,用提插泻法,以患者上肢有麻胀和抽动感为度;尺泽、委中直刺,用提插泻法使肢体有抽动感。余穴按虚补实泻法操作。

2) 中脏腑

治则 醒脑开窍,启闭固脱。

主穴 内关 水沟

配穴 闭证加十二井穴、太冲、合谷;脱证加关元、气海、神阙。

方义 内关调心神;水沟醒脑开窍;十二井穴点刺出血,可接通十二经气,调和阴阳;配太冲、合谷,平肝息风;关元为任脉与足三阴经交会穴,灸之可扶助元阳;神阙为生命之根蒂,真气所系,配合气海可益气固本,回阳固脱。

操作 内关、水沟操作同前。十二井穴用三棱针点刺出血;太冲、合谷用写法,强刺激;关元、气海用大艾炷灸法,神阙用隔盐灸法,直至四肢转温为止。

(2) 头针

选穴 顶颞前斜线 顶旁1线 顶旁2线

方法 头针操作方法。治疗时让患者活动肢体。适用于中风后遗症和半身不遂的患者。

(3) 耳针

选穴　脑点　皮质下　心　肝　肾

方法　毫针刺,留针期间,每隔10分钟捻针1次。亦可用王不留行籽贴压。

(4) 电针

选穴　同针刺法四肢穴位。

方法　用毫针针刺,得气后加电针,用疏密波,电流强度以患肢肌肉微颤为度。

12.1.1.4　按语

1) 针灸对中风疗效满意,近年研究证实针灸不仅善治中风后遗症,且在急性期也有卓效。

2) 中风急性期,出现高热、神昏、心肺衰竭及消化道大出血者,应进行综合治疗,及时抢救。

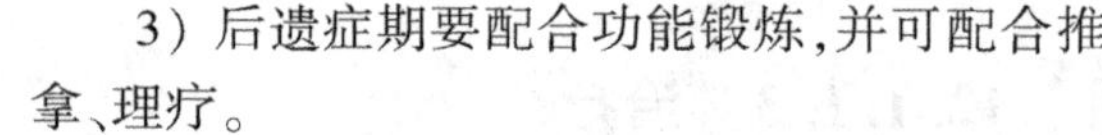

3) 后遗症期要配合功能锻炼,并可配合推拿、理疗。

4) 临床应重视预防。如年逾40岁,经常出现头痛眩晕、肢体麻木,偶有发作性语言不利、肢体痿软无力者,多为中风先兆,应加强防治。

针灸对于中风不仅可用于恢复期、后遗症期,也可用于急性期和预防。并且单独或配合使用都有较好疗效。病情稳定后,早期应用针灸非常重要,一般在发病后1周即可开始。

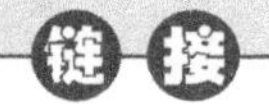

12.1.2　眩　　晕

眩晕是一种常见的自觉症状,是以头晕、眼花为主证的一类病证。眩即眼花,晕指头晕,两者常同时并见,故统称为"眩晕",其轻者闭目可止,重者如坐车船,旋转不定,不能站立,或伴有恶心、呕吐、汗出、面色苍白等症状,严重者可突然仆倒。

眩晕是现代医学中神经系统疾病的一个症状,系指患者对空间定向感觉的主观体会错误。常见于内耳性眩晕、颈椎病、椎-基底动脉系统血管病、高血压、脑动脉硬化及贫血等。

12.1.2.1　病因病机

脑居颅内,由髓汇集而成,为神明之府,若素体阳盛,情志不畅,气郁化火,风阳升动致肝阳上亢;若恣食肥甘,脾失健运,痰湿中阻,清阳不升;若劳倦过度,肾精亏损,不能上充于脑;若病后体虚,气血虚弱,脑失所养,均可导致眩晕。

12.1.2.2　辨证分型

头昏目眩,泛泛欲吐,甚至昏眩欲仆为主证。如兼见头痛,耳鸣,急躁易怒,口苦,多梦,舌红苔黄,脉弦,为肝阳上亢。如兼见头重如裹,胸闷恶心,神疲困倦,舌胖苔白腻,脉濡滑,为痰湿中阻。如兼见遗精,耳鸣,腰膝酸软,舌淡,脉沉细,为肾精亏损。如兼见神疲乏力,心悸失眠,面色㿠白,舌淡,脉细者,为气血虚弱。

12.1.2.3　治疗

(1) 针刺法

1) 肝阳上亢

治则　平肝潜阳。

主穴 风池 肝俞 行间 侠溪

配穴 多梦加神门、三阴交;耳鸣加翳风;头胀痛加太阳。

方义 肝胆两经,同为风木所寄,取风池、侠溪、行间清泻肝胆上亢之阳;取肝俞平肝潜阳。

操作 毫针刺用泻法。

2) 痰浊中阻

治法 健脾化痰。

主穴 头维 内关 丰隆 阴陵泉 中脘

配穴 胸闷配膻中;纳差配足三里。

方义 头维为足阳明胃经腧穴,可疏调局部气机,为治目眩要穴,阴陵泉、丰隆可健脾利湿化痰,内关、中脘可和中止呕。

操作 毫针刺用平补平泻法。

3) 肾精亏损

治则 补肾益精。

主穴 肾俞 太溪 百会 悬钟

配穴 遗精配关元、三阴交。

方义 肾俞、太溪分别为肾的背俞穴和原穴,二穴相配可补益肾精,悬钟为髓会,可补益精髓,百会属督脉,督脉入络于脑,故取百会可止眩晕。

操作 毫针刺用补法。

4) 气血不足

治则 补益气血。

主穴 百会 气海 血海 足三里 三阴交 脾俞

配穴 失眠配神门。

方义 脾俞、足三里、三阴交健运脾胃,以资气血生化之源;气海培补元气;血海补血养血;百会为诸阳之会,可升提气血,充益脑髓,髓海得养则眩晕自除。

操作 毫针刺用补法,可加灸。

(2) 头针

选穴 顶中线

方法 头针操作方法。每次留针 30 ~60 分钟。

(3) 耳针

选穴 肾上腺皮质下额。肝阳上亢配肝、胆;痰浊中阻配脾、胃;肾精亏损配肾、脑;气血不足配脾。

方法 毫针刺,中等强度。或用王不留行籽贴压。

(4) 穴位注射

选穴 同针刺法取穴。

方法 用维生素 B_1 或维生素 B_{12} 注射液,每穴注射 0.5ml,每日 1 次。

12.1.2.4 按语

1) 针灸治疗本病效果较好,但应查明原因,治疗原发病。

2) 眩晕发作时可令患者闭目,均匀呼吸,或以手指按压太阳穴、印堂穴,症状可减轻。

对于高血压,针灸降压作用较快,收缩压和舒张压均有递减趋势,但以收缩压最为明显,血压越高,降压效果越明显,并且针灸降压还有一定的远期疗效。

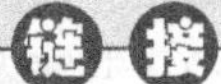

3）注意饮食，少食肥腻生痰之品。

12.1.3 头　　痛

头痛是以病人自觉头部疼痛为特征的一种常见病证，也是一个常见症状，可发生在多种急慢性病中，涉及范围很广。本篇所述是以头痛为主要症状者，若为某一疾病过程中出现的兼证，也可参照本篇治疗。

头痛的发生，常见于高血压、血管神经性头痛、脑动脉硬化以及眼、鼻、耳等病造成的头痛。

12.1.3.1 病因病机

头为"诸阳之会"，又为髓海所在，人的气血皆上注于头，凡外感六淫之邪或内伤诸疾均可导致头痛。若风邪侵袭，上犯巅顶，经络气机阻滞则致头痛；若因情志所伤，肝失疏泄，气滞不畅，郁而化火，上扰清窍则致头痛；若饮食所伤，脾失健运，痰浊内生，上蒙清窍则致头痛；若劳欲过度，损伤肾精，致髓海不足，脑失所养则致头痛；若病久、产后气血不足不能上荣头面，脉络失荣可致头痛；若外伤跌仆，头痛日久不愈，气血瘀滞，脉络被阻而头痛。

12.1.3.2 辨证分型

（1）风邪袭络

发病较急，头痛阵作，如锥如刺，或抽裂、胀急。夹寒者兼见恶风畏寒，口不渴，苔薄白，脉浮紧；夹热者兼发热恶风，口渴欲饮，便秘溲黄，舌红苔黄，脉浮数；夹湿者兼见头重如裹，肢体困重，胸闷纳呆，苔白腻，脉濡滑。

（2）肝阳上亢

头胀痛而眩，心烦易怒，面赤口苦，胁痛，舌红苔黄，脉弦数。

（3）痰浊中阻

头痛昏蒙，胸脘痞闷，呕吐痰涎，苔白腻，脉濡。

（4）肾精亏虚

头痛而空，每兼眩晕，腰酸膝软，遗精带下，舌红少苔，脉细数无力。

（5）气血不足

头痛而晕，神疲乏力，心悸不宁，遇劳加重，舌淡，脉细弱。

（6）瘀血阻滞

头痛经久不愈，或头部有外伤史者，其痛如刺，固定不移，舌紫或有瘀斑、瘀点，脉沉细或细涩。

12.1.3.3 治疗

（1）刺灸法

1）风邪袭络

治则　疏风，通络，止痛，夹寒者散寒，夹热者散热，夹湿者除湿。

主穴　百会　太阳　风池　阿是穴

配穴　前头痛配印堂、头维、合谷；巅顶痛配行间、通天；后头痛配天柱、昆仑；偏头痛配率谷、外关；夹寒者配列缺，夹热者配合谷、曲池，夹湿者配阴陵泉。

方义　风为百病之长，巅顶之上，惟风可至。风池位于头部，善于祛风止痛；百会位于巅顶部，可通络、止痛；太阳为经外奇穴，善治头痛。

操作　毫针刺用泻法。夹寒者酌加灸。

2）肝阳上亢

治则　平肝，潜阳，止痛。

主穴　百会　风池　太冲　侠溪

配穴　胁痛，口苦配阳陵泉；心烦配内关。

方义　风池、太冲、侠溪平肝潜阳，百会疏通局部经气而止痛。

操作　毫针刺用泻法。

3）痰浊中阻

治则　健脾化痰，通络止痛。

主穴　中脘　丰隆　百会　头维

配穴　胸闷配膻中；呕吐配内关。

方义　中脘与丰隆健运脾胃而降浊化痰，以治其本；百会配头维可宣发清阳，升清降浊，和络止痛以治其标。

操作　毫针刺用平补平泻法。

4）肾精亏虚

治则　补肾益髓，和络止痛。

主穴　百会　肾俞　太溪　悬钟

配穴　遗精、带下配关元、三阴交。

方义　百会为督脉穴，督脉入络脑，故百会可补益脑髓而止痛定眩；肾俞、太溪为背俞穴、原穴，可补肾益髓；悬钟为髓会，可益髓补脑。

操作　毫针刺用补法。

5）气血不足

治则　益气养血，通络止痛。

主穴　百会　气海　血海　脾俞　足三里

配穴　心悸、失眠配内关、神门。

方义　脾俞、足三里健运脾胃，以资气血生化之源；气海补气，血海养血；百会位于巅顶，可升提中气，使脑有所养，疼痛自止。

操作　毫针刺用补法。

6）瘀血阻滞

治则　活血化瘀，行气止痛。

主穴　阿是穴　合谷　三阴交　血海

配穴　前头痛配上星；侧头痛配太阳；后头痛配天柱、风池；巅顶疼痛配百会、四神聪。

方义　瘀血阻滞，脉络不通，根据“以痛为输”和“血实者决之”的原则，取阿是穴可活血化瘀，通络止痛；补合谷可行气，泻三阴交可活血化瘀，血海可行气活血。

操作　毫针刺用泻法，阿是穴可用三棱针点刺放血。

（2）耳针

选穴　枕　颞　额　皮质下　神门

方法　每次选1～2穴，毫针刺，中等强度，可用揿针埋藏或用王不留行籽贴压。

（3）皮肤针

选穴　太阳　印堂　阿是穴

方法　用皮肤针重叩至出血为度。适用于风邪袭络、肝阳上亢型。

12.1.3.4　按语

针灸治疗头痛有较好的疗效，但应注意与颅脑实质性病变作鉴别，以便及时治疗原发病。

12.1.4　面　　痛

针灸治疗三叉神经痛，在取穴时，应根据受累的神经分支，在疼痛部位局部选穴，久留针，针感要强，并有放射感。如第一支痛取鱼腰穴，第二支或第三支痛取下关、夹承浆。

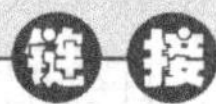

面痛是以面颊部抽掣疼痛为主证的一类病证。本病多发于一侧，亦有两侧俱病者。发病年龄以40～60岁为多，初起每次疼痛时间较短，发作间隙时间较长，久则发作次数越来越频，疼痛程度越来越重，病情顽固，自愈者极少。

面痛相当于现代医学的三叉神经痛。

12.1.4.1　病因病机

风寒之邪侵袭阳明经脉，寒主收引，凝滞筋脉，气血痹阻；或为风热邪毒浸淫面部经脉，气血不畅而致面痛。

12.1.4.2　辨证分型

疼痛突然发作，呈阵发性电击样疼痛，如撕裂、针刺、火灼一样，患者极难忍受，数秒钟或数分钟后自行缓解，但连续在数小时或数日内反复发作。间歇时间短可几日，长可数年，周期不定。疼痛部位以面颊、上下颌部为多，额部疼痛较为少见。疼痛常有一起点，可因吹风、洗脸、说话、吃饭等刺激而发作。

风寒证多有面部受寒因素，痛处遇寒则甚，得热则轻，风热证多在感冒发热之后发作，痛处有灼热感。

12.1.4.3　治疗

（1）刺灸法

治则　疏通经脉，祛风止痛。

主穴：

额部痛：攒竹　阳白　鱼腰　头维

上颌痛：四白　颧髎　下关

下颌痛：下关　颊车　翳风　夹承浆

配穴　兼有风寒或风热表证者，加风池。

方义　本方以近部取穴为主，旨在疏通面部经脉的经气，祛风、散寒、清热，使气血调和，通则不痛。

操作　毫针刺用泻法，久留针。

(2) 耳针

选穴 面颊 颌 神门 额

方法 每次取 2～3 穴,毫针强刺激,留针期间每隔 5 分钟捻转 1 次。或用王不留行籽贴压。

(3) 穴位注射

选穴 压痛点

方法 用维生素 B_1 或维生素 B_{12} 注射液,或用普鲁卡因注射液,每次取 1～2 点,每点注射 0.5ml。

12.1.4.4 按语

针灸治疗本病效果较好,但应排除脑部占位性病变。

12.1.5 面 瘫

面瘫是以口眼㖞斜为主要症状的一类疾病。任何年龄均可发病,但以青壮年为多见。本病发病急速,为单纯性一侧面颊筋肉弛缓,无半身不遂、神志不清等症状。本病又称口㖞、口眼㖞斜等。

面瘫相当于现代医学的面神经麻痹。

12.1.5.1 病因病机

本病多由经络空虚,卫外不固,风寒或风热之邪乘虚侵袭面部经脉,导致气血痹阻,面部少阳、阳明经筋失养,筋肉弛缓不收而发病。

12.1.5.2 辨证分型

起病突然,每在睡眠醒来时,发现一侧面部板滞、麻木、瘫痪,不能作蹙额、皱眉、露齿、鼓颊等动作;口角㖞斜,漱口漏水;病侧额纹、鼻唇沟消失,眼睑闭合不全,迎风流泪。部分患者初起有耳后、耳下及面部疼痛,还可出现患侧舌前 2/3 味觉减退或消失,听觉过敏等证。病程日久,可因瘫痪肌肉挛缩,口角反歪向病侧,名为"倒错"现象。

12.1.5.3 治疗

(1) 刺灸法

治则 祛风,通络。

主穴 翳风 风池 颊车 地仓 合谷 太冲

配穴 鼻唇沟平坦配迎香、禾髎;鼻中沟㖞斜配人中;颏唇沟㖞斜配承浆;目不能合配阳白、攒竹或申脉、照海。

方义 本病为风邪侵袭面部阳明、少阳脉络,取翳风、风池疏散风邪,其中翳风可祛风止痛,适用于初起耳后乳突痛;颊车、地仓平刺可疏通面部气血,濡养筋肉;合谷、太冲祛风通络,善治头面诸疾。

操作 初期针刺用泻法;后期针刺用补法,加灸。

(2) 皮肤针

选穴　阳白　太阳　四白　牵正

方法　用皮肤针轻叩至微微出血，用小罐吸拔。适用于发病初起，或面部有板滞感觉等面瘫后遗症。

(3) 电针

选穴　同刺灸法面部穴位

方法　毫针针刺得气后，通电，采用断续波或疏密波，以瘫痪肌肉出现收缩为度。适用于面瘫中后期。

针灸治疗面瘫有较好疗效，但与神经变性的程度有较大关系。其治疗效果，神经兴奋性降低者优于部分失神经支配者，又优于完全失神经支配者。

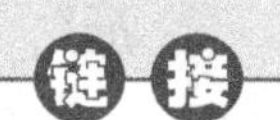

(4) 穴位注射

选穴　同刺灸法面部穴位

方法　用维生素 B_1 或维生素 B_{12} 或加兰他敏，或胞磷胆碱注射液。每穴注射 0.5ml。

(5) 穴位敷贴

选穴　同刺灸法面部穴位

方法　用马钱子锉成粉末约 1～2 分，撒于胶布上，然后贴于穴位处，5～7 日换药 1 次。或用蓖麻仁捣烂加少许麝香，取绿豆大一团，贴敷穴位上，每隔 3～5 日更换 1 次。或用白附子研细末，加少许冰片作面饼，贴敷穴位，每日 1 次。

12.1.5.4　按语

1) 针灸治疗本病有较好的效果，但应注意鉴别中枢性面瘫和周围性面瘫。
2) 本病初起针刺刺激量不宜过强。
3) 治疗期间避免风吹受寒，面部可做按摩和热敷。
4) 防止眼部感染，可用眼罩和眼药水点眼，每日 2～3 次。

12.1.6　痹　　证

“痹”有闭阻不通之意，是指外邪侵入人体，使经络闭阻，气血运行不畅引起肌肉、关节、筋骨等酸痛、麻木、重着、屈伸不利，甚或关节肿大灼热等为主要临床表现的一类病证。

现代医学的风湿性关节炎、风湿热、类风湿性关节炎、骨关节炎、纤维织炎或神经痛等，均属痹证的范畴。

12.1.6.1　病因病机

本病发病原因，多由卫外不固，腠理疏松，营卫不固，外邪乘虚而入；或居处潮湿，涉水冒寒；或劳累之后，汗出当风，以致风寒湿邪侵袭人体，导致气血痹阻，发为风寒湿痹。《素问·痹论》篇说：“风寒湿三气杂至，合而为痹。”或因阳盛之体，复受风寒湿邪，郁而发热，或感受热邪，发为热痹。

12.1.6.2　辨证分型

(1) 风寒湿痹

关节疼痛，屈伸不利，为风寒湿痹的共同症状。临床根据病邪偏盛和症状特点，分为行痹、痛痹、着痹，三者辨别如下。

行痹 风性善行数变,证见肢体关节疼痛,游走不定,痛无定处,关节屈伸不利,有时兼有恶寒,发热,苔薄白,脉浮。

痛痹 寒邪凝滞,证见肢体关节疼痛较剧,痛有定处,遇寒则重,得热则减,舌苔白,脉弦紧。

着痹 湿邪黏滞,证见肢体关节酸痛,重着不移,肌肤麻木,阴雨寒冷每可促其发作,苔白腻,脉濡缓。

(2) 热痹

证见关节酸痛,局部红肿灼热,痛不可触,关节活动不利,有单关节或多个关节发病,并兼有发热,口渴,苔黄燥,脉滑数。

12.1.6.3 治疗

(1) 刺灸法

1) 风湿寒痹

治则 温经散寒,祛风通络,除湿止痛。

主穴 根据风寒湿邪的偏盛不同和发病部位,进行分部循经取穴和辨证取穴。行痹取膈俞、血海,痛痹取肾俞、关元;着痹取阴陵泉、足三里。

循经分部取穴如下:

肩部:肩髎 肩髃 臑俞

肘臂:曲池 合谷 天井 外关 尺泽

腕部:阳池 外关 阳溪 腕骨

脊背:人中 身柱 腰阳关

髀部:环跳 居髎 悬钟

股部:秩边 承扶 阳陵泉

膝部:犊鼻 梁丘 阳陵泉 膝阳关

踝部:申脉 照海 昆仑 解溪 丘墟

方义 行痹为风邪偏盛,取膈俞、血海养血活血,含"治风先治血,血行风自灭"之意;痛痹为寒邪偏盛,取肾俞、关元以振奋阳气,含"益火之源,以消阴翳"之意;着痹为湿邪偏盛,取足三里、阴陵泉,健脾除湿,健脾乃治湿之本。

操作 针刺用泻法。行痹宜浅刺,并可用皮肤针叩刺;痛痹多灸,深刺久留;着痹针灸并施。

2) 热痹

治则 祛风清热,通经止痛。

主穴 根据发病部位取穴(同风寒湿痹型),配大椎、曲池、合谷。

方义 局部取穴疏通局部气血,大椎疏风清热,曲池、合谷清热解表,祛风除痹。

操作 毫针浅刺用泻法。

(2) 耳针

选穴 耳区相应部位 肾上腺 神门

方法 毫针刺,中等强度。或用王不留行籽贴压。

(3) 穴位注射

选穴 发病部位腧穴

方法 用当归、防风、威灵仙等注射液,每穴注射0.5~1ml。

(4) 电针

选穴 局部相应的腧穴

方法　进针得气后加电针，先用连续波5分钟，后改疏密波，通电时间为10～20分钟。

12.1.6.4　按语

1）针灸治疗本病有较好效果，在早期可单独应用针灸，久病可针药并用，综合治疗。

2）患者自身应注意保暖，避免风寒侵袭。

12.1.7　漏　肩　风

漏肩风是以肩部疼痛，活动受限为主证的一类病证。因本病好发于50岁左右的患者，又称为“五十肩”；因患肩局部怕冷，功能活动明显受限，形如冰冷而固结，故又称为“冻结肩”、“肩凝症”等。

本病相当于现代医学的肩关节周围炎。

12.1.7.1　病因病机

本病多因营卫虚弱，筋骨失濡，或肩部外伤，复感受风寒湿邪，导致气血运行不畅，瘀滞经脉而疼痛。

12.1.7.2　辨证分型

初起时单侧或双侧肩部酸痛，并可向颈部和整个上肢放射，日轻夜重为本病的特征。患肢畏风寒，手指麻胀，肩关节呈不同程度僵直，手臂上举、外旋、后伸等动作均受限制。病情迁延日久，常可因寒湿凝滞，筋脉痹阻，导致患肢发生肌肉萎缩，而出现功能活动障碍加重，疼痛减轻。因此，本病早期以疼痛为主，后期以运动受限为主。

12.1.7.3　治疗

（1）刺灸法

治则　祛风散寒，通络止痛。

主穴　肩髃　肩髎　肩贞　臂臑　肩前　曲池　外关　阿是穴　条口透承山

配穴　肩内侧疼痛配尺泽、太渊；肩后侧疼痛配后溪、小海。

方义　本方以患部穴祛风散寒，通络止痛，以远部穴曲池、外关疏通阳明、少阳之气，祛风，通络，止痛，条口配承山通络止痛。

操作　毫针刺用泻法或针灸并用。

（2）耳针

选穴　肩　肩关节　肾上腺　神门

方法　每次选2～3穴，毫针强刺激，刺时频频捻转，嘱患者适当活动患肢。

（3）穴位注射

选穴　阿是穴

方法　每次选2～3穴，用10%葡萄糖注射液，每穴注射0.5ml。

（4）刺络拔罐

选穴　压痛点和病变部位

方法 皮肤针叩刺,使少量出血,加拔火罐。

12.1.7.4 按语

1)针灸治疗本病效果较好。但应排除肩关节结核、肿瘤等肩部疾病。

2)配合功能锻炼可明显提高疗效。

针灸治疗肩周炎要掌握好时机,一般病程越短效果越好,对病程较长的可采用1~2种疗法综合治疗,对组织产生粘连、肌肉萎缩者结合推拿治疗,以提高疗效。

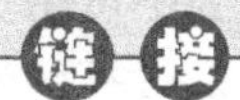

12.1.8 腰痛(附 坐骨神经痛)

腰痛是以腰部疼痛为主症的一类病证,是临床上常见的一种症状。其疼痛部位在一侧或两侧。可见于任何年龄,是很多病证的常见症状之一。本节仅叙述寒湿腰痛、劳损腰痛和肾虚腰痛,其他原因所致的腰痛,可参照有关篇章论治。

现代医学的腰部软组织损伤、肌肉风湿病及腰椎退行性病变可参照本病施治。

12.1.8.1 病因病机

腰为肾之府,肾经循行"贯脊属肾";腰痛除与肾关系密切外,腰脊部经脉、经筋、经脉的损伤,也可发生腰痛。

寒湿腰痛,多由感受风寒或久居寒冷湿地,冒雨涉水,寒湿之邪客于经络,气血运行不畅,阻滞于腰部而致;劳损腰痛,多因劳累过度,闪挫跌仆,经筋、络脉受损,气血运行不畅,瘀血凝滞腰部而成;肾虚腰痛,多由年老精血亏衰,或劳欲过度,精气耗损,肾气虚惫,腰府失养,发为腰痛。

12.1.8.2 辨证分型

(1)寒湿腰痛

腰部冷痛重着、酸麻,活动转侧不利,拘急不可俯仰,或腰脊痛连臀腿,如迁延日久,则时轻时重,患部发凉,遇阴雨天疼痛发作或加剧,苔白腻,脉沉而迟缓。

(2)劳损腰痛

证见腰痛触之僵硬有牵掣感,痛有定处,轻者俯仰不便,重则转侧困难,因劳累而诱发,舌质暗,脉涩,部分患者有外伤史。

(3)肾虚腰痛

起病缓慢,隐隐作痛,或酸多痛少,腰腿酸软无力,喜按喜揉,劳则更甚,如兼神倦肢冷,滑精,面色㿠白,四肢不温,舌淡,脉沉细者,为肾阳虚;如伴有虚烦咽干,手足心热,舌红,脉细数者,为肾阴虚。

12.1.8.3 治疗

(1)刺灸法

治则 散寒除湿,疏通经络。

主穴 肾俞 委中 腰眼 阿是穴

配穴 寒湿重者加腰阳关;劳损加膈俞、次髎;肾虚加命门、志室、太溪。

方义　腰为肾之府，肾俞乃肾经经气转输之处，可补益肾气，同时与腰眼、阿是穴相配可疏调局部经气，散寒祛湿，通经止痛，委中通调足太阳经气，通经活络止痛。寒湿重者加腰阳关加强散寒除湿、通经止痛的作用；劳损加膈俞、次髎活血通络止痛；肾虚加命门、志室、太溪补益肾气。

操作　根据证候的虚实，毫针刺，实证用泻法，虚证用补法，酌加灸。腰痛骤然举发，痛势较剧者，委中可用三棱针点刺放血。

(2) 耳针

选穴　腰骶椎　肾　神门

方法　毫针刺患侧耳穴，针刺后嘱患者活动腰部。或用王不留行籽贴压。

(3) 穴位注射

选穴　压痛点

方法　用地塞米松5ml与普鲁卡因2ml混合液，每穴注射0.5～1ml。

针灸被认为是急性腰扭伤最理想的治疗方法之一。主要以循经远取结合腰部活动，达到疏通经络松解肌肉、解除疼痛的目的。治疗时要注意晕针的发生。

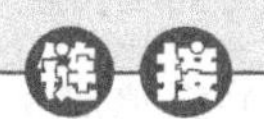

12.1.8.4　按语

1）针灸治疗腰痛有较好的效果，但应与脊椎结核、肿瘤引起的腰痛相鉴别。

2）平时用两手掌根揉按腰部，早晚各1次，可减轻腰痛和防止腰痛发作。

附　坐骨神经痛

坐骨神经痛是指在坐骨神经通路及其分布区发生疼痛，为常见的周围神经疾病。本病多见于青壮年，男性较多。临床分为原发性和继发性两类。

原发性坐骨神经痛（坐骨神经炎）的发病与受寒、潮湿、损伤以及感染等有关；继发性坐骨神经痛为神经通路的邻近组织病变产生机械性压迫或粘连而引起，如腰椎间盘突出症、脊椎肿瘤以及椎间关节、骶髂关节、骨盆的病变和腰骶软组织劳损等。按其受损部位，又可分为根性坐骨神经痛和干性坐骨神经痛。

本病多为一侧腰腿部阵发性或持续性疼痛。其主要症状是臀部、大腿后侧、小腿后外侧及足部发生放射性、烧灼样或针刺样疼痛，行动时加重。直腿抬高试验阳性，跟腱反射减弱。

干性坐骨神经痛，起病呈急性或亚急性发作，沿坐骨神经通路上有放射痛和明显的压痛点，起病数日后最剧烈，经数周和数月后渐渐缓解，常因感受寒湿而诱发。

根性坐骨神经痛，有原发病可查，咳嗽、喷嚏、排便可使疼痛加重。腰旁有压痛及叩击痛，腰部活动障碍，活动时下肢有放射痛。

中医学无坐骨神经痛的病名，根据症状特点，属于痹证范畴。

治疗

(1) 刺灸法

治则　通经，活络，止痛。

主穴　肾俞　气海俞　腰$_3$～腰$_5$夹脊穴　次髎　秩边　环跳　阿是穴

配穴　太阳经配殷门、委中、承山；少阳经配阳陵泉、阳交、绝骨；按疼痛放射部位，选取上述4～6穴，腰臀部穴进针后使针感下传，但不宜多次重复，以免损伤神经。病起数日，经气阻滞疼痛剧烈者，可选取上肢同名经穴后溪、腕骨、液门、中渚等穴。

方义　取疼痛及放射部位的腧穴，以疏通局部气血，起到通经、活络、止痛作用。

操作　毫针刺用泻法，或加灸法，或加拔火罐。

(2) 穴位注射

选穴 腰$_2$～腰$_4$ 夹脊穴 秩边

方法 每次选2～3穴,用10%的葡萄糖注射液10～20ml,加维生素B_1 100mg或维生素B_{12} 100μg混合液,每穴注射5～10ml,在出现强烈向下放射的针感时,稍向上提,再将药液迅速推入。疼痛剧烈时用1%普鲁卡因注射液5～10ml注射阿是穴或环跳穴。

(3) 电针

选穴 根性:腰$_4$～腰$_5$夹脊穴 阳陵泉或委中;干性:秩边或环跳,阳陵泉或委中。

方法 进针得气后通电,采用密波或疏密波,刺激量逐渐由中度到强度。

(4) 刺络拔罐

选穴 压痛点或腰痛局部

方法 用皮肤针叩刺出血,加拔火罐。

按语

(1) 针灸治疗坐骨神经痛效果较好。但由肿瘤、结核等原因引起,应治疗其原发病;腰椎间盘突出症引起的可配合牵引或推拿治疗。

(2) 急性期应卧床休息,椎间盘突出症者应卧硬板床。

(3) 平时注意保暖,劳动时应采取正确姿势,平时腰部宜束阔腰带。

12.1.9 痿 证

"痿"有痿弱不用之意。痿证是以肢体软弱无力、筋脉弛缓,甚至肌肉萎缩不能随意活动为主证的一类病证。临床上以下肢痿弱较多见,故又称"痿躄"。

本病多见于现代医学的多发性神经炎、小儿麻痹后遗症、急性脊髓神经炎、进行性肌萎缩、周期性麻痹以及表现为软瘫的中枢神经系统感染后遗症等。

12.1.9.1 病因病机

痿证的发病原因比较复杂。多由感受湿热毒邪,侵袭于肺,肺热叶焦,不能输布津液而润五脏,遂致筋脉失养,痿弱不用;或久居湿地,冒雨涉水,湿邪浸淫,日久化热,或饮食不节,损伤脾胃,湿热内生,气血运行不畅,筋脉、肌肉失养,弛缓不收而发为痿证;或久病体虚,劳欲过度,肝肾亏损,髓枯筋痿,弛缓不用发为痿证。

12.1.9.2 辨证分型

痿证以四肢筋肉弛缓无力,失去活动功能为主证。其与痹证以肢体关节酸胀疼痛、活动受限者不同。初起多有发热或不发热,继则上肢或下肢,偏左或偏右,痿软无力。重者完全不能活动,肌肉日渐消瘦,并有麻木、发凉等症状。

若肺热伤津,则兼有发热、咳嗽,心烦,口渴,小便短赤,大便干燥,舌红苔黄,脉细数。若湿热浸淫,则兼有身重,胸脘痞闷,小便赤涩热痛,苔黄腻,脉濡数;若脾胃虚弱,精微不布,则兼见纳差气短,腹胀便溏,面色无华,神疲乏力,苔薄白,脉细弱。若肝肾亏损,则兼见腰脊酸软,眩晕耳鸣,遗精早泄,或月经不调,舌红苔少,脉细数。

12.1.9.3 治疗

(1) 刺灸法

治则 清热利湿,培补脾胃,补益肝肾。

主穴　上肢　肩髃　曲池　合谷

下肢　髀关　风市　阳陵泉　足三里

配穴　肺热加尺泽、大椎；湿热重加阴陵泉；脾胃虚弱加脾俞、胃俞；肝肾不足加肝俞、肾俞；咽部麻痹配上廉泉；肌肉萎缩处可加局部围刺。

方义　本方根据《素问·痿论》“治痿独取阳明”的治则，取手足阳明经穴为主。因阳明为多气多血之经，又“主润宗筋”，宗筋约束骨骼，利于关节屈伸运动，故治痿证重在调理阳明，补益气血，舒筋通络，配筋会阳陵泉加强疗效；肺热加尺泽，宣肺清热，加大椎退热；湿热加阴陵泉清热利湿；脾胃虚弱取其背俞健脾益胃；肝肾不足取其背俞，滋补肝肾。

操作　毫针刺，实证用泻法，虚证用补法，可加灸。

(2) 耳针

选穴　受累相应部位　肺　胃　肝　肾

方法　每次选3~5穴，毫针刺，中等强度，或用揿针埋藏或王不留行籽贴压。

(3) 穴位注射

选穴　同刺灸法穴位。

方法　用维生素 B_1 或维生素 B_{12} 注射液，每穴注射0.5ml。

(4) 电针

选穴　同刺灸法穴位。

方法　针刺得气后加电针。

(5) 皮肤针

选穴　肺俞　脾俞　肝俞　胃俞　手足阳明经循行线。

方法　用皮肤针反复轻叩。

12.1.9.4 按语

1) 针灸治疗痿证有较好的效果，但疗程较长，需耐心施治。

2) 为明确其病灶所在和发病原因等，应进行必要的检查。

3) 治疗时可配合药物、推拿、物理疗法等，以提高疗效。

12.1.10 不　寐

不寐，通常称为“失眠”或“不得卧”、“不得眠”、“目不瞑”，是以经常不能获得正常睡眠，或入睡困难，或睡眠不深，或噩梦纷纭，严重时则彻夜不眠为主证的一类病证。

现代医学的神经衰弱等归属中医“不寐”的范畴。

12.1.10.1 病因病机

不寐的原因很多，有因思虑劳倦，内伤心脾，生化之源不足，心神失养所致；或因惊恐房劳伤肾，以致心火独炽，心肾不交，神志不宁；或因饮食所伤，脾胃不和，痰湿内生，郁而化热，痰热上扰心神；或因抑郁恼怒，肝火上扰，心神不宁；或因素体虚弱，心胆虚怯而成。

12.1.10.2 辨证分型

本病以不易入睡为主证，但症状表现不一，有初寝难以入寐；有寐而易醒，醒后不能再寐；亦有时寐时醒；甚至彻夜不寐等。由于病因不同，各有兼证。如属心脾亏损，兼见心悸，健忘，头晕目眩，纳差倦怠，面色无华，易汗出，舌淡苔薄，脉细弱；若肾虚、心肾不交，兼见头晕耳鸣，心悸健忘，五心烦热，腰膝酸软，潮热盗汗，舌红少苔，脉细数；若脾胃不和，痰热上扰兼见胸闷脘痞，口苦痰多，头晕目眩，舌红苔黄腻，脉滑数；若肝火上扰，兼见急躁易怒，头晕头痛，胸胁胀闷，舌红，脉弦数；若心虚胆怯，兼见心悸多梦，善惊易恐，舌淡苔薄，脉弦细。

12.1.10.3 治疗

（1）针刺法

治则　养心安神。

主穴　神门　三阴交

配穴　心脾亏损加心俞、脾俞；心肾不交加心俞、肾俞、太溪；痰热内扰加丰隆、内关；肝火上扰加太冲；心虚胆怯加心俞、胆俞、丘墟。

方义　取心经原穴神门调理心经经气，养心安神，三阴交健脾益气，养心安神。根据不寐的原因，选取相关经脉的原穴和背俞穴，如心俞、脾俞补益心脾；心俞、肾俞、太溪滋阴降火，交通心肾；丰隆、内关健脾和胃化痰，太冲平肝泻火；心俞、胆俞、丘墟补心益胆。

操作　毫针刺，实证用泻法，虚证用补法。

现在临床上有一种病——发作性睡病，即患者罹病后嗜睡，呈阵发性困睡，针灸治疗可参考不寐。

（2）耳针

选穴　皮质下　心　肾　肝　脑

方法　每次选2～3穴，毫针刺，中等强度。

（3）皮肤针

选穴　脊柱两侧（旁开1.5～3寸）

方法　用皮肤针自上而下轻叩，叩至皮肤潮红即可。

针灸治疗神经衰弱，疗程较长，对外界刺激较为敏感，故针刺选穴宜少而精，针刺手法宜轻缓，或结合灸法治疗。

链接

12.1.10.4 按语

1）针灸治疗不寐效果较好，治疗时间以下午为宜。

2）由其他原因引起不寐者，应同时治疗原发病。

3）帮助患者解除烦恼，保持心情舒畅。

12.1.11 郁　　证

凡因情志不舒，气机不畅所引起的一类病证，称为郁证。主要表现为心情抑郁，情绪不宁，胸胁胀满或善哭易怒等各种症状。临床较为常见，以女性发病居多。

本病相当于现代医学的神经官能症、癔病等。

12.1.11.1 病因病机

郁证的发生，多由情志抑郁，肝失疏泄，肝气郁滞，郁结日久可化火；或由五志过极，损伤心血，心神失养；或由劳心过度，思虑伤脾，纳食减少，生化无源，致心脾两虚，气血双亏。

12.1.11.2 辨证分型

证见精神抑郁,胸胁作胀,嗳气,善叹息,或月经不调,苔薄白,脉弦,为肝气郁结;若见急躁易怒,胸闷胁胀,头痛目眩,口苦,舌红苔黄,脉弦数,为肝郁化火;此二者为实证。证见神志恍惚不安,心胸烦闷,多梦易醒,悲忧善哭,舌尖红,苔薄白,脉弦细,为忧郁伤神;若见善思多虑不解,胸闷心悸,失眠健忘,面色萎黄,头晕,神疲倦怠,纳差,舌淡,苔薄白,脉弦细或细数,为心脾两虚。

12.1.11.3 治疗

(1) 刺灸法

1) 实证

治则　疏肝理气,清肝泻火。

主穴　期门　太冲　阳陵泉　内关　支沟

配穴　肝郁化火加行间、侠溪,月经不调配三阴交

方义　期门为肝募,太冲为肝经的原穴,两穴相配可疏肝理气,阳陵泉为足少阳胆经的合穴,具有疏肝解郁之功,内关可宽胸理气,支沟为三焦经腧穴,可宣通三焦气机。诸穴合用可疏肝理气,肝郁化火取肝经、胆经之荥穴行间、侠溪,取"荥主身热"之意。

操作　毫针刺用泻法。

2) 虚证

治则　健脾益气,养心安神。

主穴　神门　三阴交　脾俞　心俞　内关

方义　神门为心经的原穴,心俞为心的背俞穴可补心安神,脾俞为脾的背俞穴,三阴交为足三阴经的交会穴,具有健脾益气、养血安神之效,再加心包经的络穴内关,可宽胸理气。诸穴合用既可养心安神,又可健脾益气。

操作　毫针刺用补法。

(2) 耳针

选穴　神门　交感　内分泌　心　肾

方法　每次选2~3穴,毫针刺,中等刺激强度,适用于虚证。

(3) 电针

选穴　足三里　内关　太冲　三阴交

方法　每次对称选穴2~4个,用毫针刺入,得气后通电,使电刺激量缓慢增大至患者可耐受的程度为宜。

(4) 穴位注射

选穴　风池　心俞　内关

方法　用丹参注射液注射双侧心俞、内关及单侧风池,如失眠重者则睡前注射。

12.1.11.4 按语

1) 针刺对郁证治疗效果较好。

2) 郁证的发生与情志有密切的关系,因此,在针灸治疗的同时,应减少患者的心理刺

激，重视精神卫生。医者应重视患者的感情和心理活动，善于用语言疏导，使患者保持精神愉快。郁证如经久不愈，郁火可扰乱心神或上蒙心窍，可发展为狂证，所以，早期治疗极为重要。

12.1.12 感　　冒

感冒是以鼻塞、流涕、咳嗽、恶寒、发热、头身疼痛为主的一种病证，是常见的外感病，一年四季均可发生，但以冬季发病率较高。轻者称为伤风；重者称为重伤风；若同时在某一地区内流行，"病无长少，率近相似"，则称为时行感冒。

本病相当于现代医学的普通感冒和流行性感冒。

12.1.12.1 病因病机

"正气存内，邪不可干"；"邪之所凑，其气必虚"。感冒的发生，往往是在正气不足的情况下，外邪乘虚侵入人体而发生，外邪以风邪为首，但因风邪与寒、热、暑、湿夹杂为患，因此有风寒、风热、暑湿之不同，风寒束表则毛窍闭塞，肺气不宣；风热犯肺则肺失清肃，腠理疏松；暑湿伤表则阻遏清阳，肺卫不和，留连难解。

12.1.12.2 辨证分型

风寒束表，证见恶寒发热或不发热，无汗，头身疼痛，鼻塞流涕，喷嚏，苔薄白，脉浮紧；风热犯肺，证见发热汗出，微恶风寒，头胀痛，鼻塞流黄涕，咽喉肿痛，咳嗽，舌边尖红，苔白或薄黄，脉浮数；暑湿伤表，多见于夏季，头痛重如裹，胸闷纳呆，汗出不畅，心烦口渴，身热不扬，苔黄腻，脉濡数。

12.1.12.3 治疗

（1）刺灸法

1）风寒束表

主穴　疏风散寒，宣肺解表。

处方　列缺　风池　风门　合谷

配穴　头痛配太阳、印堂，鼻塞配迎香。

方义　肺合皮毛，风寒束肺，取肺经络穴列缺以宣肺解表；太阳主一身之表，取风门以疏调太阳经气，散风寒解表邪以治恶寒发热，头身疼痛；阳维主阳主表，取足少阳、阳维的交会穴风池以疏解表邪，太阴、阳明互为表里，取阳明原穴合谷祛邪解表。四穴合用，共奏疏风散寒、宣肺解表之效。

操作　毫针刺用泻法，浅刺，可酌加灸。

2）风热犯肺

治则　疏风散热，清利肺气。

主穴　大椎　曲池　合谷　外关　鱼际

配穴　咽喉肿痛配少商。

方义　大椎为诸阳之会，取之疏散阳邪以解热；合谷、曲池分别为手阳明大肠经之原穴和合穴,二穴均可疏风散热;外关通于阳维脉,阳维主表,可疏散热邪,通利三焦;鱼际为肺经荥穴,可以清利肺气。诸穴合用,疏风散热,清利肺气。

操作 毫针浅刺用泻法。少商可点刺出血。

3）暑湿伤表

治则 清暑化湿,疏表和里。

主穴 孔最 合谷 中脘 足三里 支沟

配穴 头痛配头维;胸闷配膻中。

方义 取孔最、合谷宣肺解表,清暑化湿,暑湿内蕴,升降失职,取中脘、足三里和中健胃,化湿降浊;支沟可调三焦气机,祛暑化湿。

操作 毫针刺用平补平泻法。

（2）耳针

选穴 肺 气管 内鼻 耳尖 脾 三焦

方法 每次选2～3穴,毫针刺,强刺激。

（3）刺络拔罐

选穴 大椎 风门 身柱 肺俞

方法 用三棱针点刺出血,加拔火罐。适用于风热犯肺型感冒。

（4）穴位注射

选穴 刺灸法穴位

方法 用复方大青叶注射液,或板蓝根注射液,或银黄注射液,或复方柴胡注射液,每穴注射1ml。

12.1.12.4 按语

1）针灸对感冒疗效较好。

2）感冒与某些传染病早期症状相似,治疗时应注意鉴别。

12.1.13 哮 喘

哮喘是一种常见的反复发作的疾患,哮与喘同是呼吸急促的疾病,但在症状上有所不同。“哮”是呼吸急促,喉间有哮鸣声;“喘”是呼吸困难,甚则张口抬肩。正如《医学正传》说:“大抵哮以声响名,喘以气息言。”临床上所见哮必兼喘,喘未必兼哮,其病因病机大致相同,故合并叙述。本证一年四季均可发病,尤以寒冷季节和气候急剧变化时易发病,男女老幼皆可患病。

本病相当于现代医学中的支气管哮喘、慢性喘息性支气管炎、肺炎、肺气肿、心源性哮喘等。

12.1.13.1 病因病机

哮喘成因虽多,但不外乎外感、内伤两大类,凡受风寒,风热侵袭以及过敏体质受烟尘、漆气、花粉等异味影响均可使肺气失宣,阻塞气道而致;或因脾失健运,聚湿成痰;或因情志不调,忧思气结,气机不利;或劳欲、久病,伤及肺阴,久病迁延,由肺及肾,肺虚则气无所主,肾虚则摄纳无权,以致哮喘发作。发作期可见气郁痰壅,阻塞气道,表现为邪实证;如反复发作,必致肺气耗损,久则累及脾肾,多为虚证。

12.1.13.2 辨证分型

临床表现以呼吸急促,喉间哮鸣,甚则张口抬肩,不能平卧为主证,一般分为实证、虚证两类,实证如风寒外袭,证见咳嗽喘息,咯痰稀薄,形寒无汗,头痛,口不渴,苔薄白,脉浮紧;如痰热阻肺,证见咳喘痰黏,咯痰不爽,胸中烦闷,咳引胸胁作痛,或见身热口渴,恶心纳呆,苔黄腻,脉滑数。虚证如肺气不足,喘促气短,喉中痰鸣,气怯声低,吐痰稀薄,或烦热口干,面颊潮红;如久病肺虚及肾,则气息短促,动则喘甚,形瘦神疲,汗出肢冷,舌淡红,脉沉细。

12.1.13.3 治疗

(1) 刺灸法

1) 实证

治则　肃肺止咳,祛邪平喘。

主穴　肺俞　膻中　天突　尺泽

配穴　风寒者加风门、列缺;痰热阻肺加丰隆、内庭;喘甚加定喘。

方义　取肺的背俞穴肺俞,可以宣肺祛邪,膻中为气会,位于胸部,可宽胸理气,天突可降逆平喘止咳,尺泽为肺的子穴,取"实者泻其子"之意,可肃肺化痰,降逆平喘。加风门、列缺疏风散寒,加丰隆、内庭清热化痰。

操作　毫针刺用泻法,背俞穴可加灸或拔火罐。

2) 虚证

治则　补肾纳气,益肺平喘。

主穴　肺俞　肾俞　太渊　太溪　定喘

配穴　肾不纳气加气海。

方义　肺俞、太渊为肺的背俞、原穴,两穴相配可补益肺气,肾俞、太溪为肾的背俞、原穴,二穴合用可补肾纳气,再加经外奇穴定喘可降气平喘,肾不纳气加气海穴,固本培元,纳气平喘。

操作　毫针刺用补法,亦可加灸。

(2) 穴位贴敷

选穴　肺俞　膏肓　膻中　定喘

方法　用白芥子 30g、甘遂 15g, 细辛 15g 共为细末;用生姜汁调药粉成糊状,每穴涂药蚕豆大,外敷胶布贴 30～60 分钟,局部红晕微痛为度,本法在夏季初伏、中伏、末伏各进行 1 次,连续贴敷 3 年。

针灸治疗哮喘,在急性发作时以控制症状为主;在缓解期以扶助正气,降低对致敏物质的敏感性,提高抗病能力,控制或延缓急性发作为主。

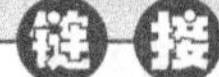

(3) 灸法

选穴　大椎　风门　肺俞　膻中

方法　用麦粒灸,每穴每次灸 3～5 壮。适用于支气管哮喘缓解期。一般在伏天用此方法。

(4) 穴位埋线

选穴　膻中　定喘　肺俞

方法　常规消毒后,局部浸润麻醉,用三角缝合针,将"O"羊肠线埋于穴下肌肉层,每 10～15 日更换 1 次。

(5) 穴位割治

选穴　膻中

方法　常规消毒后,局麻浸润,切开穴位1cm,割下皮下脂肪缝合,外敷纱布包扎即可,每1~2月做1次。

12.1.13.4 按语

1) 针灸对哮喘有一定的疗效。

2) 本病可见于多种疾病,发作缓解后应积极治疗其原发病,对严重发作和哮喘持续状态,应配合药物治疗。

3) 气候转变时应注意保暖,属过敏体质者,须避免接触致敏原和进食过敏物。

12.1.14 胃 痛

胃痛是以上腹胃脘部反复发生疼痛为主证的一种病证。又称胃脘痛,由于疼痛部位近心窝处,古人又称作“心痛”、“胃心痛”、“心下痛”等,但与“真心痛”有显著的差别,临床应加以区别。

胃痛相当于现代医学的胃和十二指肠炎症、溃疡、痉挛等疾病。

12.1.14.1 病因病机

胃与脾相表里,主受纳腐熟水谷,若寒邪客于胃中,寒凝不散,气机阻滞,可致胃痛,或因饮食不节,饥饱无常,或过食肥甘,食滞不化,胃失和降,气机阻滞;或忧思恼怒,气郁伤肝,肝失条达,横逆犯胃;或因劳倦内伤,久病脾胃虚弱,可导致脾阳不足,中焦虚寒,胃失温养;亦有气滞日久,瘀血阻滞,或胃痛迁延不愈,久病入络,气滞血瘀而致胃痛。

12.1.14.2 辨证分型

寒邪客胃,证见胃痛暴作,恶寒喜暖,泛吐清水,口不渴喜热饮,或伴恶寒,苔薄白,脉弦紧;若为饮食所伤,证见胃脘胀满疼痛,嗳腐吞酸,呕吐不消化食物,吐后或矢气后痛减,大便不爽,苔厚腻,脉滑;若为肝气犯胃,症见胃脘胀痛,攻窜连胁,嗳气频频,心烦易怒,善叹息,大便不畅,每因情志因素而诱发,苔薄白,脉弦;若胃痛拒按,痛有定处,食后痛甚,或见呕血便黑,舌质紫暗甚或有瘀斑点,脉细涩,为瘀血停滞。以上胃痛多属实证。虚证多见脾胃虚弱,证见胃痛隐隐,泛吐清水,喜温喜按,纳差神疲,甚或手足不温,大便溏薄,苔薄白,脉虚弱或迟缓。

12.1.14.3 治疗

(1) 刺灸法

1) 实证

治则　行气解郁,和胃止痛。

主穴　中脘　内关　足三里

配穴　饮食停滞加梁门,肝气犯胃加太冲,气滞血瘀配膈俞、三阴交。

方义　中脘为胃的募穴、腑会，可以健运中州，调理气机；内关宽胸解郁，行气止痛；足三里是足阳明胃经的合穴，可疏调胃肠气机，和胃止痛。饮食停滞加梁门消食导滞；肝气犯胃加太冲疏肝理气；瘀血阻滞加膈俞、三阴交活血化瘀。

操作　毫针刺用泻法。

2）虚证

治则　温中散寒，和胃止痛。

主穴　脾俞　胃俞　中脘　章门　内关　关元　足三里

配穴　心悸配神门、三阴交。

方义　脾俞、胃俞、中脘、章门相伍为俞募配穴法，可健运脾胃，温中散寒；内关宽胸解郁，行气止痛；关元温中补虚，足三里和胃止痛。

操作　毫针刺用补法，加灸。

（2）耳针

选穴　脾　胃　肝　交感　神门　皮质下

方法　每次选2～3穴，毫针刺，疼痛剧烈时用强刺激，疼痛缓解时用轻刺激。

（3）穴位注射

选穴　同刺灸法穴位。

方法　用维生素B_1或维生素B_{12}或当归注射液，穴位可交替使用。每穴注射0.5ml。

12.1.14.4　按语

1）针灸治疗胃痛效果较好，但其证候有时可与肝胆疾患及胰腺炎相似，须注意鉴别。

2）对溃疡出血，穿孔等重症，应及时采取措施或外科治疗。

3）平时注意饮食规律，忌食刺激性食物。

胃病多属于慢性病，需坚持治疗。近年来，用灸法治疗胃下垂疗效理想而且巩固。经临床统计，针灸治疗可使百分之五十左右的病例胃的位置有不同程度的上升，还有少数完全恢复正常者。

链接

12.1.15　腹　　痛

腹痛是以胃脘以下，耻骨毛际以上部位发生疼痛为主证的一种病证，是临床上常见的症状，可见于多种疾病中。本节主要叙述内科腹痛，外科、妇科所致的腹痛不包括在内。另外，痢疾、泄泻、胃痛等内科疾病出现的腹痛症状，应参考有关章节。

现代医学的急慢性肠炎、肠痉挛、肠神经官能症等引起的腹痛，可参照本节治疗。

12.1.15.1　病因病机

腹痛的病因有平时过食生冷，寒凝气滞，或脐腹暴受外寒，寒性收引，以致气机痹阻，不通则痛；有暴饮暴食，食进厚味辛辣或不洁之物，食积化热，壅滞肠间，腑气不通；有抑郁恼怒，肝失条达，气滞阻滞；有脾阳不振，不能温养脏腑经脉而致腹痛。

12.1.15.2　辨证分型

寒邪腹痛，证见痛势急暴，喜温怕冷，大便溏薄，四肢不温，舌淡苔白润，脉沉紧；食滞腹痛，证见脘腹胀满，痛处拒按，痛则欲泻，泻后痛减，嗳腐吞酸，苔腻，脉滑；肝郁气滞，证见脘腹疼痛，胀满不舒，攻窜两胁，痛引少腹，苔薄白，脉弦；脾阳不振，证腹痛绵绵，时作时止，喜热怕冷，神疲乏力，气短懒言，形寒肢冷，面色无华，大便溏薄，舌质淡，苔薄白，脉沉细。

12.1.15.3 治疗

(1) 刺灸法

1) 寒邪腹痛

治则 温经散寒，行气止痛。

主穴 中脘 神阙 足三里

方义 中脘为腑会、胃的募穴，升清降浊，疏通胃肠气机而理气止痛，配足三里可健运脾胃，神阙可温经散寒。

操作 毫针刺用泻法，神阙用灸法。

2) 食滞腹痛

治则 消食导滞，理气止痛。

主穴 中脘 天枢 气海 足三里 里内庭

方义 中脘、天枢、足三里、气海通调胃肠功能；里内庭为治疗伤食停滞的经验效穴。

操作 毫针刺用泻法。

3) 肝郁气滞

治则 疏肝，理气，止痛。

主穴 太冲 阳陵泉 中脘 足三里

方义 太冲为足厥阴肝经的原穴，阳陵泉为足少阳胆经的合穴，二穴合用可疏肝理气，中脘为腑会，足三里为足阳明胃经合穴，可疏调胃肠的气机而止痛。

操作 毫针刺用平补平泻法。

4) 脾阳不振

治则 温运脾阳，缓急止痛

主穴 脾俞 胃俞 中脘 章门 神阙

方义 脾俞、胃俞与章门、中脘为俞募配穴法，可温运脾阳，神阙可温中健脾。

操作 毫针刺用补法，神阙穴用隔姜灸。

(2) 耳针

选穴 胃 大肠 交感 神门

方法 毫针刺，实证用强刺激，虚证用弱刺激。

(3) 穴位注射

选穴 天枢 足三里

方法 用异丙嗪和阿托品各50mg混合液，每穴注射0.5ml。

12.1.15.4 按语

针灸治疗腹痛不仅有明显的止痛作用，而且能治疗原发病，如急慢性肠炎、急性阑尾炎、溃疡等。但对癌瘤、结石等病，有时只能起缓解疼痛的作用。

12.1.16 泄　　泻

泄泻，亦称腹泻，是以大便次数增多，粪便溏薄或完谷不化，甚至泄如水样为主证的一类病证。古人将大便溏薄者称为“泄”，大便如水注下者为“泻”。本证可见于多种疾病，受病脏腑主要在脾、胃和大、小肠。在古代文献中对本证的名称和分类繁多，大概分为急性泄泻和慢性泄泻两类。

现代医学的急慢性肠炎、胃肠功能紊乱、过敏性肠炎、溃疡性结肠炎、肠结核等引起的泄泻，可参阅本节辨证论治。

12.1.16.1 病因病机

急性泄泻　多由饮食生冷不洁之物，或兼受寒湿暑热之邪，外邪食滞扰于胃肠，以致运化，受盛和传导功能失常，水谷相混，清浊不分而成泄泻。

慢性泄泻　多由思虑伤脾，脾胃素虚；或由肝失疏泄，横逆乘脾；或由肾阳不足，命门火衰，脾的运化功能失职，不能腐熟水谷，水湿内停，清浊不分，而致泄泻。

12.1.16.2 辨证分型

急性泄泻　发病急骤，大便次数增多。偏于寒湿者大便清稀，水谷相杂，肠鸣腹痛，身寒喜温，舌苔白腻，脉濡缓；湿热甚者，便稀有黏液，肛门灼热，口渴喜冷饮，腹痛，小便短赤，苔黄腻，脉濡数；如食滞胃肠，则腹痛肠鸣，大便臭如败卵，泻后痛减，纳呆，嗳腐吞酸，苔垢或厚腻，脉滑。

慢性泄泻　发病势缓，病程较长，如属脾虚，迁延反复，大便溏薄，夹有不消化食物，腹胀肠鸣，面色萎黄，神疲乏力，纳差，畏寒喜暖，舌淡苔白，脉濡缓；如肝郁乘脾，则胸胁胀痛，肠鸣泄泻，嗳气频频，每因情志不畅而发，苔白，脉弦；如属肾虚，每于黎明之前，脐腹作痛，肠鸣即泻，泻后痛减，腰膝酸软，形寒肢冷，舌淡苔白，脉沉细。

12.1.16.3 治疗

(1) 刺灸法

1) 急性泄泻

治则　疏调胃肠气机。

主穴　天枢　阴陵泉　上巨虚

配穴　偏于寒湿者加神阙；偏于湿热者加内庭；食滞胃肠加下脘、里内庭。

方义　天枢为大肠的募穴，上巨虚是其下合穴，两穴合用可调理胃肠传导功能，运化湿滞；阴陵泉是脾经合穴，健脾利湿。寒湿偏甚加神阙温中散寒；偏于湿热者加内庭清泻胃肠湿热；食滞胃肠加下脘、里内庭消食导滞。

操作　毫针刺用泻法。

2) 慢性泄泻

治则　疏肝健脾，温肾止泻。

主穴　中脘　天枢　足三里

配穴　脾虚加脾俞、章门；肝郁加肝俞、太冲；肾虚加肾俞、命门。

方义　中脘为胃的募穴，天枢为大肠募穴，二穴合用可调理胃肠气机；足三里为胃之合穴，健脾和胃，消胀止痛。脾虚加脾俞、章门健脾益气；肝郁加肝俞、太冲疏肝理气；肾虚加肾俞、命门温肾壮阳。

操作　毫针刺用补法，可加灸。

(2) 耳针

选穴　大肠　胃　脾　肝　肾　交感

用法　根据病因病机，每次选3～4穴，毫针刺，或用王不留行籽贴压。

(3) 穴位注射

选穴　天枢　上巨虚

方法　用黄连素注射液或维生素 B_1，维生素 B_{12} 注射液，每穴注射0.5～1ml。

12.1.16.4　按语

1) 针灸治疗急慢性泄泻效果较好。若泄泻频繁有严重脱水现象或由恶性病变所引起腹泻，则当采取综合疗法。

2) 发病期间应注意饮食，忌生冷油腻之品，平时也应注意饮食卫生。

12.1.17　痢　疾

痢疾是以腹痛腹泻、里急后重、痢下赤白脓血为主证的肠道传染病。多发生于夏、秋季节。古代文献将本病之传染性强而病情危重者称为“时疫痢”和“疫毒痢”。

本病相当于现代医学的细菌性痢疾或肠阿米巴病。

12.1.17.1　病因病机

痢疾的致病因素，为外感暑湿疫毒和饮食不洁，或过食生冷，外邪与食滞交阻肠腑，大肠传导功能失职，湿热相搏，气血凝滞，脏腑脉络受损，而致痢下脓血。由于湿和热各有偏胜，热胜伤血，则赤多白少；湿胜伤气，则白多赤少。亦有因脾胃素虚，脏腑虚弱，贪凉受寒，外邪暑湿乘虚而入，以致寒湿不化，成为寒湿痢者。若湿热蕴结中焦，秽浊阻于肠腑，脾胃失其升降功能，以致呕恶不能食者，是为噤口痢。若久痢不愈，脾胃虚弱，正虚邪恋，每因受凉或饮食不当而反复发作，成为休息痢。

12.1.17.2　辨证分型

湿热痢　证见腹痛，痢下赤白脓血，里急后重，肛门灼热，小便短赤，或兼恶寒发热，心烦口渴，苔黄腻，脉滑数。

寒湿痢　腹痛，里急后重，痢下赤白，白多赤少，黏冻，脘痞纳少，喜暖畏寒，舌淡苔白腻，脉濡缓。

噤口痢　痢下赤白，胸脘懊侬，饮食不进，食则呕恶，舌质红，苔黄腻，脉濡数。

休息痢　痢下时发时止，日久不愈，发则下痢脓血，腹痛，里急后重，饮食减少，倦怠乏力。苔腻，脉濡缓。

12.1.17.3 治疗

(1) 刺灸法

治则 清热利湿,调气和血。

主穴 合谷 天枢 上巨虚

配穴 湿热痢加曲池、内庭;寒湿痢加阴陵泉、气海;噤口痢加中脘、内关;休息痢加脾俞、足三里。

方义 手阳明之原穴合谷和大肠的募穴天枢合用可疏调大肠,行气导滞,上巨虚是大肠的下合穴,能清肠胃而化郁滞。三穴合用,可通调大肠的气血,“行血则脓血自愈,调气则后重自除”,为治痢的基本方。湿热痢加曲池、内庭泻阳明湿热,噤口痢加中脘、内关和胃止呕。休息痢加脾俞、肾俞温阳健脾,扶正祛邪。

操作 毫针刺用泻法,寒湿痢、休息痢可配合灸法。

(2) 耳针

选穴 大肠 胃 脾 肾 腹

方法 每次选2~3穴,毫针刺,中等强度。或用王不留行籽贴压。

(3) 穴位注射

选穴 同刺灸法穴位。

方法 用黄连素注射液或葡萄糖注射液或维生素 B_1 注射液,每穴注射0.5~1ml。

12.1.17.4 按语

1) 针灸治疗痢疾效果较好,不仅能迅速控制症状,而且能消灭痢疾的病原体。

2) 痢疾发病期间,应控制饮食或禁食,并实行床边隔离。

3) 中毒性痢疾,病情险恶,需综合治疗。

> 治疗急性痢疾注意针刺手法要强,结合提插捻转反复行针,腹部穴位要使针感向穴周扩散,四肢部穴位要使针感向上部放散,第一次针刺要用大刺激量,留针40~60分钟以上见效较快。
>
> 链接

12.1.18 便 秘

便秘是以大便秘结不通,粪便干燥艰涩难解为主证的一种疾病。可见于多种疾病之中。本节专论以便秘为主的病证。

本病相当于现代医学的习惯性便秘。

12.1.18.1 病因病机

便秘的原因,多由素体阳盛,嗜食辛辣厚味,以致胃肠积热;或邪热内燔,津液受灼,肠燥腑气不通;或因情志不畅,气机郁滞,津液不布,肠腑传导失常而致便秘,以上为便秘偏实者。或由病后、产后气血未复;或年迈体衰,气血亏耗,气虚则传输无力,血虚则津亏肠失滋润;或下焦阳气不足,阴寒内结,腑气受阻导致便秘,为便秘偏虚者。

12.1.18.2 辨证分型

实证　证见大便干结，经常三五日一次或更长时间，临厕努责，燥结难下。如属热邪壅盛，则见身热烦渴，口干口臭，喜冷饮，苔黄燥，脉滑实；若气机郁滞，证见便秘胁痛，胀满不舒，嗳气纳差，苔白，脉弦。

虚证　证见大便干燥，数日不行，若因气血虚者，则见面白神疲，头晕心悸，汗出气短，舌淡苔薄，脉虚弱；若阴寒内结，则腹中冷痛，喜热畏寒，四肢不温，舌淡苔白，脉沉迟。

12.1.18.3 治疗

（1）刺灸法

治则　调理肠胃，行滞通便。

主穴　大肠俞　天枢　归来　支沟　上巨虚

配穴　热邪壅盛，加合谷、内庭；气机郁滞加太冲；气血虚加脾俞、三阴交；阴寒内结加神阙、关元。

方义　大肠俞为背俞穴，天枢乃大肠募穴，俞募相配疏通大肠腑气，腑气通则大肠传导功能复常；支沟宣通三焦气机，三焦之气通畅，则肠腑通调；归来、上巨虚行滞通腑。

操作　主穴用毫针泻法。配穴按虚补实泻法操作；神阙、关元用灸法。

（2）耳针

选穴　大肠　直肠　交感　皮质下

方法　毫针刺，中等强度或弱刺激，或用揿针埋藏或用王不留行籽贴压。

（3）穴位注射

选穴　同刺灸法穴位。

方法　用生理盐水或维生素 B_1、维生素 B_{12} 注射液，每穴注射 0.5～1ml。

12.1.18.4 按语

1）针灸治疗本病尤其对功能性便秘有较好疗效，如经治疗多次而无效者须查明原因。

2）平时应坚持体育锻炼，多食蔬菜水果，养成定时排便习惯。

12.1.19 癃　闭

癃闭是以排尿困难，小腹胀痛，甚至小便闭塞不通为主证的一类病证。“癃”是指小便不利，点滴而下，病势较缓；“闭”是指小便不通，欲溲不下，病势较急。癃和闭虽有区别，但都是指排尿困难，只是程度上的不同，因此多合称为“癃闭”。

本证可包括现代医学的膀胱、尿道的器质性和功能性病变所造成的排尿困难和尿潴留。

12.1.19.1 病因病机

本病的主要病变在膀胱，膀胱气化不利是导致本病的直接原因。膀胱的气化又与三焦密切相关，其中尤以下焦最为重要。病因多由中焦湿热下移膀胱，使膀胱气化发生障碍；或七情内伤,气机郁滞,肝气失于疏泄,水液排出受阻而小便潴留;或跌仆损伤,下腹部手术引起脉络瘀滞,影响膀胱的气化功能,此属实证。或因脾虚气弱,中气下陷,清阳不升,浊阴不降,则小便不利;或因命门火衰,肾阳不足,膀胱气化无权形成癃闭,此属虚证。

12.1.19.2 辨证分型

实证 发病急,小便闭塞不通,小腹胀急而痛,如属湿热下注,则见口干不欲饮,舌红,苔黄腻,脉数;如属肝郁气滞,则见小便突然不通,或通而不畅,胁痛,口苦,多因情志刺激而发,苔薄白,脉弦;如属瘀血阻络,则见小便不畅,或尿如细线甚或阻塞不通,小腹胀满疼痛,舌紫黯或有瘀斑,脉涩。

虚证 发病缓,小便滴沥不爽,排出无力,甚则点滴不通。如属脾虚气弱,则见气短纳差,大便不坚,小腹坠胀,舌淡苔白,脉细弱;如属肾气亏虚,则见面色㿠白,神气怯弱,腰膝酸软,苔薄白,脉沉细弱。

12.1.19.3 治疗

(1) 刺灸法

1) 实证

治则 清热利湿,行气活血。

主穴 秩边 阴陵泉 三阴交 中极 膀胱俞

配穴 湿热下注者加委阳;肝郁气滞者加太冲;瘀血阻络加血海。

方义 秩边为膀胱经穴,可疏导膀胱气机;三阴交穴通调足三阴经气血,消除瘀滞;阴陵泉清热利湿而通小便;中极为膀胱募穴,配膀胱的背俞穴,俞募相配,促进膀胱气化。

操作 毫针泻法。秋边穴用芒针深刺 2.5 ~3 寸,以针感向会阴部放射为度;针刺中极等下腹部穴位之前,应首先叩诊,检查膀胱的膨胀程度,以便决定针刺的方向、角度和深浅,不能直刺者,则向下斜刺或透刺,使针感能到达会阴并引起小腹收缩、抽动为佳。

2) 虚证

治则 温补脾肾,益气启闭。

主穴 秩边 关元 脾俞 三焦俞 肾俞

配穴 脾虚气弱者加气海、足三里;肾阳虚者加太溪、复溜;无尿意或无力排尿者加气海、曲骨。

方义 秩边为膀胱经穴,可疏导膀胱气机;关元为任脉与足三阴经交会穴,能温补下元,鼓舞膀胱气化;脾俞、肾俞补益脾肾;三焦俞通调三焦,促进膀胱气化功能。

操作 秩边用泻法,操作同上;其余主穴用毫针补法,亦可用温针灸;配穴用补法。

(3) 耳针

选穴 肾 膀胱 肺 肝 脾 三焦 交感 神门 皮质下 腰骶椎

方法 每次选 3 ~5 穴,毫针用中强刺激。或用揿针埋藏或用王不留行籽贴压。

(4) 穴位敷贴

选穴 神阙穴

方法 用葱白、冰片、田螺或鲜青蒿、甘草、甘遂各适量,混合捣烂后敷于脐部,外用纱布固定,加热敷。

12.1.19.4 按语

1）针灸治疗癃闭有一定的效果，可以避免导尿的痛苦和泌尿系感染，尤其对于功能性尿潴留，疗效更好。

2）针灸可以调节膀胱功能，使处于松弛状态的膀胱逼尿肌收缩，膀胱张力增加，产生排尿作用。另外，通过对尿道括约肌的良性调节，协同膀胱作用，利于小便排出。

3）膀胱过度充盈，下腹部穴位应斜刺或平刺。如属机械性梗阻或神经损伤引起者，需明确发病原因，采取相应措施。

12.1.20 晕 厥

晕厥是指骤起而短暂的意识和行动的丧失，一般晕厥时间短暂，醒后无后遗症，也有一厥不复而致死者。属于中医“厥证”、“脱证”的范围，其特征为突然昏倒，不省人事，四肢厥冷，数秒至数分钟后恢复清醒。本病常因精神刺激、惊恐、体位变动而诱发。主要病机为各种原因所致，阴阳失调，气血逆乱，清窍受扰，阳气不达四末。

12.1.20.1 病因病机

发病原因多由元气虚弱，病后气血未复，产后失血过多，每因操劳过度、骤然起立致使清阳不升，气血不能上充于头，阳气不能通达于四末而致；或因情志异常波动，或因外伤剧烈疼痛，以致气机逆乱，清窍受扰而突然昏倒。

现代医学认为，晕厥主要是由各种原因引起的脑组织短暂性缺血、缺氧所致。

12.1.20.2 辨证分型

始则自觉头晕乏力，眼前昏黑，泛泛欲吐，继则突然昏倒，不省人事，面色苍白，冷汗淋漓，四肢厥冷，血压下降，短时尚能逐渐苏醒。

1）虚证：素体虚弱，疲劳惊恐而致昏仆，面色苍白，呼吸微弱，四肢厥冷，汗出，舌淡，脉细缓无力。

2）实证：素体健壮，偶因外伤、恼怒等致突然昏仆，不省人事，四肢厥冷，呼吸急促，牙关紧闭，舌淡，苔薄白，脉沉弦。

12.1.20.3 治疗

（1）刺灸法

治则　苏厥，开窍，醒神，以救其急。

主穴　水沟　中冲　涌泉

配穴　虚证配气海、关元、百会，俱灸；实证配合谷、太冲。

方义　水沟为督脉经穴，督脉入脑，脑为元神之府，有开窍醒神之功；中冲为心包井穴，刺之能调阴阳经气之逆乱，为治疗昏厥之要穴；涌泉引气下行，最能醒神开窍，多用于昏厥之重证。

操作 毫针刺，虚证补，实证泻；虚证可灸。

（2）耳针

选穴 神门 肾上腺 心 皮质下

方法 毫针刺，强刺激。

12.1.20.4 按语

1）针灸对情绪激动、外伤疼痛引起的晕厥效果良好，其他原因者可作为临时辅助治疗。

2）对晕厥须详细检查，必须辨病求因，治病求本，针对不同原发病因，采用综合治疗。

12.1.21 高 热

高热是指体温超过39℃以上者，中医文献所称的“壮热”、“实热”，均属于高热的范畴。其病因多由外感引起，亦有内伤发热者。本节主要讨论外感发热的辨证及治疗。

12.1.21.1 病因病机

风热之邪从口鼻而入，卫气失宣，肺失清肃；或温邪疫毒侵袭人体，燔于气分；或内陷营血，引起高热。亦有因外感暑热之邪，内陷心包而致者。

12.1.21.2 辨证分型

外感高热，发病急，病程短，体温在39℃以上，初起伴有恶风寒等外感证候。

风热表证 高热恶寒，咽干，头痛，咳嗽，舌红苔黄，脉浮数。

肺热证 伴有咳嗽，痰黄而稠，咽干口渴等证。

热在气分 高热汗出，烦渴引饮，舌红，脉洪数。

热入营血 高热夜甚，斑疹隐隐，吐血便血，舌绛心烦，甚则出现神昏谵语、抽搐，舌红绛而干，脉细数。

12.1.21.3 治疗

（1）针刺法

治则 清肺泄热。

主穴 大椎 十二井 十宣 曲池 合谷

配穴 风热配鱼际、外关；肺热配少商、尺泽；气分热盛配内庭、厉兑；热入营血配中冲、内关。

方义 大椎属督脉，为诸阳之会，总督一身之阳；十二井、十宣皆在四末，为阴阳经交接之处，三穴点刺，具有明显的退热作用。曲池为阳明经合穴，配合谷清泻阳明实热。诸穴共奏疏解表邪、清泻风热之功。

操作 毫针刺，用泻法，大椎、十宣、井穴点刺出血。

（2）耳针

选穴 耳尖 耳背静脉 肾上腺 神门

方法　耳尖、耳背静脉用三棱针点刺放血，余穴用毫针刺，强刺激。

（3）刮痧法

选穴　脊柱两侧和背俞穴

方法　用特制刮痧板或瓷汤匙蘸食油或清水，刮脊柱两侧和背俞穴，刮至皮肤红紫色为度。

12.1.21.4　按语

针灸退热有很好的效果，但在针刺治疗同时若退热不显著，应查明原因，明确诊断结合他法治疗。

12.1.22　肥　　胖

人体脂肪积聚过多，体重超过标准体重的20%以上时即称为肥胖症。肥胖症分为单纯性和继发性两类，前者不伴有明显神经或内分泌系统功能变化，临床上最为常见；后者（又称之新陈代谢失常性肥胖）常继发于神经、内分泌和代谢疾病，或与遗传、药物有关。针灸减肥，以治疗单纯性肥胖为主。

轻度肥胖常无明显症状，重度肥胖多有头痛、头晕、疲乏无力，动则气促，行动迟缓；或脘痞痰多，倦怠恶热；或少气懒言，动则汗出，怕冷，甚至面浮肢肿等。由于肥胖，下肢淋巴液或静脉回流受阻，小腿或足背常常会出现水肿。

肥胖症常易并发或加重糖尿病、高血压、动脉粥样硬化、冠心病和各种感染性疾病。

治疗

（1）针刺法

治则　祛湿化痰，通经活络。

主穴　曲池　天枢　阴陵泉　丰隆　太冲　中脘

方义　取曲池、天枢以疏导阳明经气，通调肠胃；阴陵泉健脾化湿；丰隆配中脘化痰解郁消脂；太冲调节肝肾，疏调气机。

针灸对单纯性肥胖有良好的治疗作用。研究表明针灸能够调整肥胖患者的神经和内分泌的功能，一方面能够抑制肥胖患者亢进的食欲，减少其进食量，同时抑制患者亢进的胃肠道消化吸收机能，减少机体对营养物质的吸收，从而减少能量的摄入；另一方面针灸可以促进能量代谢，增加能量的消耗，促进体脂的动员及脂肪的分解，最终实现减肥效应。一般针刺治疗1个疗程，近期有效率为85%左右，有的报道甚至达到90%以上，针灸治疗疗程越长疗效越高。

链接

操作　毫针刺，用泻法。

（2）耳针

选穴　胃　内分泌　三焦　缘中　肺

方法　毫针刺，或用王不留行籽贴压，每次餐前30分钟按压耳穴3~5分钟，有灼热感为宜，10次为1疗程。

12.2 妇、儿科病证

12.2.1 月经不调

月经不调是指月经的周期、经色、经量、经质出现异常改变的一种病证。它包括月经先期、月经后期、月经先后无定期。由于气候、环境、生活和情绪波动等因素，引起月经周期暂时改变，不作病态论。

现代医学部分功能失调性子宫出血以及女性生殖器炎症或肿瘤引起的阴道异常出血等疾病，可参照本节辨证施治。

12.2.1.1 病因病机

月经先期　主要由热扰冲任，迫血妄行，或气不摄血，冲任失固所致。若素体阳盛，过食辛辣，热伏冲任；或情志不舒，肝郁化热，热扰血海；或久病阴亏，阴虚内热，热扰冲任；或饮食不节，劳倦过度，思虑伤脾，因而统摄无权，冲任不固，而致月经先期。

月经后期　多由感受寒凉，寒邪客于胞宫；或阳气素虚，阴寒内生，均致血寒凝滞，气血运行不畅；或情志抑郁，气机郁滞，血行不畅；或久病体虚，或脾虚化源不足，或失血过多，致营血虚少而致月经后期。

月经先后无定期　多由精神抑郁，恼怒伤肝，肝气逆乱，血海蓄溢无常，则月经先后无定期；或肾气不足，房事不节，或孕育过多，损伤冲任，致肾失闭藏，开阖不利，则经期不定。

12.2.1.2 辨证分型

月经先期　月经周期提前 7 天以上，甚至 10 余日 1 行，并连续 2 个周期以上。月经量多，色深红或紫，质黏稠，或夹有血块，伴面红口干，心胸烦热，小便短赤，大便干燥，舌红苔黄，脉数，为实热证；月经量多或量少，色红，质稠，两颧潮红，手足心热，舌红少苔，脉细数者，为虚热证；月经量多，色淡，质稀，神疲肢倦，心悸气短，纳少便溏，舌淡，脉细弱，为气虚证。

月经后期　月经推迟 7 天以上，甚至 40 ~ 50 日一潮，连续超过 2 个月经周期，量少色黯，有血块，小腹冷痛，得热则减，畏寒肢冷，苔薄白，脉沉紧者，为寒实证；月经色淡红而质稀，量少，小腹隐隐作痛，喜热喜按，舌淡苔白，脉沉迟者，为虚寒证。

月经先后无定期　月经提前或延后 7 日以上，并连续 2 个月经周期以上，经量或多或少，色紫黯有块，经行不畅，胸胁乳房作胀，少腹胀痛，时常叹息，嗳气不舒，苔薄白，脉弦，为气滞；量少色淡，腰膝酸软，头晕耳鸣，舌淡苔白，脉沉弱，为肾虚证。

12.2.1.3 治疗

(1) 刺灸法

1) 月经先期

治则　清热凉血，养血调经。

主穴　关元　血海　三阴交

配穴　实热加行间、太冲，虚热加太溪，气虚加脾俞、足三里、气海。

方义 关元为任脉穴，是任脉与足三阴经之交会穴，调理冲任，血海既可凉血，又可养血，均为调经要穴，三阴交为足三阴之交会穴，有补血养血和滋补肝肾、调理冲任之功，为治妇科病之要穴。三穴合用调和冲任，经血按期而至。实热加太冲、行间，可清肝凉血；虚热加太溪滋阴补肾，清虚热；气虚加脾俞、足三里，健脾益气，以资气血生化之源，气海总调一身之气，补之可益气摄血。

操作 毫针刺，实证用泻法，虚证用补法。

2）月经后期

治则 温经散寒，养血调经。

主穴 气海 三阴交 关元

配穴 寒证加命门、归来，气郁加太冲，血虚加血海、足三里。

方义 关元为任脉经穴，元气之根，能温阳散寒，气海可调一身之气；三阴交为足三阴经之交会穴，可补益肝、脾、肾，养血和血调经。寒证加命门温阳散寒，归来位于小腹部，可温经散寒，肝郁加太冲疏肝解郁，血虚加血海养血调经，加足三里健脾益气。

操作 毫针刺，寒证、虚证用针加灸，气郁者针刺平补平泻法。

3）月经先后无定期

治则 疏肝理气，补肾调经。

主穴 关元 三阴交 肝俞

配穴 肝郁加太冲，肾虚加肾俞、太溪，胸胁胀痛配支沟、阳陵泉，腰骶疼痛配次髎。

方义 关元补肾培元，通调冲任；三阴交能补脾胃，益肝肾，调气血；肝俞为肝之背俞穴，有疏肝理气之功，三穴共用调理经血，肝郁加太冲疏肝理气解郁；肾虚加肾俞、太溪补肾气，滋精血。

操作 毫针刺，虚证用补法，气郁用平补平泻法。

（2）耳针

选穴 内生殖器 内分泌 肝 脾 肾

方法 每次选2～4穴，毫针刺，中等刺激。或用王不留行籽贴压。

（3）皮肤针

选穴 脊柱两侧 下腹部 带脉区 小腿内侧 关元

方法 用皮肤针中等强度叩击，经期暂停。

（4）穴位注射

选穴 脾俞 肾俞 足三里 三阴交 血海 肝俞 关元

方法 每次选2～3穴，用5%当归液或10%丹参液，每穴注射0.5ml。

12.2.1.4 按语

1）针灸对月经不调有一定效果，一般多在经期5～7日开始针治，连续5～7次，至下次月经来潮前再针。

2）注意经期卫生，忌食生冷，避免精神刺激。

12.2.2 痛　　经

痛经是指妇女行经期间或行经前后，出现周期性小腹或腰骶部疼痛或胀痛，甚则剧痛难忍的一类病证。临床以青年未婚者为多见。

现代医学将痛经分为原发性和继发性两种。前者见于生殖器官无明显异常者；后者见于子宫过度前倾或后倾、子宫颈管狭窄、子宫内膜增厚、慢性盆腔炎、子宫内膜异位症等。

12.2.2.1 病因病机

本病多因经期受寒饮冷，坐卧湿地，冒雨涉水，寒邪客于胞宫，经行不畅；或肝郁气滞，血瘀胞宫；或脾胃虚弱，化源不足；或大病久病之后，气血亏虚，冲任气虚血少，胞脉失养；或禀赋素虚，肝肾不足，精血亏损，加之行经之后精血更虚，以致冲任不足，胞脉失养而发痛经，以其病因可分虚实两类。

12.2.2.2 辨证分型

实证　经行小腹冷痛，得热则痛减，经量少，色紫黯有块，形寒肢冷，小便清长，苔白，脉沉紧，为寒邪凝滞；经前或经期小腹胀痛拒按，或伴乳房胀痛，经行量少不畅，色紫黑有块，块下痛减，舌紫黯或有瘀点，苔薄白，脉沉弦或涩，为气滞血瘀。

虚证　腹痛多在经后，痛势绵绵不休，少腹柔软喜按，经行量少质稀，神疲肢倦，头晕眼花，心悸气短，舌淡，苔薄，脉细弱。

12.2.2.3 治疗

（1）刺灸法

1）实证

治则　散寒逐瘀，通经止痛。

主穴　中极　地机　次髎

配穴　气滞血瘀加太冲、三阴交。

方义　中极为任脉经穴，可通调冲任之气，散寒行气，次髎为治疗痛经之经验效穴；地机乃脾经郄穴，可疏调脾经经气而止痛。三穴合用，以达通经散瘀、温经止痛之效。气滞血瘀加太冲、三阴交疏肝解郁，行气止痛。

操作　毫针刺用泻法。寒甚加灸。

2）虚证

治则　调补气血，温养冲任。

主穴　关元　气海　足三里　三阴交

配穴　脾虚加脾俞，肝肾不足加肝俞、肾俞、太溪。

方义　关元、气海为任脉经穴，可暖下焦，温养冲任；三阴交为肝、脾、肾三经之交会穴，调理气血；足三里为胃经合穴，补益脾胃以资气血生化之源，气血充足，胞脉得养，冲任自调。脾虚加脾俞健运脾胃；肝肾不足加肝俞、肾俞、太溪补益肝肾。

操作　毫针刺用补法，加灸。

（2）耳针

选穴　内生殖器　内分泌　交感　神门

方法　每次选2～3穴，毫针刺，中等强度。或用王不留行籽贴压。

（3）穴位注射

选穴　关元　地机　三阴交　血海

方法　用5%当归注射液或10%红花注射液，每穴注射0.5～1ml。

(4) 皮肤针

选穴　少腹部任脉、肾经、脾经,腹股沟部,腰骶部督脉、膀胱经。

方法　用皮肤针循经叩刺,中等强度,腹部与背部交替进行。

12.2.2.4 按语

1) 针灸治疗痛经有很好的效果。但痛经原因较多,必要时应作妇科检查,以明确诊断。

2) 痛经的治疗时间,以经前 3~5 日开始至月经期末为宜,连续治疗 3 个月经周期。

3) 注意经期卫生,避免情志刺激,防止受凉或过食生冷。

针灸对原发性痛经有较好的疗效,既能镇痛,又能改善全身症状,调整内分泌功能。一般连续治疗 2~4 个周期可获痊愈。

链接

12.2.3 胎位不正

胎位不正是指妊娠 30 周后,胎儿在子宫内的位置不居枕前位的一种病证。常见于经产妇或腹壁松弛的孕妇。

12.2.3.1 病因病机

胎儿在母体内生长、发育及其运动全受母体气血支配,若孕期久站、负重、劳作伤肾,致肾气不充,冲任不固,精血亏损,不能维系胞宫;或过食肥甘,或情志抑郁、致胎儿在宫内位置不能应时转为头位,则成异常胎位。

12.2.3.2 辨证分型

妊娠 30 周后,无自觉症状,诊断需作产科检查,并确定其臀位、横位或斜位等异常胎位。

12.2.3.3 治疗

(1) 灸法

处方　至阴

操作　嘱孕妇放松腰带仰卧床上,或坐在靠背椅上,以艾条灸两侧至阴穴 15~20 分钟,每日 1~2 次,灸至胎位正常,若灸数次无效当查明原因,转科处理。

(2) 耳针

选穴　内生殖器　交感　皮质下　肝　肾　腹

方法　用王不留行籽贴压,胶布固定,左右两侧耳穴轮换贴压,每日早、中、晚饭后约 30 分钟,依次用指压穴 15 分钟,每晚临睡前放松腰带,取半卧位再按压耳穴 1 次。

12.2.3.4 按语

针灸转胎效果较好。如骨盆狭窄、子宫畸形等不属针灸治疗范围,应由产科处理。

据国内大量文献报道，艾灸至阴穴矫正胎位成功率颇高，一般在71%～95.95%，明显超过国外资料中自然恢复率，而且绝大多数于1～4次即可得到矫正。

艾灸时孕妇感到胎动活跃者效果较好，一般灸后1小时胎动达高峰。针灸矫正胎位简便、安全，对孕妇、胎儿均无不良影响。针灸应注意治疗时机，妊娠7～8个月（30～32妊娠周）是转胎最佳时机，此时孕妇羊水较多，胎头没有固定，有一定活动度。8个月后，胎头固定，胎儿部分入盆，则会影响疗效。过早矫正，胎儿活动度大，还有可能复发。产前3周内一般也不宜针灸，以免出现羊水早破，脐带扭曲，胎盘剥离等意外。

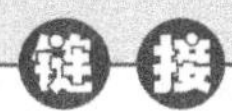

12.2.4 乳 少

乳少是指产后及哺乳期内乳汁稀少，不能满足婴儿需要，甚至乳汁全无的病证。亦称“缺乳”、“乳汁不足”或“乳汁不行”。

12.2.4.1 病因病机

乳少多由体质虚弱，或产时失血过多，气虚血少，致乳汁化源不足，而致乳少；或有产后情志不遂，肝气郁结，气机阻滞，乳汁运行不畅所致。

12.2.4.2 辨证分型

产后乳少，甚或全无，乳汁清稀，乳房柔软，面色少华，神疲、食少，舌淡少苔，脉虚细，为气血亏虚；产后乳汁甚少或全无，乳汁稠黏，乳房胀硬而痛，精神抑郁，胸胁胀痛，食欲减退，舌黯红，苔薄，脉弦，为肝气郁滞。

12.2.4.3 治疗

（1）针刺法

治则 补益气血，疏肝解郁。

主穴 乳根 膻中 少泽

配穴 气血亏虚加脾俞、足三里；肝气郁滞加内关、太冲。

方义 乳根为阳明经穴，又位乳房部，可疏通阳明经气以催乳，膻中为气会，可调气通乳，少泽为通乳之有效穴。三穴合用达催乳、通乳之功。气血亏虚加脾俞、足三里补益脾胃，以资气血生化之源，使乳汁化生有源；肝气郁滞加内关、太冲疏肝解郁、理气行滞，使乳汁运行通畅。

操作 毫针刺，实证用泻法，虚证用补法。

（2）耳针

选穴 胸 内分泌 肝 肾

方法 毫针刺，中等强度。或用王不留行籽贴压。

（3）穴位注射

选穴 膻中 乳根 肝俞 合谷

方法 用5%普鲁卡因20ml，加入维生素B_1 100mg，每穴注射0.5～1ml。

针灸治疗产后少乳可获得满意疗效，治愈率可达85%以上，尤其是对肝气郁结型效果比气血不足型更佳。本病应积极早期治疗，在乳少发生最迟不超过1周时即应治疗，缺乳时间越短针灸疗效越好。

链接

12.2.4.4 按语

1）针灸治疗乳少有较好的疗效。

2）治疗时应注意乳母的营养和适当的调养，并纠正不当的哺乳方法。

3）对乳汁排出不畅或有乳房胀满者，应及早挤乳，促其排出，预防乳痈的发生。

12.2.5 遗 尿

遗尿是指年满3周岁以上，具有正常排尿功能的小儿，在睡眠中小便不能自行控制的病证。疲劳或临睡前饮水过多而偶见尿床者，不作病态。

遗尿在现代医学中不属于泌尿系统的器质性病变，而属于单纯性功能失调。

12.2.5.1 病因病机

多因肾气不足，不能固摄，致膀胱失约而发生遗尿；或因肺脾气虚，气不化水，脾失健运，上虚不能制下，膀胱约束无力，而发为遗尿。

12.2.5.2 辨证分型

睡中遗尿，醒后方觉为主证。若兼面色㿠白，小便清长或频数，手足发冷，腰腿酸软，舌淡，脉沉迟无力，为肾阳不足；若兼尿频而量不多，神疲乏力，食欲不振，气短声怯，大便溏薄，舌淡，脉缓或沉细，为肺脾气虚。

12.2.5.3 治疗

（1）刺灸法

治则　健脾益肺，温肾固摄。

主穴　中极　膀胱俞　三阴交

配穴　肾阳不足加关元、肾俞；肺脾气虚加肺俞、脾俞、足三里。

方义　中极为膀胱的募穴，与膀胱俞相配可振奋膀胱的气化功能。三阴交为足三阴经之交会穴，可调补肝脾肾的功能，肾阳不足加关元、肾俞补益肾气，固摄下元；肺脾气虚加肺俞补肺气，脾俞、足三里可健脾益气。

操作　毫针刺用补法，并加灸。

针灸治疗遗尿疗效较好，特别是大脑皮层失调、营养不良、感受风寒等引起者，针灸可作为临床首选治疗方法。这类患者多在3~5次治疗后明显好转。

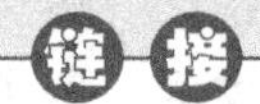

（2）耳针

选穴　肾　膀胱　皮质下　尿道

方法　每次选2~3穴，毫针刺，中等强度。或用王不留行籽贴压。

（3）皮肤针

选穴　小腹部任脉经　夹脊（第11~21椎）　三阴交　肾俞　脾俞　膀胱俞

方法　每天睡前用皮肤针叩打，轻度或中度刺激。

12.2.5.4 按语

1）针刺治疗遗尿效果较好，但对某些器质性病变引起的遗尿，应治疗其原发病。
2）治疗期间家属应密切配合，使患儿逐渐养成自觉起床排尿的习惯。

12.2.6 急惊风

急惊风是小儿常见的一种以四肢抽搐、口噤不开、角弓反张、甚至神志不清为特征的病证。又称惊厥，俗称“抽风”。因其发病迅速，病情急暴，故称为急惊风。本病任何季节都可发生，一般以1～5岁的小儿为多见，年龄越小，发病率越高，发病后病情往往比较凶险，变化迅速，可威胁小儿生命，为儿科危急重证之一。

急惊风常见于现代医学的小儿高热、脑炎、脑膜炎、血钙过低、脑发育不全，癫痫等疾病。

12.2.6.1 病因病机

本病的病因，多因小儿脏腑娇嫩，形气未充，极易感受时邪，时邪从表入里，郁而化热化风，热极生风；或因饮食不节，损伤脾胃，痰浊内生，郁久化热生风；或暴受惊恐，致气血逆乱，神志不宁而发为惊风。

12.2.6.2 辨证分型

本病发病急骤，四肢抽搐，牙关紧闭，两目直视或斜视，颈项强直，角弓反张，甚至意识不清为主证。若外感时邪兼见发热头痛，咽红，烦躁，苔薄黄，脉浮数；若痰热惊风兼见发热，喉间痰鸣，腹胀腹痛，苔厚而腻，脉滑数；若暴受惊恐兼见夜卧不宁或昏睡不醒，醒后啼哭，惊惕频作，苔薄白，脉沉细。

12.2.6.3 治疗

（1）针刺法

治则　清热化痰，镇惊息风。

主穴　人中　印堂　合谷　太冲

配穴　外感时邪加大椎、曲池；痰热加丰隆、内庭；暴受惊恐加神门、四神聪。

方义　人中为督脉腧穴，可通调督脉，醒脑开窍，镇惊息风；合谷、太冲分别为手阳明大肠经和足厥阴肝经的原穴，二穴合用，谓之开四关，可平肝息风，开窍镇惊，善治小儿惊厥；印堂是治疗小儿惊风的经外奇穴。外感时邪加大椎、曲池，与处方中合谷相配，共泻亢盛之阳热；痰热加丰隆、内庭清热化痰；暴受惊恐加神门宁心安神，加四神聪镇惊安神。

操作　毫针刺用泻法。

（2）耳针

选穴　交感　神门　皮质下　心　肝

方法　毫针刺，强刺激，每隔10分钟捻转1次，留针60分钟。

12.2.6.4 按语

针灸对急惊风有一定的效果，但必须查明惊风原因，采取相应的治疗措施。

12.2.7 小儿食积

小儿食积是指小儿乳食内积，停聚不化，滞而不消所形成的一种胃肠疾患。临床以不思饮食，食而不化，腹满胀痛，大便不调为临床特征。

12.2.7.1 病因病机

多因喂养不当，乳食无度，损伤脾胃，运化失常，升降失调而成乳食停滞；或因脾胃素虚，脾失健运，乳食停滞而形成虚中夹实的食积。

12.2.7.2 辨证分型

食欲不振，烦躁多啼，夜卧不安，呕吐乳块或酸馊食物，大便酸臭或溏薄，苔白厚或黄厚腻，脉弦滑，为乳食内积；若面色萎黄，困倦无力，纳呆厌食，夜卧不安，腹满喜按，呕吐酸馊乳食，大便溏薄酸臭，或夹有乳食残渣，苔白厚腻，脉细弱，为脾胃虚弱。

12.2.7.3 治疗

(1) 针刺法

治则　健脾和胃，化积消滞。

> 本病为针灸的适应证之一，古今临床皆有丰富经验，多数患儿单用针刺即可痊愈。特别是用三棱针或粗毫针点刺四缝穴，挤出少量黄白液体是行之有效的方法。
>
> 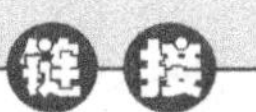
>

主穴　足三里　大枢　四缝

配穴　乳食内积加里内庭、中脘；脾胃虚弱加脾俞，胃俞。

方义　足三里为胃经的合穴，可健脾益气、和胃消滞；天枢为大肠的募穴，能调理胃肠的运化功能，四缝为治疗食积的有效穴。三穴合用可健运脾胃，消食导滞。乳食内积加中脘通调胃肠积滞；里内庭为治疗伤食的经验穴；脾胃虚弱加脾俞、胃俞健运脾胃，恢复其运化功能。

操作　毫针刺，实证用泻法；虚证用补法。四缝用三棱针点刺，挤出少量黄水。

(2) 皮肤针

选穴　脾俞　胃俞　华佗夹脊穴(第7～17椎)　足三里　四缝

方法　用皮肤针轻叩。

12.2.7.4 按语

针灸治疗小儿食积有一定的效果。但要注意饮食调节。

12.2.8 小儿脑瘫

小儿脑瘫是以大脑发育不全、智力低下、四肢运动障碍为主证的一种疾病。中医虽无“脑性瘫痪”的病名，但根据其临床特征，它属于中医学“五迟”、“五软”的范畴。

12.2.8.1 病因病机

本病多因禀赋不足，肝肾亏损，精血不能濡养筋骨；或由乳食不足，喂养失调或久病、大病后失于调养，以致脾胃亏损，气血虚弱，筋骨肌肉失于濡养所致。

12.2.8.2 辨证分型

发育迟缓，筋脉拘急，屈伸不利，智力低下，精神呆滞，面色无华，舌淡苔白，脉弦细，为肝肾不足；四肢萎弱，手不能举，足不能立，咀嚼无力，口开不合，舌伸外出，涎流不止，面色萎黄，神情呆滞，智力迟钝，少气懒言，肌肉消瘦，四肢不温，舌淡，脉沉细，为气血虚弱。

12.2.8.3 治疗

（1）刺灸法

治则　补益肝肾，益气养血。

主穴　百会　四神聪　肝俞　肾俞　足三里　三阴交

配穴　语言不利配通里、廉泉、金津、玉液；上肢瘫痪配肩髃、曲池、外关、合谷；下肢瘫痪配环跳、阳陵泉；涎流不止加承浆。

方义　百会、四神聪位于巅顶部，可健脑益聪；肝俞、肾俞滋补肝肾，足三里可健运脾胃，以资气血生化之源；三阴交为足三阴经之交会穴，既可健运脾胃，又可调补肝肾，诸穴合用，可健运脾胃，滋补肝肾，强筋健骨。

操作　毫针刺用补法，可加灸。

（2）耳针

选穴　枕　皮质下　心　肾　交感　神门

方法　每次选 3～5 穴，毫针刺，中等强度，或用王不留行籽贴压。

（3）头针

选穴　额中线　顶颞前斜线　顶旁 1 线　顶旁 2 线　顶中线　颞后线　枕下旁线

方法　每次视病情选 2～3 线（区），头针针刺法，留针 60min。

（4）穴位注射

选穴　风府　风池　大椎

方法　用 5%　γ-络氨酸，每穴注射 0.5ml。

12.2.8.4 按语

1）针灸治疗脑性瘫痪轻证具有一定效果，可以改善症状。

2）本病应及时治疗，并配合语言、肢体功能锻炼，可提高疗效。

小儿脑瘫系脑部病变所致，对已经受损的脑组织无特效药物治疗。如能早期诊断，采取综合治疗，包括施用针灸，可以减轻运动功能障碍。脑瘫一旦形成以后，其康复比较困难。轻证脑瘫，智力正常或接近正常者，瘫痪程度不严重者预后较好。若瘫痪严重，智力低下，则难恢复。在多种治疗与康复方法中，针灸是重要方法之一。一般单侧瘫痪比双侧瘫痪易于治疗，产伤比先天发育不良、胆红素脑病后遗症易于治疗。同时脑瘫患儿早期治疗甚为重要，应在 2 岁以前肢体无畸形改变时及早治疗。还应注意针灸治疗本病多数要 3 个月以上方能见效，故对本病的治疗应有耐心。

链接

12.3 外科病证

12.3.1 风　　疹

风疹是以皮肤出现淡红色或苍白色风团，时隐时现，瘙痒异常，消退后不留任何痕迹为特征的一种病证。又名瘾疹，俗称"风疙瘩"。好发于冬春季节。

本病相当于现代医学的荨麻疹。

12.3.1.1 病因病机

发病原因多由腠理不固，风邪外袭，遏于肌肤；或因体质素虚，食用鱼虾荤腥食物，或患肠道寄生虫病，导致胃肠积热，郁于肌肤而发风疹。

12.3.1.2 辨证分型

发病迅速，全身瘙痒，皮疹形状、大小不等，呈淡红色或白色，边界清楚，此起彼伏，若兼身热、口渴、咳嗽、肢体酸楚等证，为风邪外袭；若兼脘腹疼痛，神疲纳呆，大便秘结或泄泻，苔黄腻，脉滑数，为胃肠积热。

12.3.1.3 治疗

(1) 针刺法

治则　疏风解表，通腑泄热。

主穴　曲池　合谷　血海　三阴交　膈俞

配穴　胃肠积热加足三里、天枢；呼吸困难配天突。

方义　曲池、合谷为手阳明大肠经穴，善于疏风清热，血海、三阴交、膈俞为治血的主要腧穴，功于活血和营，取"治风先治血，血行风自灭"之意。胃肠积热加足三里、天枢调和肠胃，通腑泄热。

操作　毫针刺用泻法。

(2) 耳针

选穴　肺　肾上腺　枕　神门　胃

方法　每次选3～4穴，毫针刺，中等强度。或用王不留行籽贴压。

(3) 皮肤针

选穴　风池　血海　夹脊(胸$_2$～胸$_5$　骶$_1$～骶$_4$)

方法　用皮肤针沿经轻叩，穴位处重叩至点状出血。

12.3.1.4 按语

1) 针灸治疗风疹效果较好，多次反复发作者须查明原因，针对病因治疗。

2) 凡属过敏体质，忌食鱼腥等发物，便秘者保持大便通畅。

12.3.2 蛇　　丹

蛇丹是一种成簇水疱沿身体一侧呈带状分布排列，宛如蛇形且疼痛剧烈为特征的急性疱疹性皮肤病。因其多缠腰而发，故又名"缠腰火丹"。亦有发生于胸部及颜面部者，多见于春秋季节，痊愈后很少复发。

本病相当于现代医学的带状疱疹。

12.3.2.1 病因病机

本病多因情志内伤，或因饮食失节而致肝胆火盛，脾经湿热内蕴，复感火热时邪，毒热交阻经络，熏灼肌肤、脉络而发为疱疹。

12.3.2.2 辨证分型

初起患部皮肤烧灼刺痛，局部皮肤潮红，伴有轻度发热、乏力、食欲不振等全身症状，继而出现簇集性粟粒大丘疹，迅速变为水疱，如绿豆或黄豆大小，疱液先为透明，后转混浊，三五成群，排列如带状。疱疹在2～3周后，逐渐干燥结痂，愈后一般不留瘢痕。皮肤刺痛为本病特征，儿童患者疼痛轻微，年老体弱者疼痛剧烈，甚至皮疹消失，疼痛尚可持续数月或更久。

12.3.2.3 治疗

(1) 刺灸法

治则　清肝火，利湿热。

主穴　局部围刺　夹脊穴　合谷　曲池

配穴　肝经郁热加太冲、侠溪；脾经湿热加阴陵泉、血海。

方义　局部围刺加灸可引毒外泄，结合相应的夹脊穴，可调畅气血，清热泄毒，祛瘀止痛。合谷、曲池可疏风清热，宣散在表之邪。肝经郁火加太冲、侠溪清泄肝胆郁火；脾经湿热加阴陵泉清热利湿，血海清血中郁热，化瘀止痛。

操作　毫针刺用泻法。局部围刺可加灸。

(2) 耳针

选穴　胰　胆　肾上腺　神门　肝

方法　毫针刺，强刺激，捻转3～5分钟，留针30～60分钟。

(3) 皮肤针

选穴　皮损周围　病灶相应的夹脊穴或背俞穴

方法　用皮肤针重叩，以微出血为度。疱疹初起阶段，每日2次，待疼痛减轻疱疹开始吸收时，改为每日1次。

(4) 穴位注射

选穴　肝俞　足三里　相应夹脊穴

方法　用维生素 B_1 或维生素 B_{12} 注射液，每穴注射0.5ml。

12.3.2.4 按语

1）针灸治疗蛇丹效果较好，可缩短病程，痊愈后多无后遗疼痛。

2）治疗期间忌食辛辣、鱼虾、牛羊肉等发物。

蛇丹的自然疗程一般为3～4周，病人因神经痛而痛苦难忍，若遇老年人体质差者，病程会更长，并可后遗神经痛症状。本病目前现代医学无特殊治疗方法，由于是病毒感染，没有特殊性药物针对性治疗。而针灸治疗带状疱疹有着非常好的疗效，表现在止痛快，疗程短，不留神经痛后遗症等方面，研究表明针灸具有清热、解毒、消炎、镇痛、防止病毒扩散，促进疱疹吸收结痂和调整人体免疫功能的作用。治疗及时，针灸可使初起的疱疹发展慢，疱疹发生较少。对于本病疼痛后遗症，针刺有一定的止痛作用。

链接

12.3.3 粉　　刺

粉刺是以丘疹、脓疱、结节、囊肿，有时可挤出白色碎米样粉汁为特征的一种皮肤病。多发于面部，亦可发于胸背上部。多见于青春期男女，青春期过后自然痊愈或减轻。

本病相当于现代医学的痤疮。

12.3.3.1 病因病机

本病多由肺经风热，熏蒸肌肤；或过食辛辣油腻之品，脾胃湿热蕴积，阻于肌肤；或由脾失健运，痰湿凝滞，郁而化热，阻滞经络，溜滞肌肤所致。

12.3.3.2 辨证分型

本病多见于15～30岁的青年男女，损害部位主要在前额、双颊部，其次为胸背部。初起多数呈黑头粉刺，可挤出乳白色粉质样物；常呈对称分布，可散在分布。在发病过程中，有的可形成结节、脓肿、囊肿，甚至瘢痕等，往往数种同时存在，病程缠绵，往往此起彼伏，新疹不断继发，有的可迁延数年或十余年。一般到中年才逐渐缓解而痊愈，遗留或多或少的凹坑状萎缩性瘢痕或瘢痕疙瘩。

若兼有颜面潮红，粉刺焮热、疼痛，或有脓疱，苔薄黄，脉数为肺经风热；若兼有皮疹红肿疼痛，或有脓疱，伴有口臭，便秘尿黄，舌红，苔黄腻，脉滑数，为脾胃湿热；若兼皮疹色红不鲜，反复发作，或结成囊肿、瘢痕等多种损害，伴有纳呆、便溏、苔薄白，脉濡滑，为脾失健运。

12.3.3.3 治疗

（1）针刺法

治则　宣肺泻热，健脾化湿。

主穴　合谷　曲池　内庭　四白

配穴　肺经风热加肺俞、少商；脾胃湿热加阴陵泉；脾失健运加脾俞、足三里。

方义　颜面乃阳明经之分野，取合谷、曲池疏风清热解表，以除肌肤之郁热；内庭为阳明胃经之荥穴,“荥主身热”,可通腑泄热;取面部腧穴四白可疏调局部气血,使肌肤疏泄功能得以调畅。肺经风热加肺俞、少商宣泄肺经郁热;脾胃湿热加阴陵泉清热利湿;脾失健运加脾俞、足三里以健脾和胃、利湿化痰。

操作 毫针刺用泻法或平补平泻法。

(2) 耳针

选穴 耳尖 肺 大肠 内分泌 交感

方法 每次选 2 ~ 3 穴,耳尖点刺放血,余穴用毫针刺,中等强度。

(3) 耳穴割治

选穴 交感 耳中 相应部位耳穴

方法 常规消毒后,用小手术刀片轻轻在上述耳穴处划割,以渗血为度,稍微出血后用消毒干棉球压迫止血,每周割治 1 ~ 2 次,两耳交替。

12.3.3.4 按语

1) 针灸治疗粉刺效果较好。但严禁用手挤压皮疹,以免引起继发感染,遗留瘢痕。

2) 不食或少食辛辣、油腻及糖类食品,多食新鲜蔬菜及水果,保持大便通畅。

12.3.4 斑　　秃

斑秃是指头皮部毛发突然发生斑状脱落的一种病证,又称“油风”。往往于精神过度紧张后发生。

12.3.4.1 病因病机

因毛发需精血的濡养,凡劳欲过度,损伤肝肾,肝肾阴虚,精血不足,毛发失养而脱落,或因肝气郁结,气机不畅,气滞血瘀,新血不生,血不养发所致。

12.3.4.2 辨证分型

患者头发突然脱落,呈圆形或不规则形,大小不等,边界清楚,局部毛发脱落,少数患者发生全秃,甚至眉毛、胡须、阴毛、腋毛脱落,若伴有头晕、失眠、舌淡、苔薄、脉细弱,为血虚证;若病程较长,面色晦黯,舌边有紫色瘀点,脉细涩,为血瘀证。

现代研究表明针刺治疗斑秃具有解除患处的微血管痉挛,增加局部灌流量,改善微循环,提高细胞对缺血缺氧的耐受性,增加头皮的血液供应,进而促进毛发的再生与生长的作用。临床上常以皮肤针局部叩刺为主要治法,皮肤针叩刺须区别轻重,若患处皮肤光滑者,宜叩刺略出血珠,如见稀疏嫩毛则宜轻叩。皮肤针叩刺过后可配合局部艾条温和灸 10 ~ 15min。灸法是治疗斑秃的非常好的方法,若与皮肤针结合运用,效果更好。

链接

12.3.4.3 治疗

(1) 针刺法

治则 养血祛风,活血化瘀。

主穴 阿是穴 百会 风池 膈俞 三阴交

方义 阿是穴,百会位于头部,可疏通局部气血;风池可疏散在表之邪;膈俞为血会,三阴交为足三阴经的交会穴,为活血的要穴。诸穴合用既可养血祛风,又可活血化瘀。

操作 毫针刺,补泻兼施。阿是穴用梅花针叩刺。

(2) 皮肤针

选穴 阿是穴

方法 用梅花针轻叩局部,至皮肤潮红为度。

(3) 艾灸

选穴 阿是穴

方法 用艾条在局部熏灸,至皮肤微呈红晕为度。

12.3.4.4 按语

1) 本病针灸治疗效果良好。

2) 不宜用碱性强的肥皂洗发。

3) 保持心情舒畅,切忌烦恼、悲观、忧愁。保证充足的睡眠时间。

12.3.5 痄腮

痄腮是以发热、耳下腮部肿胀疼痛为主证的一种急性传染性疾病,又名"蛤蟆瘟"。本病一年四季均可发生,多见于冬、春季节,散发为主,亦可流行。好发于5~9岁儿童,成人发病,症状往往比儿童为重,绝大多数可获终生免疫,也有少数反复发作。

本病相当于现代医学的流行性腮腺炎。

12.3.5.1 病因病机

本病的病因为外感风温邪毒,从口鼻而入,壅阻少阳、阳明经脉,郁而不散,结于腮部,气血运行受阻,故耳下腮颊漫肿而有痛感。少阳与厥阴互为表里,足厥阴经脉过阴器,循少腹,若受邪较重,较大儿童可并发少腹痛、睾丸肿痛;若温毒炽盛,热极生风,内窜心肝,扰乱神明则可出现高热昏迷、痉厥等病变。

12.3.5.2 辨证分型

发热轻,一侧或两侧耳下腮部肿大,压之疼痛,伴有咽红,全身不适,舌红苔薄黄,脉浮数,为温毒在表;壮热、烦躁、头痛,腮部焮热疼痛,咽痛,睾丸肿痛,小便黄赤,大便干结,舌红苔黄腻,脉滑数,为热毒蕴结;腮部肿胀,高热,嗜睡,项强,呕吐,甚则昏迷,抽搐,舌红绛,苔黄糙,脉洪数,为毒陷心肝。

12.3.5.3 治疗

(1) 刺灸法

治则 清热解毒,消肿散结。

主穴 颊车 翳风 外关 合谷 关冲

配穴 热毒蕴结加大椎、曲池；毒陷心肝加水沟、劳宫、行间、十宣；头痛配太阳；咽喉肿痛加少商。

方义 风温邪毒壅阻少阳、阳明经脉，故取手足少阳之会翳风，与足阳明胃经穴颊车，以宣散局部气血壅滞；外关配合谷能疏风解表，又可清热解毒；关冲点刺出血利少阳气机，可奏清热消肿之功；热毒蕴结加大椎、曲池加强清热解毒之功；毒陷心肝加水沟醒脑开窍，十宣以宣泄营血之毒热，劳宫清心包之热，行间清肝经郁热。

操作 毫针刺用泻法；关冲、十宣、少商用三棱针点刺放血

(2) 耳针

选穴 耳尖 面颊 皮质下

方法 耳尖用三棱针点刺出血，其他穴位用毫针刺，强刺激，反复行针。

(3) 灯火灸

选穴 角孙

方法 将病侧角孙穴处头发剪短，常规皮肤消毒，取灯心草蘸植物油点燃，快速触点穴位，闻及"叭"的响声，立即提起。一般灸治1次即可消肿，如未完全消肿时，次日可重复1次。本方也可以预防痄腮。

12.3.5.4 按语

1) 针灸治疗本病有较好的疗效，如有严重合并症，应配合其他疗法。

2) 本病属急性呼吸道传染病，故在治疗期间应注意隔离，一般至腮腺肿大完全消失为止。

12.3.6 乳 痈

乳痈是指乳房红肿疼痛，乳汁排出不畅，以致化脓成痈的急性化脓性病证，多发生于产后哺乳的妇女，尤其是初产妇较为多见，发病多在产后2~4周，未分娩时、非哺乳期或妊娠后期也可偶见本病。

本病相当于现代医学的急性乳腺炎。

12.3.6.1 病因病机

本病的病因有情志不畅，肝气郁结；产后饮食不节，胃腑积热，或因乳头破裂，外邪火毒入侵，致使脉络阻塞，营气不和，排乳不畅，火毒与积乳互凝，结肿成痈。

12.3.6.2 辨证分型

初期痈肿胀疼痛，皮肤微红或不红，肿块或有或无，乳汁分泌不畅，伴有发热、恶寒，口渴纳差；肿块逐渐增大，焮红疼痛，壮热不退，已有化脓之势；若脓肿形成，触之有波动感，局部红紫，经切开或自行溃后脓液大量流出，如脓流不畅，肿势不消，发热不退，可能波及其他乳络，致成"传囊乳痈"。

12.3.6.3 治疗

(1) 针刺法

治则 清热解毒,消肿散结。

主穴 肩井 乳根 少泽 足三里 太冲 膻中

方义 乳头属足厥阴肝经,乳房属足阳明胃经。乳痈由肝郁、胃热、火毒所致,取肩井、少泽为治疗乳痈的经验穴,有消肿散结之功;膻中与乳根为局部腧穴,可疏调气机,解郁通乳;足三里为足阳明胃经的合穴,可清胃泻火,太冲为足厥阴肝经的原穴,可疏肝解郁,诸穴合用,共奏清热、解毒、消肿、散结之效。

操作 毫针刺用泻法。

(2) 艾灸

选穴 局部穴

方法 用葱白或大蒜捣烂,敷局部患处,用艾条熏灸 10 ~ 20 分钟。本法适用于乳痈尚未成脓者。

(3) 拔罐

选穴 早期选大椎 夹脊(第 4 胸椎) 乳根(患侧) 溃脓期局部取穴

方法 用三棱针点刺出血加拔火罐。

12.3.6.4 按语

1) 针灸治疗本病初期化脓者疗效较为满意。可配合局部热敷、按摩以提高疗效,若已化脓,须转外科处理。

2) 哺乳前后应经常保持乳头清洁。应注意调养精神,避免情绪激动。

12.3.7 乳 癖

乳癖是指乳房部位出现形状大小不一的硬结肿块的一种疾病。多见于中青年妇女。它的特点是乳房部出现大小不等、形状不同、表面光滑、推之可移、有压痛或胀痛的肿块,每因喜怒而消长,常在月经前加重,月经后缓解。

本病相当于现代医学的乳腺小叶增生和慢性囊性增生。

12.3.7.1 病因病机

本病多因情志内伤,肝郁痰凝,痰瘀互结乳房所致;或因劳欲过度,损伤肝肾,冲任失调,气滞痰凝而成。

12.3.7.2 辨证分型

单侧或双侧乳房发生单个或多个大小不等的肿块,好发于乳房的外上方,呈不规则片块,表面光滑,质地坚韧或有囊性感,边界清楚,活动度好,皮色如常,有压痛或胀痛,不溃破,伴有月经不调或闭经,情志抑郁,心烦易怒,失眠多梦,舌淡苔白,脉沉细。

针刺治疗乳癖具有止痛消肿的明显效果，研究表明针刺具有调节人体内分泌的功能。针刺取效同时，患者升高的雌二醇水平可降至正常，并使孕酮、睾酮水平进一步提高。针刺时要求四肢远道穴针感向乳房方向传导，局部穴位针刺必须行针使酸胀感扩散至整个乳房，针刺治疗本病患者的乳房胀痛症状一般针刺5次即可缓解，而要使肿块完全消失却需多个疗程。

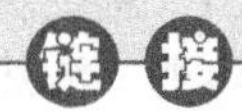

12.3.7.3 治疗

（1）针刺法

治则 疏肝解郁，化痰散结。

主穴 太冲 屋翳 丰隆 膻中 内关

配穴 冲任不调加关元、三阴交。

方义 太冲为足厥阴肝经之原穴，可疏肝解郁；膻中为气会，与内关相配可行气宽胸解郁；丰隆可除湿化痰散结；屋翳为近部取穴，可疏通乳络，散结消肿。冲任不调加关元、三阴交补肾健脾调肝，又能调理冲任。

操作 毫针刺用泻法或补泻兼施。

（2）耳针

选穴 内分泌 乳腺 胸

方法 毫针刺，中等强度。或用王不留行籽贴压。

12.3.7.4 按语

1）针刺对本病有较好的疗效，能使乳腺增生的肿块缩小或消失。

2）本病为乳房增生的肿块，治疗时应与乳腺癌相鉴别。

12.3.8 肠 痈

肠痈是指发生于肠道的痈肿，是外科常见的急腹症，临床以持续伴有阵发性加剧的右下腹疼痛、肌紧张、反跳痛为特征。可发于任何年龄，多见于青壮年。

本病相当于现代医学的急、慢性阑尾炎。

12.3.8.1 病因病机

本病的发生因饮食不节，暴饮暴食，恣食生冷或膏粱厚味，以致脾胃受损，胃肠传化功能失调，湿热积滞，肠腑壅热，气血瘀阻而致；或因饱食后暴跑奔走或跌仆损伤，导致肠腑脉络损伤，气血壅滞而成。

12.3.8.2 辨证分型

初起在上腹部或脐周作痛，为阵发性钝痛，腹壁柔软，继则疼痛转移右下腹部，痛点固定拒按，触之有轻度反跳痛，伴有恶心呕吐，不发热或微热，苔白腻，脉弦紧，为轻证；若痛处固定不移，痛势加剧，腹肌紧张拘急，拒按，局部可触及局限性肿物，高热不退，属重证。

12.3.8.3 治疗

（1）刺灸法

治则 清热导滞，行气活血

主穴 阑尾 上巨虚 天枢 阿是穴

配穴 恶心呕吐配中脘、内关；发热配大椎、曲池；便秘配支沟。

方义 本病为大肠腑病，故取大肠之下合穴上巨虚与大肠之募穴天枢相配，疏调大肠气机，通腑泻热导滞；阑尾穴为经外奇穴，有清热导滞及活血散瘀消肿之功，是治疗肠痈的经验穴；阿是穴可直达病所，畅通患部气血，消痈止痛。

操作 毫针刺用泻法，可长留针。

（2）耳针

选穴 阑尾 交感 神门 新阑尾点（位于对耳轮耳腔缘，在臀和腰椎之间）。

方法 毫针刺，中强度刺激。

（3）穴位注射

选穴 阑尾 阿是穴

方法 用10%葡萄糖注射液，每穴注射2～5ml，针刺深度为0.5～0.8寸。

12.3.8.4 按语

针灸对单纯性阑尾炎效果良好，若症状严重有阑尾穿孔或坏死倾向者，须及时进行外科处理。

12.3.9 扭 伤

扭伤是指四肢关节或躯体的软组织损伤，如肌肉、肌腱、韧带、血管等扭伤，而无骨折、脱臼、皮肉破损的证候。主要表现为损伤部位肿胀疼痛，关节活动受限，多发于肩、肘、腕、腰、髋、膝、踝等部位。

12.3.9.1 病因病机

多由持重不当或运动失度，不慎跌仆、牵拉以及过度扭转等原因，引起肌肉、肌腱、韧带、血管等软组织的痉挛、撕裂、瘀血肿胀，以致气血壅滞局部而成。

12.3.9.2 辨证分型

扭伤部位因瘀阻而肿胀疼痛，伤处肌肤青紫，患肢关节有不同程度的功能障碍，若为新伤则局部微肿，肌肉压痛，肌肤发红，则伤势较轻；如肿胀高起，皮色紫红，关节屈伸不利，疼痛剧烈，表示伤势较重；若为陈伤，一般肿胀不明显，以疼痛、关节功能障碍为主，常因风寒侵袭或劳作而反复发作。

12.3.9.3 治疗

(1) 刺灸法

治则 疏通经络,消肿止痛。

主穴 阿是穴

肩部 肩髃 肩髎 臑俞

肘部 曲池 小海 天井

腕部 阳池 阳溪 阳谷

腰部 肾俞 腰阳关 委中

髀部 环跳 秩边 居髎

膝部 膝阳关 梁丘 血海

踝部 解溪 昆仑 丘墟

配穴 可根据受伤部位的经脉所在,配合循经远取,如腰部正中扭伤病在督脉,可远取水沟、后溪;也可在其上下循经邻近取穴,如膝内侧扭伤病在足太阴脾经者,除用阿是穴外,可在扭伤部位上取血海、下取阴陵泉,以疏通脾经经气。

方义 扭伤主要是气滞血瘀而致局部肿胀疼痛,故取近部腧穴和压痛点,以达到行气血、通经络、消肿止痛的目的,使损伤的组织恢复正常。

操作 新伤毫针刺,用泻法,或用粗针点刺放血;陈伤毫针刺,或留针加灸。

(2) 耳针

选穴 相应扭伤部位 皮质下

方法 毫针刺,中等强度。

(3) 拔罐

选穴 患处

方法 用皮肤针重叩肿胀明显部位至微出血,或用粗针点刺出血,加拔火罐适用于新伤局部血肿明显,陈伤瘀血久留等证。

12.3.9.4 按语

1) 针灸治疗软组织扭挫伤效果良好,但必须排除骨折、脱位、韧带断裂等疾患。

2) 可配合推拿、药物等其他治疗方法。

12.3.10 肘 劳

肘劳是以肘部疼痛,关节活动障碍为主证的疾病。属“伤筋”范畴,又名“网球肘”。多由慢性劳损所致。多见于从事旋转前臂、屈伸肘关节和肘部长期受震荡的劳动者,如木工、钳工、水电工、矿工、网球运动员及学生等。

现代医学的肱骨内上髁炎、肱骨外上髁炎和尺骨鹰嘴炎可参照本节治疗。

12.3.10.1 病因病机

本病主要是由于慢性劳损引起。肘、腕长期操劳,风寒之邪积聚肘关节,以致劳伤气血或寒邪凝滞脉络,经筋、络脉失养所致。

12.3.10.2 辨证分型

起病缓慢,常反复发作,无明显外伤史。多发于一侧,亦有双侧发病者,主要表现为肱骨外上髁和肱桡关节附近局限性疼痛,肘关节活动时疼痛加重,有时可放射至前臂、腕部和上臂。局部肿胀不明显,压痛明显,关节活动正常。

12.3.10.3 治疗

(1) 刺灸法

治则 舒筋通络。

主穴 阿是穴 曲池 肘髎 手三里 合谷

方义 本方取压痛点多向透刺. 或作多针齐刺;配肘髎以疏通局部气血,选取手三里、合谷疏通阳明经经气,诸穴共奏舒筋通络之功。

操作 毫针刺用泻法,并加灸,亦可配合刺络拔罐法。

(2) 耳针

选穴 肘 肾上腺 神门

方法 先用毫针刺,中等强度,起针后双耳埋揿针。

(3) 穴位注射

选穴 压痛点

方法 用醋酸氢化可的松,每穴注射 0.5ml,每周 1 次;或用当归注射液,每穴注射 2ml,每周 2 次;后期用威灵仙注射液,每穴注射 lml,隔日 1 次。

12.3.10.4 按语

针灸治疗本病疗效肯定。在治疗期间尽量减少肘部活动,可配合推拿和敷贴疗法。

12.3.11 筋 疣

筋疣是指筋膜部发生的囊性肿物的一种病证。好发于关节附近,常见于腕部和足背部。患者多为青壮年,女性较多。

本病相当于现代医学的腱鞘囊肿。

12.3.11.1 病因病机

本病多因过度劳累,外伤筋脉,以致痰凝筋脉,或因经久站立、扭伤等致筋脉不和、气血运行不畅,阻滞于筋脉而成。

12.3.11.2 辨证分型

本病为局限性发展缓慢的圆形或椭圆形的小肿块,高出皮面,表面光滑,不与皮肤粘连,日久囊液充满,囊壁纤维化而变硬,一般无明显自觉症状,偶有轻微疼痛和压痛。

12.3.11.3 治疗

(1) 刺灸法

治则 行气,活血。

主穴 局部针刺

方义 针刺局部可起到舒筋活血,化瘀散结,和营通络的作用。

操作 先固定囊肿,常规消毒,用较粗针或三棱针自肿物的最高点刺入,肿物周围刺3~4针,针尖均斜刺肿物中心的基底部,在中度捻转后留针10~15分钟,出针后迅速挤压肿物,并加压包扎3~5天,每隔3~5天针1次,针后局部亦可施灸,以加快局部气血运行。

(2) 火针

选穴 患处局部

方法 用细火针刺入囊肿,旋即拔出,挤压排尽胶状黏液,每周1次。

12.3.11.4 按语

1) 针灸对本病有良好的疗效。

2) 减轻患部的活动,避免负重。

12.3.12 落 枕

落枕是以单纯性颈项强痛,活动受限为主证的一种疾病,为常见的颈部伤筋。多见于中老年人,往往是颈椎病的反应,并有反复发作的特点。

现代医学的颈椎小关节滑膜嵌顿、半脱位或颈部肌肉筋膜均可参照本节施治。

12.3.12.1 病因病机

本病可因睡眠姿势不当,枕头高低不适,颈部骨节筋肉遭受过分牵拉而发生痉挛,或因颈部扭伤,局部经脉气血阻滞;或因感受风寒,局部气血运行不畅而致颈项强痛。

12.3.12.2 辨证分型

晨起颈项疼痛,活动不利,活动时疼痛加剧,向患侧倾斜,有明显的压痛点,重者疼痛牵及肩背,局部肌肉痉挛,苔薄白,脉弦紧。

12.3.12.3 治疗

(1) 刺灸法

治则 调气活血,舒筋通络。

主穴 压痛点 落枕穴 悬钟 后溪

配穴 肩痛者加曲垣,肩髃;背痛配大杼、肩外俞。

方义　局部的压痛点可疏调疼痛部位的经气，舒筋活络，落枕穴为治疗落枕的经外奇穴。后溪为手太阳小肠经的输穴，八脉交会穴之一，通于督脉，善治颈项强痛；悬钟为足少阳经的腧穴，可疏调太阳经气，通络止痛。诸穴共奏行气活血、舒筋通络之效。

操作　毫针刺用泻法，并可加灸。

(2) 耳针

选穴　颈　颈椎　神门　压痛点

方法　毫针刺，强刺激，捻针时嘱患者徐徐转动颈项，约 2～3min，留针 30～60min。痛减后仍须针 1～2 次，以巩固疗效。

(3) 皮肤针

选穴　患处局部　肩背压痛点

方法　先用皮肤针叩刺患处局部疼痛部位，使局部皮肤微红，然后叩刺肩背压痛点。

12.3.12.4　按语

1) 针灸治疗落枕效果较好，中老年患者如反复发作者，应考虑颈椎病。

2) 睡眠时枕头须适度，避免受冷。

落枕大多具有自愈能力，一般 5～7 天方能缓解，少数需治疗方可解除。目前治疗本病的方法主要是针灸和推拿。

针灸治疗本病具有解除疼痛、缩短疗程的作用，是临床较理想的治疗方法。一般针灸 1～2 次即可见效，针灸方法与颈部运动的密切配合是取得疗效的关键。

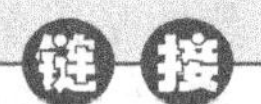

12.4　五官科病证

12.4.1　目 赤 肿 痛

目赤肿痛是以目赤而痛、羞明多泪为主证的急性眼科病证，又称“天行赤眼”。多发于春夏季，具有传染性和流行性。

本病相当于现代医学的急性结膜炎、假膜性结膜炎和流行性角结膜炎等。

12.4.1.1　病因病机

多因外感风热或猝感时邪疫毒和肝胆火盛为其主要病因。病机为风热之邪，时邪疫毒以及肝胆之火，循经上扰，气血壅滞于目，而致本病。现代医学认为由细菌或病毒感染，或过敏而成。

12.4.1.2　辨证分型

外感风热　起病较急，患眼灼热，流泪，羞明，眼睑肿胀，白睛红赤，痒痛皆作，眵多黄黏，伴头痛，鼻塞，苔薄白或微黄，脉浮数。

肝胆火盛　起病稍缓，病初眼有异物感，视物模糊不清，畏光羞明，涩痛，白睛混赤肿胀，伴口苦咽干，便秘，耳鸣，苔黄，脉弦数。

12.4.1.3 治疗

(1) 针刺法

治则 清热消肿,散郁止痛。

主穴 合谷 太阳 睛明 太冲

配穴 外感风热配少商、风池、上星,肝胆火盛配行间、侠溪。

方义 目为肝窍,阳明、少阳、太阳的经脉均循于目部。合谷调阳明经气、疏散风热,太冲通导厥阴经气、泄火疏肝,四穴相配名曰“开四关”,以疏散一身热邪;睛明宣散局部之邪热,有通络明目的作用;太阳点刺出血,以泄热消肿止痛。

操作 毫针刺,用泻法,太阳可点刺出血。

(2) 耳针

选穴 眼 神门 耳尖或耳背静脉

方法 耳尖或耳背静脉用三棱针点刺放血,每日 1 ~ 2 次,其他穴位针刺,每次留针 30min,留针期间运针 2 次。

(3) 艾灸法

选穴 患侧耳背上三角窝处,耳背静脉上部分叉处各取 1 点为穴

方法 取灯心草 1 根,蘸上植物油点燃,将穴位常规消毒,点燃的灯心草迅速灼在所取穴位上,每次点一下,每日 1 ~ 2 次。

(4) 挑治

选穴 肩胛间敏感点或大椎旁开 0.5 寸处

方法 所选穴位常规消毒后,用 6 号注射针头挑断皮下白色纤维 2 ~ 3 根,用 2% 碘酒棉球按压伤口。

12.4.1.4 按语

针灸治疗本病效果良好。本病流行时,注意洗脸用具隔离,以防接触感染。

12.4.2 耳鸣耳聋

耳鸣、耳聋都是听觉异常。耳鸣是指耳内鸣响,如蝉如潮,妨碍听觉;耳聋是指听力不同程度减退或失听。两者虽有不同,但往往同时存在,后者多由前者发展而来。对少数听觉器官发育不良所致的先天性耳聋、中耳炎、听神经病变、高血压和某些药物中毒引起的耳聋可参照本法治疗。

12.4.2.1 病因病机

若情志郁结,气郁化火,或暴怒伤肝,气逆上冲,循经上扰清窍;或饮食不节,水湿内停,聚而为痰,痰郁化火,以致蒙蔽清窍发为本病。素体不足或病后精气不充,恣情纵欲等可使肾精亏耗,髓海空虚,导致耳窍失聪。

12.4.2.2 辨证分型

实证 因情志不舒,郁怒伤肝,肝胆之火上攻者,发病突然,耳内有雷鸣或闻潮声,按之不

减,常于恼怒后发生或加重,可突然丧失听力而出现“暴聋”,若痰热郁结日久则双耳呼呼作响,耳内闭塞憋气感明显,见头昏头痛,口苦咽干,烦躁不宁,舌红苔黄,脉弦数。

虚证　禀赋不足,肾经失养,耳鸣常在劳累后加重,耳内常有蝉鸣之声,时作时止,或昼夜不息,以夜为重,听力逐渐减退,兼见虚烦失眠,头晕目眩,食欲不振,面色萎黄,舌红或淡,少苔,脉细。

12.4.2.3　治疗

(1) 针刺法

治则　清肝泄火,豁痰开窍,补益肾气。

主穴　翳风　听会　侠溪　中渚

配穴　肝胆火盛配太冲;肾虚配肾俞、太溪。

方义　手足少阳经脉循耳之前后并入耳中,取翳风、听会为局部取穴,配以侠溪、中渚以疏导少阳经气;诸穴相配通上达下,通经活络。

操作　毫针刺,补虚泻实。

(2) 耳针

选穴　内耳　肝　肾　皮质下

方法　暴聋者毫针强刺激,每次取 2 ~ 3 穴,每次留针 30 ~ 60 分钟,间歇运针,一般耳鸣、耳聋中等刺激量,亦可埋针。

12.4.2.4　按语

1) 针灸治疗本证有一定效果,但其发生原因较多,可对因治疗。

2) 日常生活中应做到适劳逸、慎喜怒、节房劳。

12.4.3　牙　痛

牙痛是指牙齿因某种原因引起的疼痛而言,为口腔疾病中最常见的症状之一,遇冷、热、酸、甜等刺激时发作或加重。现代医学中的龋齿、牙髓炎、根尖炎、牙周炎和牙本质过敏等多有本病症状出现,任何年龄和季节均可发病。

12.4.3.1　病因病机

本证多因胃火、风火和肾阴不足所致。由于手足阳明经分别入上下齿,故肠胃火盛,或过食辛辣,或风热邪毒外犯引动胃火循经上炎而致牙痛,肾主骨,齿为骨之余,平素体虚和先天不足,或年老体弱,肾元亏虚,肾阴不足,虚火上炎,而致牙痛。

12.4.3.2　辨证分型

风热牙痛　牙痛阵发性加重,龈肿,遇风发作,患处得冷则减,受热则痛重,形寒身热,口渴,舌红苔白干,脉浮数。

胃火牙痛　牙痛剧烈,齿龈红肿,或出脓血,甚则痛连腮颊,咀嚼困难,口臭,便秘,舌红苔黄而燥，脉弦数。

肾虚牙痛　牙痛隐隐，时作时止，牙龈微红肿，久则龈肉萎缩，牙齿松动，咬物无力，午后加重，腰脊酸软，手足心热，舌红少苔，脉细数。

12.4.3.3　治疗

(1) 针刺法

治则　疏风清热，通络止痛。

主穴　合谷　颊车　下关

配穴　风火配外关、风池；阴虚配太溪；胃火配内庭。

方义　手足阳明经脉循行入上下齿，故取阳明经穴颊车、下关疏通局部经气，通络止痛。合谷为远端取穴以通经止痛。

操作　毫针刺，用泻法。

(2) 耳针

选穴　神门　屏尖　牙

方法　毫针刺，每次取2～3穴，强刺激。

(3) 穴位注射

选穴　合谷　下关

方法　柴胡或鱼腥草注射液，每穴注射0.5ml，每日或隔日注射1次。

12.4.3.4　按语

1) 针刺治疗牙痛效果良好，但平时应注意口腔卫生。

2) 应与三叉神经痛相鉴别。

3) 牙痛原因很多，对龋齿感染、坏死性牙髓炎应针对病因治疗。

12.4.4　咽喉肿痛

咽喉肿痛是口咽和喉咽部病变的主要症状，以咽喉部红肿疼痛、吞咽不适为特征，又称“喉痹”。本证相当于现代医学的急慢性咽炎、扁桃体炎、喉炎等。

12.4.4.1　病因病机

咽喉为肺胃所属，咽接食道而通于胃，喉连气管而通于肺。风热犯肺，热邪熏灼肺系，或因过食辛辣煎炒，引动胃火上蒸，津液受灼，煎炼成痰，痰火蕴结，皆可导致咽喉肿痛，属实热证。肾阴不足，阴液不能上润咽喉，虚火上炎，灼于咽喉，亦可导致咽喉肿痛，属阴虚证。

12.4.4.2　辨证分型

实热证　咽喉红肿疼痛，咽中如物梗阻，吞咽困难，痰多黏稠，头痛，口干渴，便秘，溲黄，舌红苔黄厚，脉浮数或洪大。

阴虚证　咽部稍肿，色暗红，疼痛较轻，或吞咽时觉疼痛，入夜症状加重，兼口干咽燥，手足心热,舌质红,脉细数。

12.4.4.3 治疗

(1) 针刺法

1) 实热证

治则 清热利咽,消肿止痛。

主穴 少商 合谷 尺泽 关冲

配穴 外感风热配外关;胃经热盛配内庭。

方义 本方治疗咽喉肿痛属热证者,少商乃手太阴井穴,点刺出血,清泻肺热,为治咽喉病证之主穴;合谷阳明经穴,解表清热利咽,疏泻阳明之郁热,尺泽穴为手太阴合穴,泻肺经实热,取实则泻其子之意;更取三焦经井穴关冲,点刺出血,加强清泻肺胃之热,以达消肿利咽的作用。

操作 毫针刺,用泻法,井穴点刺出血。

2) 阴虚证

治则 滋阴降火,清利咽喉。

主穴 太溪 照海 鱼际

配穴 声音嘶哑配通里、廉泉。

方义 太溪为足少阴经原穴,照海为足少阴经和阴跻脉之交会穴,两脉均循行于喉咙,两穴相配,滋阴降火,引虚火下行,为治虚咽要穴,鱼际为手太阴荥穴,可利咽清肺之虚热。三穴同用,可使虚火得清,不致灼伤阴液,适用于阴虚咽喉肿痛。

操作 毫针刺,平补平泻。

(2) 耳针

选穴 咽喉 轮$_1$~轮$_4$ 扁桃体 肾上腺

方法 实证毫针强刺激,嘱患者做吞咽动作。

(3) 刺血

选穴 咽部的下1/2处

方法 患者张口,医者左手持压舌板将舌体压平,右手持较长毫针沿压舌板向咽部下1/2处散刺约1分深,共3~5处,以出血为度,刺后吹入牛黄吹咽散,禁食2小时。未愈隔2~3日再行1次。

12.4.4.4 按语

1) 针刺治疗咽喉肿痛效果良好,若扁桃体周围脓肿可转科治疗。

2) 减少食用刺激物,有助于防止其复发。

目标检测 1

一、名词解释

1. 中风 2. 痹证 3. 痿证 4. 痫疾

二、填空题

1. 面瘫,即___(1)___,分为___(2)___、___(3)___两大类。

2. 根据痹证的原因,痹证可分___(1)___、___(2)___、___(3)___、___(4)___。

3. 肩关节周围炎早期表现以___(1)___为主,后期以___(2)___为主。

4. 治疗腰痛,寒湿重者加____(1)____,肾虚者加____(2)____、____(3)____。

5. 胃痛虚证的治法为____(1)____、____(2)____,最佳选穴为____(3)____、____(4)____、____(5)____、____(6)____。

三、单项选择题

1. 眩晕头重如裹,胸闷恶心,少食多眠,神疲肢倦,舌胖苔白腻,脉濡滑属

A. 肝阳上亢　　B. 肾精亏虚

C. 痰湿中阻　　D. 气血虚弱

2. 头痛屡发,痛如锥刺,痛有定处,烦躁不安,舌暗脉细涩,属头痛何型

A. 肾虚头痛　　B. 肝阳上亢

C. 痰浊头痛　　D. 瘀血头痛

3. 肢体关节疼痛,痛有定处,遇寒痛增,得热痛减,关节屈伸不利,苔薄白,脉弦紧,属

A. 行痹　　B. 痛痹

C. 着痹　　D. 热痹

4. 三叉神经痛,远部取

A. 合谷、太冲　　B. 合谷、内庭

C. 四白、巨髎、颧髎　　D. 攒竹、阳白、鱼腰

5. 治疗行痹当配

A. 肾俞、关元　　B. 膈俞、血海

C. 阴陵泉　　D. 大椎、曲池

6. 针灸治疗痢疾的基本处方为

A. 天枢、上巨虚、合谷　　B. 脾俞、胃俞、关元

C. 中脘、内关、内庭　　D. 中脘、曲池、内庭

四、多项选择题

1. 面瘫"倒错"的症状特点是

A. 口角歪向健侧　　B. 口角歪向患侧　　C. 病侧面肌疼痛

D. 病侧面肌挛缩　　E. 病侧面肌瘫痪

2. 中风发病的主因有

A. 风　　B. 火　　C. 寒

D. 痰　　E. 燥

3. 癫痫的发病特点是

A. 突然性　　B. 短暂性　　C. 迟发性

D. 缓慢性　　E. 反复发作

4. 与失眠有关的脏腑是

A. 心　　B. 肝　　C. 脾

D. 肺　　E. 肾

5. 慢性泄泻的针灸治法是

A. 健脾　　B. 温肾　　C. 止泻

D. 除湿　　E. 调肠

五、简答题

1. 分述中风闭证与脱证的治法及处方。

2. 眩晕分哪几个类型? 取哪些穴位进行治疗?

3. 痹证临床分哪几型? 并说出各型用什么穴?

4. 不寐分几型? 除主穴外各自的取穴是什么?

5. 慢性泄泻为临床常见病,如晨起泄泻日久则可引起脱肛,请问此种病证为泄泻的哪一型?

六、病例(要求写出诊断、分型、治法、处方及方义)

1. 吴某,女,68岁,家庭妇女。平素有原发性高血压史,测血压为26.6/14.63kPa。患者因情绪激动,突然昏倒,面赤气粗,牙关紧闭,双手紧握,喉中痰鸣,无二便失禁,脉弦滑数。

2. 赵某,女,40岁,工人。素质薄弱,一周前患急性肠炎,经治疗痊愈,今日晨起后感到头晕目眩,眼前昏黑,重时昏眩欲仆,面色白,心悸失眠,神疲乏力,舌淡脉细弱。

3. 周某,男,60岁,工人。患者平素经常头痛,腰酸,体倦乏力,近来难以入睡,有时时寐时醒,寐而不稳,多梦,心烦,急躁易怒,舌红,脉细数。

4. 李某,女,41岁,工人。平素嗜食辛辣刺激食物,一月前与家人发生口角,情志不舒,此后常出现上腹部胀痛,过及两胁,心烦叹息,嗳气频作,饮食欠佳,呕逆酸苦,时有胃脘部烧灼感,大便不爽,舌红苔薄白,脉沉弦。

5. 孙某,女,26岁,学生。因进食生冷不洁之物,突然出现肠鸣腹痛,大便泄泻如注,一日7~8次,便质清稀,水谷相杂,脐腹寒冷喜暖,舌淡苔白滑,脉迟。

目标检测 2

一、名词解释

1. 痛经 2. 胎位不正 3. 遗尿 4. 急惊风 5. 小儿脑瘫

二、填空题

1. 月经不调包括___(1)___、___(2)___、___(3)___。

2. 治疗痛经的有效穴是______。

3. 治疗食积的经验有效穴为___(1)___,操作时当刺出___(2)___。

4. 小儿食积辨证常分为___(1)___、___(2)___,针刺治疗时其主穴为___(3)___。

5. 小儿脑性瘫痪属中医学___(1)___、___(2)___范畴。

三、单项选择题

1. 中级、次髎、地机三穴同用,多用于治疗

A. 月经先期　　B. 痛经实证

C. 月经后期　　D. 血滞经闭

2. 小儿急惊风当取

A. 百会、印堂、气海、足三里、太冲　　B. 关元、气海、足三里

C. 水沟、印堂、合谷、太冲　　D. 足三里、天枢

3. 治疗小儿脑瘫,治疗除选用主穴外,若伴流诞不止,常加用

A. 通里　　B. 承浆

C. 金津、玉液　　D. 廉泉

四、多项选择题

1. 经行先期的病因病机

A. 热蕴胞宫　　B. 阳虚血衰　　C. 肝郁化火

D. 阴虚内热　　E. 寒邪留滞胞宫

2. 治疗实证痛经的治法为

A. 散寒逐湿　　B. 调补气血　　C. 痛经止痛

D. 温养冲任　　E. 清热利湿

3. 小儿急惊风的治法是

A. 补益脾肾　　B. 镇惊息风　　C. 清热祛邪

D. 豁痰开窍　　E. 理气活血

4. 治疗月经先后无定期的常用穴为

A. 脾俞　　B. 肝俞　　C. 气海

D. 关元　　E. 三阴交

五、简答题

1. 痛经如何辨证治疗？

2. 何谓乳少？针灸治疗处方是什么？若为乳汁不行乳房胀痛应加用何穴？

3. 小儿遗尿的治法处方是什么？

4. 小儿脑瘫分几型？如何针灸治疗？并说出方义。

六、病例(要求写出诊断、分型、治法、处方及方义)

1. 元某，女，30岁。自述每逢月经来潮前几天始少腹部疼痛，正值经期腹痛加剧，腹痛拒按，血块多，血块排出后痛稍减轻，脉沉弦，舌黯淡有瘀点。

2. 患者男性，7岁。夜间遗尿，每周1～2次，甚则每天1次，面色苍白，精神不振，苔薄白脉细。

目标检测 3

一、名词解释

1. 风疹　2. 乳痈　3. 蛇丹

二、填空题

1. 风疹，现代医学称之为___(1)___，是一种常见___(2)___。

2. 落枕的治法___(1)___、___(2)___。

3. 蛇丹，即现代医学的___(1)___，是由病毒引起的___(2)___。

4. 斑秃又称___(1)___，往往由___(2)___而罹病。

5. 乳癖是指乳房部位出现___(1)___而言，相当于现代医学的___(2)___和___(3)___。

6. 痤疮是常见的一种___(1)___中医称___(2)___。

三、单项选择题

1. 治疗风疹伴呼吸困难者，除选主穴外，还宜加

A. 膻中　　B. 天突

C. 廉泉　　D. 内关

2. 治疗乳痈的经验穴是

A. 肩井　　B. 足三里

C. 梁丘　　D. 内关

3. 乳痈多发生于

A. 怀孕期　　B. 经前期

C. 月经期　　D. 产后哺乳期

四、多项选择题

1. 乳癖可取

A. 乳根　　B. 膻中　　C. 天宗

D. 肩井　　E. 期门

2. 治疗蛇丹可选用

A. 局部(围刺)　　B. 夹脊　　C. 委中

D. 合谷　　E. 曲池

五、简答题

1. 风疹如何选穴？

2. 乳癖如何辨证分型？

3. 乳痈临床分哪三期？如何区别，治则处方是什么？

4. 粉刺分几型？其治法和处方是什么？

5. 斑秃有何临床表现？其治法和处方是什么？

六、病例

王某，男，45岁。晨起突感腰部皮肤灼热刺痛，皮肤潮红，继而呈簇集状大血疹，三日后变为水疱，如黄豆大小，三五成群，排列如带状，疼痛剧烈，伴见烦躁易怒、口苦口渴。测体温38.5℃。

目标检测 4

一、名词解释

1. 目赤肿痛　2. 耳鸣耳聋

二、填空题

1. 目赤肿痛多发于＿＿(1)＿＿季节，常用“开四关”治疗，“开四关”穴是指＿＿(2)＿＿穴和＿＿(3)＿＿穴。

2. 实证耳鸣如＿＿(1)＿＿。虚证耳鸣如＿＿(2)＿＿。

3. 按经脉循行，上牙痛属＿＿(1)＿＿经，下牙痛属＿＿(2)＿＿经；按脏腑辨证，虚证牙痛属＿＿(3)＿＿脏。

三、单项选择题

1. 治疗目赤肿痛的主方是

A. 合谷、曲池、太冲、中冲　B. 合谷、中冲、曲池、太阳

C. 合谷、太冲、少商、睛明　D. 合谷、太冲、睛明、太阳

2. 上牙痛循经应取

A. 内庭　B. 合谷　C. 太冲　D. 后溪

3. 治疗咽喉肿痛的首选穴是

A. 少冲　B. 商阳　C. 少商　D. 关冲

4. 下牙痛循经应取

A. 内庭　B. 合谷　C. 太冲　D. 列缺

5. 对耳鸣耳聋胆火盛者，除取主穴外，宜加用

A. 阳陵泉　B. 阴谷　C. 曲泉　D. 太冲

6. 治疗咽喉肿痛实热证，根据实则泻其子之意泻肺经实热可选

A. 少商　B. 尺泽　C. 鱼际　D. 太渊

四、多项选择题

1. 目赤肿痛的病因病机有

A. 脾胃蕴热　B. 肝胆火盛　C. 心火上炎

D. 阴虚火旺　E. 外感风热

2. 牙痛一般分为

A. 风火牙痛　B. 肝胆火盛　C. 肾虚牙痛

D. 心火上炎　E. 胃火牙痛

3. 治疗耳鸣耳聋处方中的穴位有

A. 风池　B. 侠溪　C. 翳风

D. 中渚　E. 听会

五、简答题

1. 目赤肿痛如何辨证分型？其治法和处方是什么？

2. 简述耳鸣耳聋的治法和处方。

3. 咽喉肿痛在临床上分几型？各有何特点？

六、病例

王某，女，25岁。于游泳后第二日觉目赤胀痛，羞光、流泪、眵多，前往针灸门诊求治。目下眼睑肿胀，白睛赤红，眵多色黄而黏，舌苔薄黄，脉浮数。

《针灸学》教学基本要求

一、课 程 简 介

《针灸学》是以中医理论为指导,研究经络、腧穴及刺灸方法,探讨运用针灸防治疾病规律的一门学科。它是中医学的重要组成部分,是中医、中西医结合专业学生的必修课程,其主要内容包括经络、腧穴、刺法灸法与针灸治疗。本课程的教学目的,是使学生掌握针灸的基本知识、基本理论和基本技能,能够运用针灸防治常见疾病。

本课程的教学范围以教材为主,理论与实践有机结合。教学方法以课堂讲授为主并根据章节内容,分别以实物、模型、图表、实际操作以及录像、幻灯、课件等教具和设备辅助进行,以加深学生对教学内容知识的理解,增强教学效果。由于本门课程既包括理论部分,也涉及到临床多学科的实践技能,因此,在学习基本理论知识的同时,必须十分注重实践操作,将理论与实践有机地结合起来。经络、腧穴、刺法灸法实践课包括划经、点穴、刺灸法等技术操作内容,示范后要求学生反复练习掌握。治疗各论部分,在教学过程中要保证重点病证的学时,部分病证可根据各专业学生情况,进行适当调整;实践课应安排学生在门诊见习。

本课程共计 80 学时,课堂讲授 65 学时,实训 15 学时。

二、课堂教学目标

(一) 知识教学目标

1. 理解针灸学的主要内容和特点,了解其起源和发展概况。
2. 掌握经脉循行,腧穴的定位、主治,刺法灸法各种操作技能,掌握临床各科常见疾病的针灸治疗方法。

(二) 能力教学目标

1. 通过理论课的教学,培养学生的中医针灸辨证思维能力,引导学生运用针灸的方法治疗临床各科常见疾病。
2. 通过本课程的学习,使学生能正确掌握经脉循行、腧穴的定位主治、操作技能以及临床应用。
3. 通过技能训练和临床见习,增加学生的感性认识,培养学生的临床动手能力和临床诊疗技能。

(三) 思想教学目标

1. 贯彻唯物辩证法,理论联系实际的原则。
2. 提高学生综合素质,培养学生严谨、求实、讲求效率的科学态度和工作作风以及善于观察、勇于探索的精神。
3. 培养学生良好的职业道德修养、服务意识和社会实践能力。

三、教学内容和要求

理论授课内容

教学内容	教学要求		
	了解	熟悉	掌握
1. 绪论			
针灸学概述	√		
2. 经络总论			
2.1 经络的概念			√
2.2 经络系统的组成			
2.2.1 十二经脉			√
2.2.2 奇经八脉			√
2.2.3 十五络脉			√
2.2.4 十二经别			√
2.2.5 十二经筋		√	
2.2.6 十二皮部	√		
2.3 经络的生理功能、病理变化与经络学说的临床应用			
2.3.1 经络的生理功能		√	
2.3.2 经络的病理变化	√		
2.3.3 经络学说的临床运用		√	
3 腧穴总论			
3.1 腧穴的发展、分类与命名			
3.1.1 腧穴的发展	√		
3.1.2 腧穴的分类			√
3.1.3 腧穴的命名	√		
3.2 腧穴在诊断上的应用	√		
3.3 腧穴的治疗作用			√
3.4 特定穴			
3.4.1 概述	√		
3.4.2 特定穴的分类和特点			√
3.5 腧穴的定位方法			
3.5.1 体表解剖标志定位法			√
3.5.2“骨度”折量定位法			√
3.5.3 指寸定位法			√
3.5.4 简便取穴法	√		
4. 经络腧穴各论			
4.1 手太阴肺经			
4.1.1 经脉			√
4.1.2 腧穴			√
4.2 手阳明大肠经			
4.2.1 经脉			√
4.2.2 腧穴			√

教学内容	教学要求		
	了解	熟悉	掌握
4.3 足阳明胃经			
4.3.1 经脉			√
4.3.2 腧穴			√
4.4 足太阴脾经			
4.4.1 经脉			√
4.4.2 腧穴			√
4.5 手少阴心经			
4.5.1 经脉			√
4.5.2 腧穴			√
4.6 手太阳小肠经			
4.6.1 经脉			√
4.6.2 腧穴			√
4.7 足太阳膀胱经			
4.7.1 经脉			√
4.7.2 腧穴			√
4.8 足少阴肾经			
4.8.1 经脉			√
4.8.2 腧穴			√
4.9 手厥阴心包经			
4.9.1 经脉			
4.9.2 腧穴			√
4.10 手少阳三焦经			
4.10.1 经脉			√
4.10.2 腧穴			√
4.11 足少阳胆经			
4.11.1 经脉			√
4.11.2 腧穴			√
4.12 足厥阴肝经			
4.12.1 经脉			√
4.12.2 腧穴			√
4.13 督脉			
4.13.1 经脉	√		
4.13.2 腧穴			√
4.14 任脉			
4.14.1 经脉	√		
4.14.2 腧穴			√
4.15 经外奇穴		√	
5 刺法			
5.1 毫针的构造、规格	√		√
5.2 针刺练习		√	
5.3 针刺前的准备		√	

续表

教学内容	教学要求			教学内容	教学要求		
	了解	熟悉	掌握		了解	熟悉	掌握
5.4 毫针刺法			√	8.4.2 操作方法			√
5.5 针刺异常情况处理与预防			√	8.4.3 适用范围		√	
5.6 针刺注意事项		√		8.4.4 注意事项	√		
6 灸法				8.5 水针疗法			
6.1 灸法的作用		√		8.5.1 针具和常用药物	√		
6.2 灸法的种类				8.5.2 操作方法			√
6.2.1 艾炷灸			√	8.5.3 适用范围		√	
6.2.2 艾卷灸			√	8.5.4 注意事项	√		
6.2.3 温针灸			√	8.6 水针疗法			
6.2.4 温灸器灸	√			8.6.1 操作方法		√	
6.2.5 其他灸法		√		8.6.2 适用范围		√	
6.3 施灸的注意事项				8.6.3 注意事项	√		
6.3.1 施灸的先后顺序		√		9 头针疗法			
6.3.2 施灸的禁忌		√		9.1 头与脏腑经络的关系		√	
6.3.3 灸后的处理	√			9.2 标准头穴线的定位和主治			√
7 拔罐法				9.3 头针的适应证		√	
7.1 罐的种类		√		9.4 操作方法		√	
7.2 拔罐的方法			√	9.5 注意事项	√		
7.3 拔罐法的应用			√	10 耳针疗法			
7.4 起罐法		√		10.1 耳与经络脏腑的关系		√	
7.5 拔罐的作用和适用范围	√			10.2 耳郭表面解剖		√	
7.6 拔罐注意事项	√			10.3 耳穴的分布规律			√
8 其他针法				10.4 耳穴的定位和主治		√	
8.1 三棱针法				10.5 耳穴的临床应用			
8.1.1 针具	√			10.5.1 耳穴的适应证		√	
8.1.2 操作方法			√	10.5.2 选穴原则			√
8.1.3 适用范围		√		10.5.3 操作程序		√	
8.1.4 注意事项	√			10.5.4 刺激方法			√
8.2 皮肤针法				10.6 注意事项	√		
8.2.1 针具	√			11. 针灸治疗总论			
8.2.2 操作方法			√	11.1 针灸治疗作用		√	
8.2.3 适用范围		√		11.2 针灸治疗原则			√
8.2.4 注意事项	√			11.3 配穴方法			
8.3 皮内针法				11.3.1 取穴原则			√
8.3.1 针具	√			11.3.2 配穴方法			√
8.3.2 操作方法			√	11.3.3 特定穴的临床应用			√
8.3.3 适用范围		√		12 针灸治疗各论			
8.3.4 注意事项	√			12.1 内科病证			
8.4 火针刺法				12.1.1 中风			√
8.4.1 针具	√			12.1.2 眩晕			√

续表

教学内容	教学要求			教学内容	教学要求		
	了解	熟悉	掌握		了解	熟悉	掌握
12.1.3 头痛			√	12.2.4 乳少			√
12.1.4 面痛			√	12.2.5 遗尿			√
12.1.5 面瘫			√	12.2.6 急惊风		√	
12.1.6 痹证			√	12.2.7 小儿食积		√	
12.1.7 漏肩风			√	12.2.8 小儿脑瘫		√	
12.1.8 腰痛			√	12.3 外科疾病			
12.1.9 痿证			√	12.3.1 风疹		√	
12.1.10 不寐			√	12.2.2 蛇丹			√
12.1.11 郁证			√	12.3.3 粉刺		√	
12.1.12 感冒			√	12.3.4 斑秃		√	
12.1.13 哮喘		√		12.3.5 痄腮		√	
12.1.14 胃痛			√	12.3.6 乳痈		√	
12.1.15 腹痛		√		12.3.7 乳癖		√	
12.1.16 泄泻			√	12.3.8 肠痈		√	
12.1.17 痢疾		√		12.3.9 扭伤			√
12.1.18 便秘			√	12.3.10 肘劳			√
12.1.19 癃闭			√	12.3.11 筋疣			√
12.1.20 晕厥		√		12.3.12 落枕		√	
12.1.21 高热		√		12.4 五官科疾病			
12.1.22 肥胖		√		12.4.1 日赤肿痛			√
12.2 妇、儿科疾病				12.4.2 耳聋耳鸣		√	
12.2.1 月经不调		√		12.4.3 牙痛			√
12.2.2 痛经			√	12.4.4 咽喉肿痛			√
12.2.3 胎位不正			√				

实训内容

教学内容	教学要求		
	了解	熟悉	掌握
十二经脉循行			√
十四经腧穴的定位			√
毫针刺法			√
灸法			√
拔罐法			√
其他针法		√	
头针疗法		√	
耳针疗法			√

四、学时安排

序号	内容	课时
1	绪论	2
2	经络总论	4
3	腧穴总论	4
4	经络腧穴各论	26
5	毫针刺法	3
6	灸法	1
7	拔罐法	1
8	其他针法	1
9	头针疗法	2
10	耳针疗法	2
11	针灸治疗总论	4
12	针灸治疗各论	18
13	实训(可机动穿插在理论授课过程中)	12
	80	

五、说　　明

1. 本课程教学基本要求对理论知识的要求分为掌握、熟悉和了解三个层次。

(1) 了解:对所学知识点有初步认识,能说出要点、大意。

(2) 熟悉:对所学知识有进一步的认识,能对其作出完整确切地表述,并能运用所学知识对实际问题进行简单的分析。

(3) 掌握:在理解基础上,对所学知识有更进一步的认识,能较为深入、全面地把握其内涵,并能较为灵活地运用其对临床实际问题进行归纳分析,解决实际问题。

2. 本课程实训内容的基本要求分为掌握、熟悉、了解三个层次。

(1) 了解:通过见习观摩,对实训内容有基本的认识。

(2) 熟悉:在教师指导下能完成实训内容所要求的技能操作等。

(3) 掌握:能独立完成实训内容所要求的技能操作。

3. 教学过程中结合传统讲授、多媒体教学等多种教学方法和手段。

4. 教学过程中可通过提问、书面考核、临床技能考核等方式对学生进行综合评价。